Stéphane Boistard

Knospen für die Gesundheit

Praktischer Leitfaden für die ganze Familie

Freya Verlag –
unabhängig, familiengeführt, subventionsfrei, werteorientiert, grundsatztreu
Seit über 30 Jahren veröffentlichen wir Bücher, die unseren Überzeugungen entsprechen und ausschließlich einen positiven Beitrag für Mensch, Tier und Umwelt leisten.

Werden Sie Teil unserer Verlagsfamilie – wir wünschen Ihnen viel Freude mit diesem Buch.

www.freya.at

READ GLOBAL BUY LOCAL

MIX
Papier | Fördert gute Waldnutzung
FSC® C118234
FSC www.fsc.org

Titel des französischen Originals
GEMMOTHÉRAPIE
LES BOURGEONS AU SERVICE DE LA SANTÉ
Guide pratique et familial

ISBN: 978-3-99025-507-0

2. Auflage

Layout: freya_art
Lektorat: Mag. Dorothea Forster
Alle Fotos sind von Yannick Alram; S. 19 und S. 113: Wolf Ruzicka, Margret Gruber-Stadler S. 162, Adobe Stock © S. 210 orestligetka
Die verwendeten Piktogramme stammen von der Seite thenounproject.com: B. Mina, Zaltko Najdenovski, Artem Kovyazin, Helen Zheng, Helen Zheng, Bradley Avison, Creative Stall, Sam Martin, Jerry Kim, Thomas Helbig, Ralf Schmitzer
Cover: Adobe Stock: Karin Jähne (großes Foto), Yannick Alram (kleine Fotos)
Vorsatzpapier: Adobe Stock: depiano (Illustration)

printed by GPS-Group

Hinweis: Die Angaben in diesem Buch sind vom Autor sorgfältig geprüft worden, dennoch sind sie ohne Gewähr. Die beschriebenen Heilwirkungen und medizinischen Anwendungen von Pflanzen haben lediglich informativen Charakter. Eine Durchführung der Heilanwendungen findet vom Leser eigenverantwortlich statt. Dies gilt insbesondere bei ernsthaften gesundheitlichen Problemen. Eine Haftung des Autors, des Verlags oder seiner Beauftragten ist ausgeschlossen.

Stéphane Boistard

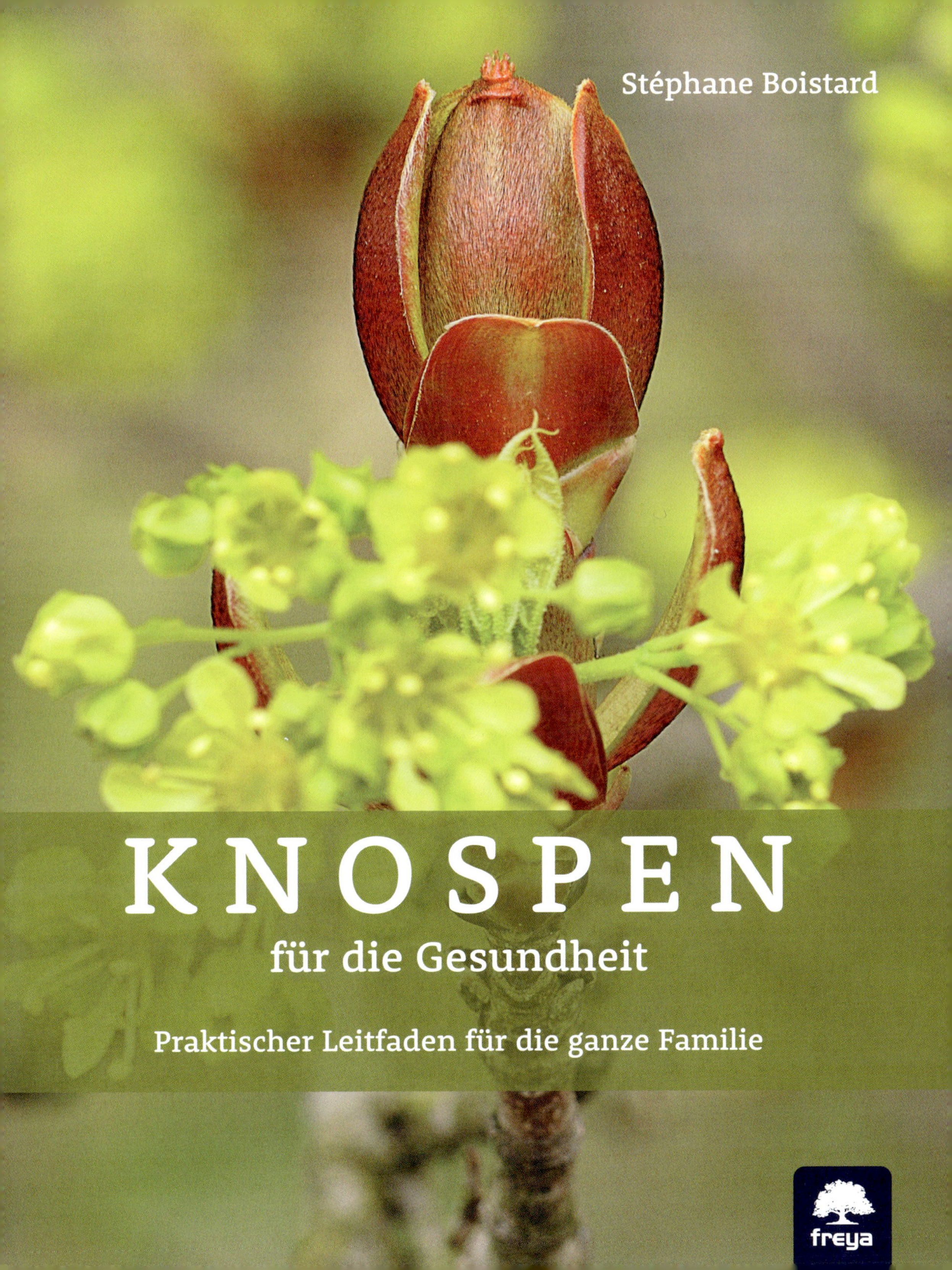

KNOSPEN

für die Gesundheit

Praktischer Leitfaden für die ganze Familie

freya

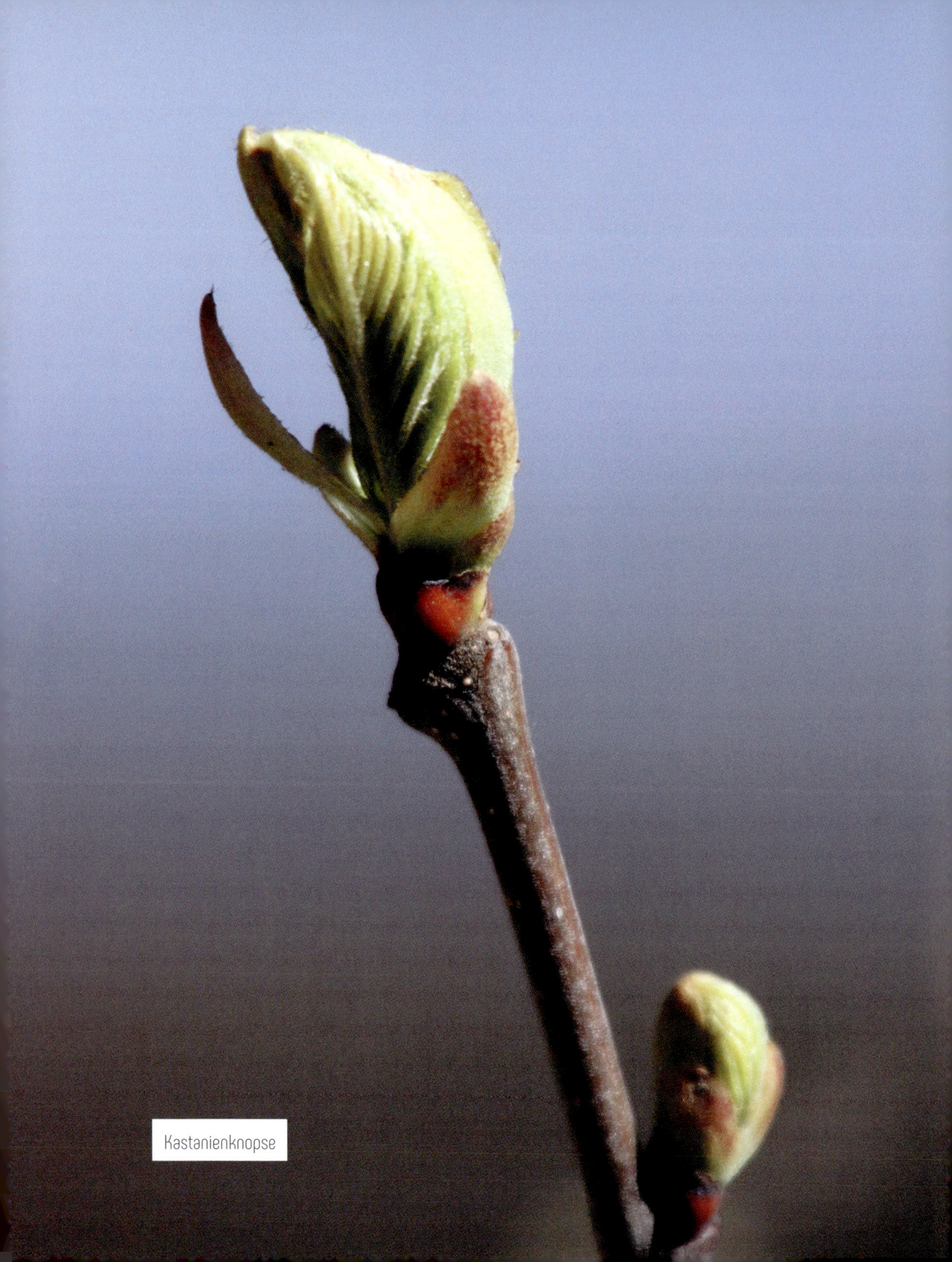

Kastanienknospe

Inhalt

Inhalt

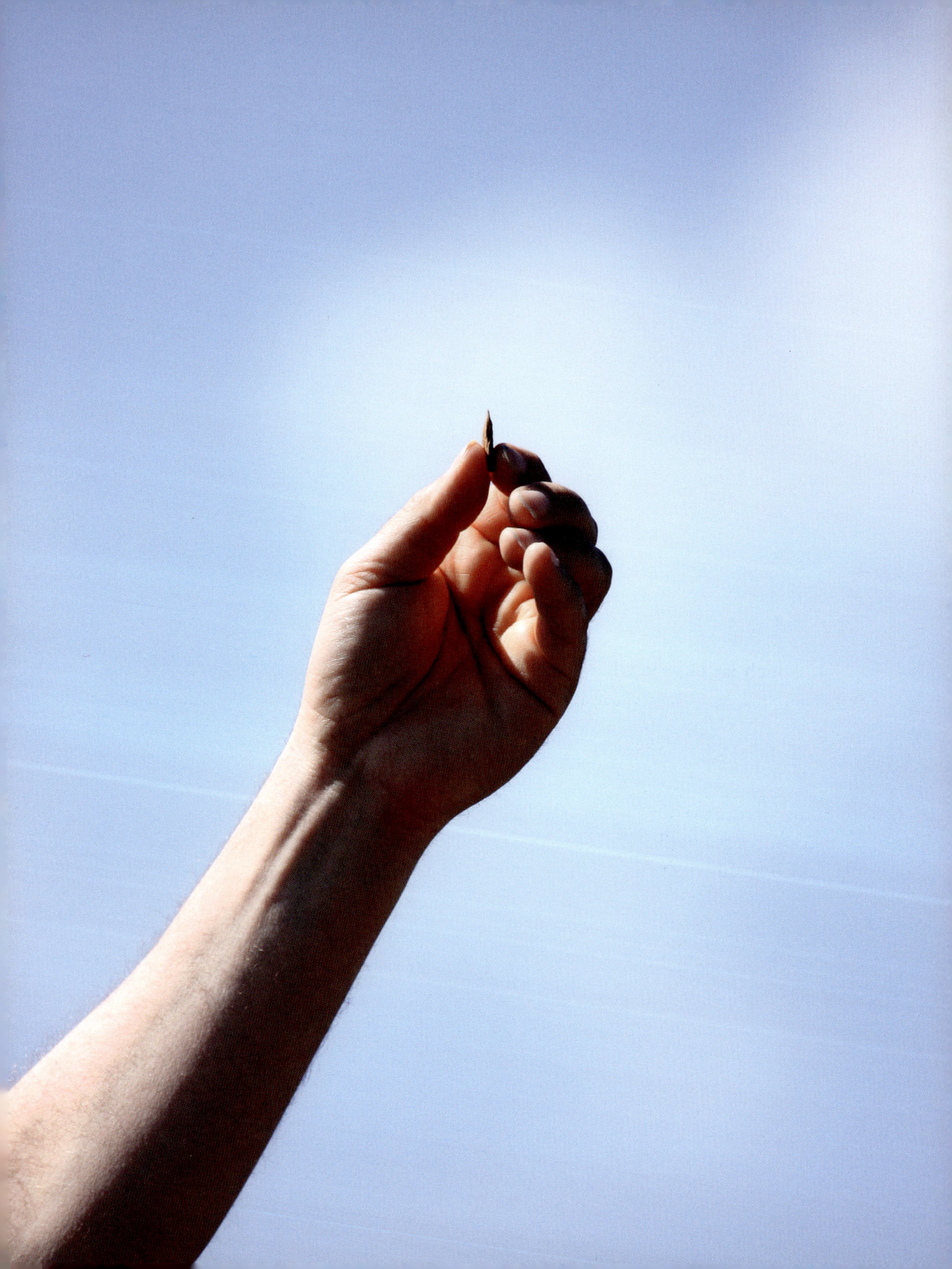

Einführung

Dieses Buch ist eine Synthese zahlreicher Texte, verbunden mit Geschichten und meinen persönlichen Erfahrungen. In den über zehn Jahren, in denen ich Knospen sammle und mithilfe der Gemmotherapie behandle, habe ich zahlreiche Erfahrungsberichte gesammelt.

Das Ziel dieses Buches ist es, die wunderbare Hilfe der Gemmotherapie jeder Frau und jedem Mann zugänglich zu machen. Auf Konferenzen und Messen werden mir regelmäßig viele Fragen gestellt. Ich habe mich bemüht, sie in diesem Buch ausführlich zu beantworten.

Ich wünsche Ihnen viel Freude mit den Knospen und hoffe, dass sie zu einer besseren Gesundheit für Sie, Ihre Familie und Ihre Freunde beitragen werden.

Stéphane Boistard

Was ist Gemmotherapie?

Gemmotherapie ist eine therapeutische Praxis, die auf Knospen und jungen Trieben von Bäumen und Sträuchern basiert. Diese Knospen werden in einer Mischung aus Alkohol und Glyzerin (oder Honig) eingeweicht. Ihre Inhaltsstoffe lösen sich in diesen Trägersubstanzen.

Die Gemmotherapie wurde in den 1950er Jahren von Dr. Pol Henry entwickelt und ist seither weiterentwickelt worden.

Ihre wichtigsten Eigenschaften sind:

- Regenerieren geschwächter Organe
- Entleeren verstopfter Organe
- Erreichen einer besseren allgemeinen Vitalität

Durch die **Regeneration geschwächter Organe** ermöglicht es die Gemmotherapie, die vorzeitige Alterung von Organen zu verhindern, krankhaften Prozessen im Körper entgegenzuwirken und akute oder chronische Leiden zu heilen.

Durch die **Drainage der Organe** hilft sie dem Körper, Blockaden, Gifte, Müdigkeit und Übersäuerung zu begrenzen, und trägt zu mehr Durchlässigkeit, weniger innerer Verschmutzung und besserer Organfunktion bei.

Knospen sorgen für eine größere Vitalität:

- Reduzieren die Anfälligkeit für Krankheiten, Viren und Bakterien
- Stärken unser Immunsystem
- Verbessern die körperliche und geistige Gesundheit
- Begrenzen die Gewebealterung
- Bieten eine Form der Verjüngung

Was ist der Unterschied zur Aromatherapie?

Beide, Aroma- und Gemmotherapie, basieren auf Pflanzen. Sie sind Teil eines ganzheitlichen Ansatzes für die Gesundheit. Das heißt, sie sind natürliche Hilfsmittel, die den Körper bei der Linderung verschiedener Beschwerden unterstützen.

Sie werden in Verbindung mit anderen Hilfsmitteln wie körperlicher Betätigung und geeigneter Ernährung, Nahrungsergänzungsmitteln usw. angewandt. Diese beiden Naturheilverfahren können problemlos in der Familie angewandt werden.

Sie unterscheiden sich vor allem durch ihre Herkunft und ihre Wirkungsweise.

Die in der Aromatherapie verwendeten ätherischen Öle stammen aus der Destillation von aromatischen Pflanzen. Die in der Gemmotherapie verwendeten Produkte werden aus der Mazeration von Baum- und Strauchknospen in einer alkoholischen Flüssigkeit gewonnen.

Grundsätzlich behandelt die Aromatherapie akute Gesundheitsprobleme und wirkt kurzfristig sehr stark. Die Gemmotherapie wirkt eher bei chronischen Problemen und ist für eine langfristige Anwendung angelegt.

Bei Gelenkschmerzen im Knie beispielsweise werden zur Schmerzlinderung häufig schmerz- und entzündungshemmende ätherische Öle wie Wintergrün, Zitroneneukalyptus oder Zitronengras verwendet. Für eine tief greifende entzündungshemmende Wirkung und zur Regeneration des Gelenks werden Johannisbeer-, Kiefern- oder Weinmazerate eingesetzt.

Aromatherapie und Gemmotherapie ergänzen sich also.

Ist Gemmotherapie einfach durchzuführen?

Die therapeutische Verwendung von Knospen wird seit den 1960er Jahren eingehend untersucht. Es zeigt sich, dass es nur sehr wenige Nebenwirkungen oder Kontraindikationen gibt.

Diese sanfte, aber wirksame Therapie hat daher ihren natürlichen Platz sowohl bei Fachleuten des Gesundheitswesens als auch in der Familie gefunden, genau wie die Aromatherapie.

Die wissenschaftlichen Grundlagen der Gemmotherapie

Von Anfang an schlugen die Wissenschaftler, die sich mit der Gemmotherapie beschäftigten, eine Richtung ein, die den Modellen der Kräutermedizin entgegengesetzt war.

Mit dem Aufkommen von Computern und Elektronik stützte sich die Phytotherapie auf die Analyse von Molekülen, denen medizinische Eigenschaften zugeschrieben wurden. Daraus entwickelte sich der *chemische*, medizinische Ansatz als Grundlage für die Arzneimittel.

Die Gemmotherapie ging einen anderen Weg. Die Vorläufer postulierten, dass es sinnlos sei, eine Pflanze zu sezieren, um ihre Moleküle zu erforschen. Ihr Ziel war nicht die Herstellung von Laborarzneimitteln, das Labor des Waldes war ausreichend. Die Komplexität und die Zusammensetzung der Pflanzen sowie die Funktionsweise all dieser Moleküle sind in der Natur eine Art Geheimnis. Und können unsere modernen Instrumente alles analysieren?

Es gibt seit Jahrzehnten Studien über die Wirkung dieser Knospenpräparate. Die Ergebnisse liegen vor. Heute, fünfzig Jahre später und nach der Popularisierung der Gemmotherapie, ist die Datenbank riesig.

Es ist interessant zu beobachten, dass diese Therapie eine neue Richtung einschlägt, weil sie populär geworden ist. In Frankreich werden Zehntausende von Patientenaussagen jedes Jahr ausgewertet, um das Wissen über die Eigenschaften der Knospen zu vergrößern. Dieser fabelhafte Ansatz steht im Gegensatz zur Arbeit der Chemiker im Labor, die Pflanzen sezieren und Versuche an Tieren durchführen.

Wirkt die Gemmotherapie bei Tieren?

In den 1980er Jahren führten die Forscher Tierversuche durch, bevor Präparate an menschlichen Freiwilligen getestet wurden. Es zeigte sich, dass die Resultate insgesamt ähnlich waren. Es ist also möglich, Gemmotherapie für die Behandlung von Tieren zu nutzen.

Eines der Probleme bei der Verwendung in der Tiermedizin ist jedoch die Schwierigkeit der Diagnose. Tiere zeigen selten ihr Leiden. Daher wird die Gemmotherapie als vorbeugende Maßnahme oder nach einer tierärztlichen Diagnose eingesetzt.

Wirkt die Gemmotherapie ähnlich auf Emotionen wie die Bachblütenessenzen?

Knospenmazerate haben Einfluss auf die Psyche. Zunächst einmal gibt es spezifische Mazerate, die das Gehirn beeinflussen. Sie haben eine anregende (z. B. Rosmarin) oder beruhigende (z. B. Feige oder Linde) Wirkung.

Es gibt bereits zahlreiche Aufzeichnungen über die Wirkung von Mazeraten auf die Psyche. Studien darüber sind im Entstehen. Mazerate wirken in geringer Dosierung auf die Emotionen, wie es auch bei den Bach-Blüten der Fall ist. Dieser sensible Ansatz wird seit Ende der 1990er Jahre, vor allem auf Anregung von Dr. Tétau, vorgestellt. Ich persönlich unterscheide zwischen Mazeraten und Elixieren. Mazerate, die konzentrierter sind, orientieren sich mehr an den Symptomen, an den Erscheinungen, die darauf hinweisen, dass der Körper disharmonisch ist und Hilfe braucht, um wieder gesund zu werden. Elixiere, die stärker verdünnt sind, versprechen eher eine emotionale oder spirituelle Hilfe.

Wie viel Energie haben Knospenmittel?

Viele Therapeuten verwenden verschiedene Testgeräte (Pendel, Antennen usw.), um die passende Knospe zu finden. Dieser Aspekt wird in diesem Buch nicht behandelt.

Aus vielen Berichten geht hervor, dass ein sanftes Herantasten an die Bäume, die Tatsache, dass eher gesammelt als gepflückt wird, der ruhige Zustand des Pflückers, die Qualität der Knospen, die Dauer zwischen Pflücken und Mazeration, Faktoren sind, die die Schwingungsqualität der Zubereitung zu beeinflussen scheinen.

Wir haben auch Originalberichte, die neue Wege für die Verwendung von Knospen-Mazeraten eröffnen. Ein Akupunkteur verwendet sie anstelle von Nadeln und erzielt damit erstaunliche Ergebnisse. Es gibt viele Berichte über die wohltuende Wirkung des Mazerats, wenn man es einfach in der Nähe liegen lässt (in der Tasche oder auf dem Nachttisch).

Als ich zum Beispiel dieses Buch fertigstellte, erhielt ich die Nachricht von einer Frau, die eine Erfahrung mit Blut-Hartriegel-Mazerat gemacht hatte. Seit Monaten stand sie nachts mit Hitzewallungen auf, die ihr zu schaffen machten. Sie hatte verschiedene Behandlungen ohne Erfolg ausprobiert. Skeptisch kaufte sie ein Fläschchen Blut-Hartriegel-Mazerat und ließ es auf ihrem Nachttisch stehen, um es erst dann zu verwenden, wenn sich ihre Skepsis gelegt hatte. Schließlich, ohne einen einzigen Tropfen genommen zu haben, wirkte das Mazerat, und sie wachte zum ersten Mal seit Monaten nur einmal auf, nicht sehr unruhig.

Es gibt immer mehr Studien zu diesem Thema. Tatsache ist, dass es positive Ergebnisse sind.

Wozu dient die Gemmotherapie?

Gemmotherapie soll Leiden vorbeugen und helfen, besser zu leben, dank der Unterstützung der Bäume. Die Gemmotherapie ist besonders wirksam bei chronischen Leiden und altersbedingten Gesundheitsproblemen.

Wie funktioniert Gemmotherapie?

Jüngste Forschungen an den unterschiedlichsten Bäumen haben Funktionen aufgezeigt, die es uns ermöglichen, den *Gemmotherapie-Effekt* besser zu verstehen.

Bäume können sich nicht bewegen und leben unter extremen klimatischen Bedingungen, die sich je nach Jahreszeit ändern: starke Kälte, Wasserüberschuss, Trockenheit oder Hitzewellen ... Um zu überleben, haben sie ihre einzigartige Anpassungsfähigkeit entwickelt.

Knospen sind überall am Baum vorhanden. Es gibt sichtbare Knospen an der Basis der Blätter und eine Vielzahl von unsichtbaren - weil winzigen - Knospen, die über die gesamte Holzoberfläche der Pflanze (Stamm, Äste, Zweige) verteilt sind. Diese Knospen fungieren als Sensoren und Regulatoren. Sie sind im Sommer, Herbst und Winter deutlich sichtbar.

In der Frühjahrsphase öffnen sich die Hauptknospen und wachsen zu jungen Trieben heran.

Gegen Ende des Frühjahrs haben sich die Triebe, Blätter und Knospen ausgebreitet und werden starr. Unsichtbare Knospen, die sich über das Holz verteilen, sorgen für das Wachstum der Äste und des Stammes.

Die Gemmotherapie verwendet die Hauptknospen, wenn sie sich im zeitigen Frühjahr öffnen.

Wenn sich die Knospen öffnen, fließen Informationen durch den Baum. Knospen sind wie Sensoren eines Baumes und fragen die Umgebung ab. Sie bewerten das Umfeld und passen ihr Wachstum entsprechend an, d. h., die genetische Information des Baumes wird so verändert, dass er sich optimal an die Umwelt anpassen kann. Eigentlich ist es nicht der genetische Code, der sich verändert. Es handelt sich vielmehr um eine Wahl zwischen den Möglichkeiten dieses genetischen Codes, diese oder jene Eigenschaft umzusetzen. Wenn wir also sagen, dass Ginkgo oder Platanen gegen starke Verschmutzung resistent sind, so stimmt das nicht wirklich. In der Tat können sich diese Bäume besser an den Parameter *Verschmutzung* anpassen als andere Bäume. Innerhalb der Vielfalt möglicher Lösungen im genetischen Programm gibt es also Bäume, die sich besser an übermäßige Feuchtigkeit, Trockenheit, Kälte oder Hitze anpassen können.

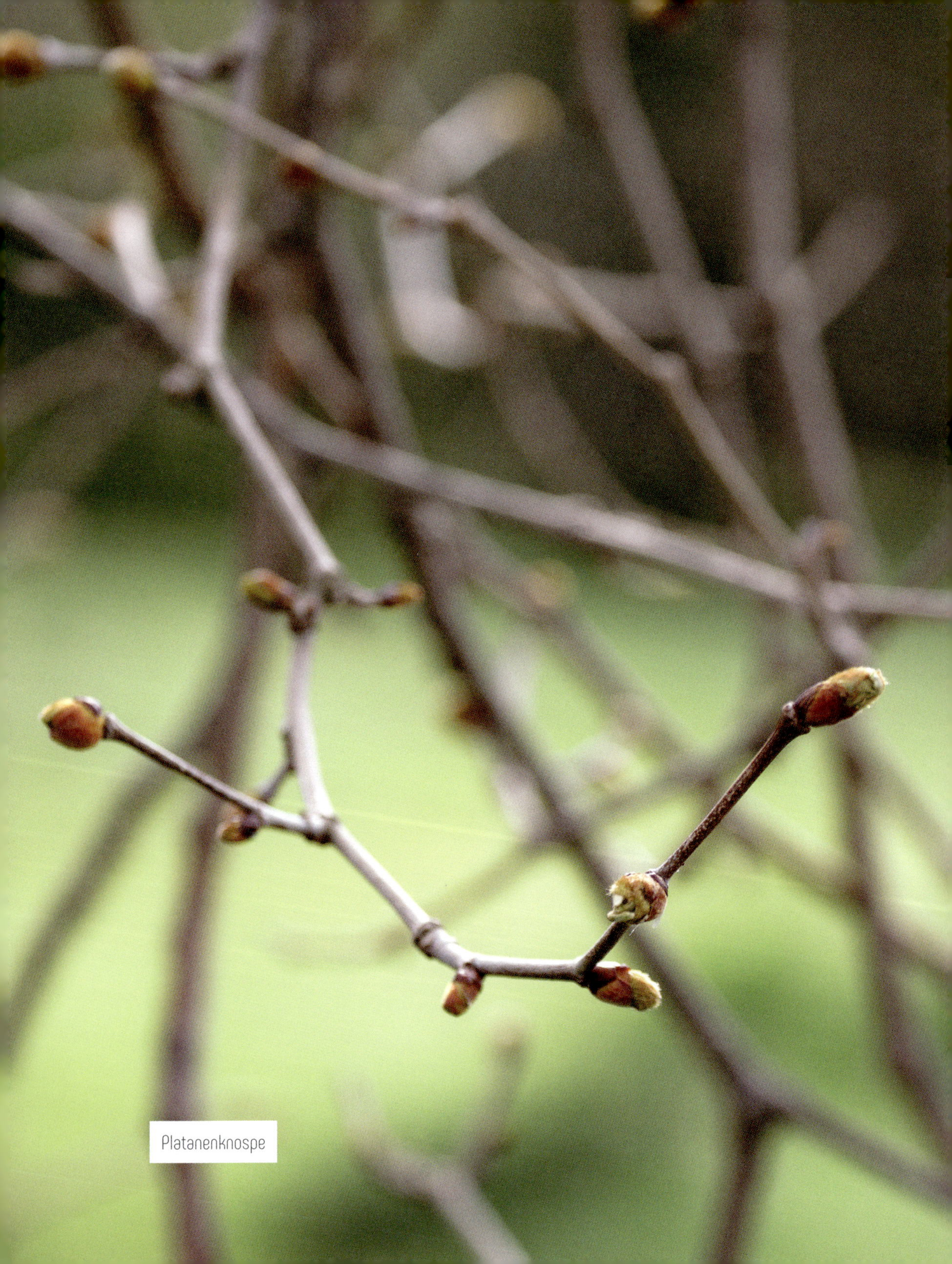

Platanenknospe

Diese Anpassungsfähigkeit ist es auch, die Stecklinge möglich macht: Ein Fragment eines Blattes oder eines Zweiges kann Wurzeln bilden und zu einem neuen Individuum heranwachsen. Wenn wir uns die Haare abschneiden, ist es, als würde ein Körper darunter wachsen und ein neues Individuum entstehen.

Über die Knospen hat der Baum die außergewöhnliche Fähigkeit, seine Umwelt zu analysieren und seine Organe (Wurzeln, Stamm, künftige Äste, künftige Früchte ...) so zu programmieren, dass sie weniger unter Umweltgefahren leiden und dauerhaft gedeihen.

Seltsamerweise scheinen die in der Therapie verwendeten Knospen auf ähnliche Weise auf den menschlichen Körper zu wirken. Sie versuchen, das derzeitige Programm so zu ändern, dass der Betroffene weniger leidet und sich langfristig besser entwickelt. Unser inneres Programm, diese Uhr, die je nach Alter und genetischem Code Pathologien auslöst, kann wie bei einem Baum verändert werden.

Da wir aber keine Bäume sind, sind diese Möglichkeiten begrenzt. Mit anderen Worten: Die Anpassungs- und Regenerationsfähigkeit des Baumes deutet auf eine mögliche Unsterblichkeit hin. Beim Menschen hingegen wirken diese regenerativen Eigenschaften lokal auf ein oder mehrere Organe, um bestimmte degenerative Prozesse zu begrenzen oder sogar umzukehren.

Im Falle des Weißdornbaums zum Beispiel werden die Knospen, wenn sie sich öffnen, Wurzeln, Äste und Blätter ausbilden, um sich an die Umweltgefahren anzupassen (im Rahmen der Möglichkeiten, die sein genetischer Pool bietet). Der Weißdorn regeneriert, wie andere Bäume auch, im Frühjahr alle seine Organe. Beim Menschen haben die Weißdornknospen jedoch nur eine Wirkung auf Herz, Blut und Psyche.

Gemmotherapie ist ein transformativer Weg für den Menschen. Obwohl die Funktionsweise auch nach fünfzig Jahren Studien noch immer ein Rätsel ist, sind die Wirkungen vorhanden. Messbar. Überprüfbar. Es funktioniert. Der Lungenverfall wird mit Haselnuss aufgehalten, das Blut wird mit Hartriegel gereinigt, Papageienschnäbel verlangsamen ihr Wachstum mit der Weinrebe ...

Eine Frage bleibt: Wenn diese degenerativen Prozesse verlangsamt, gestoppt oder manchmal sogar rückgängig gemacht werden, führt dies zu einer höheren Lebenserwartung? Es ist schwierig, hier eine Antwort zu geben.

Die einzige Beobachtung, die gemacht werden kann, ist, dass der Konsum von Knospen es ermöglicht, körperlich weniger zu leiden, einen positiven Einfluss auf die Psyche zu spüren und somit besser zu leben.

Jemand hat mich einmal gefragt: „Glauben Sie, dass der Mensch wirklich die Fähigkeit hat, sich anzupassen?"

Ich habe mich für eine Studie über eine Singularität kurz nach der Geburt eines Babys interessiert. Wenn das Baby saugt, befinden sich an der Brustwarze Sensoren, die den Speichel des Babys analysieren, insbesondere was ihm für sein Wachstum und seine Vitalität zu fehlen scheint. Bei der nächsten Fütterung hat der Körper die fehlenden Elemente aus den Reserven der Mutter geholt. Die Ernährung wird angepasst und das Baby erhält die Elemente, die es braucht (Vitamine, Spurenelemente usw.). Andere Studien zeigen die Fähigkeit des Babys, seine Mutter zu erkennen und umgekehrt. Diese Interaktion zwischen Mutter und Kind ist wie die zwischen Baum und Knospe.

Ja, ich glaube an die Anpassungsfähigkeit der Menschen und auch der Bäume. Nach zehn Jahren der Beobachtung und Hunderten von Berichten, die ich erhalten habe, kann ich nur sagen, dass es funktioniert. Ich weiß nicht, wie oder warum, aber die Ergebnisse sind da. Ich spreche gerne über diese Mutter-Baby-Beziehung. Es beweist nichts, es zeigt nichts Bestimmtes über die Gemmotherapie. Aber durch die Verwendung von Knospen denke ich, dass wir in gewisser Weise von der Natur, von *Mutter Natur*, genährt werden. Und dann stelle ich mir die Frage: „Und was ist mit mir, bin ich in der Lage, sie zu erkennen? In ihrem Wohlwollen, in ihrer Unterstützung für das Leben, in ihrer Hilfe zur Entwicklung, als fürsorgliche Mutter. Und wie kann ich ihr als Erwachsener Liebe und Fürsorge entgegenbringen?"

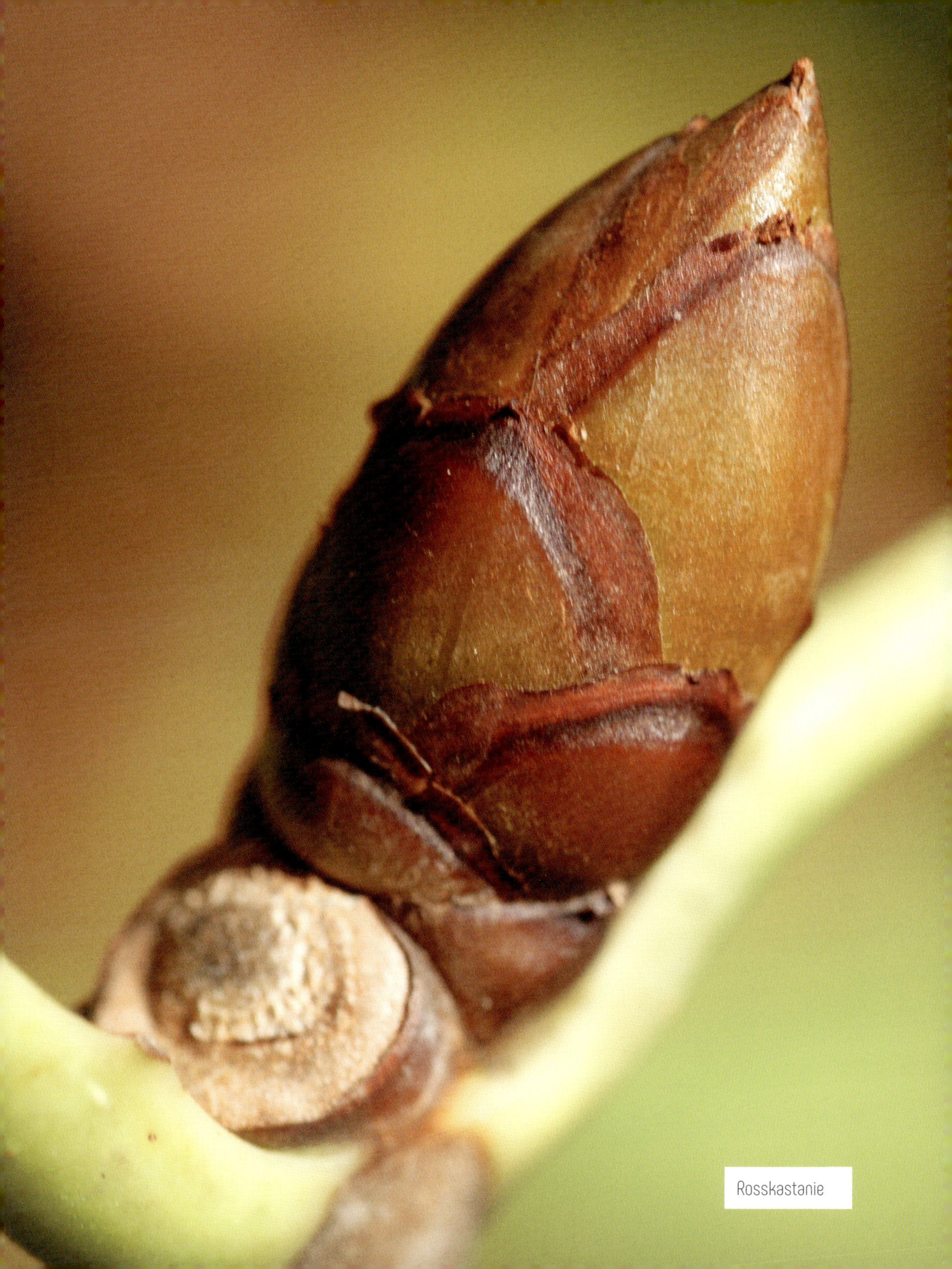

Rosskastanie

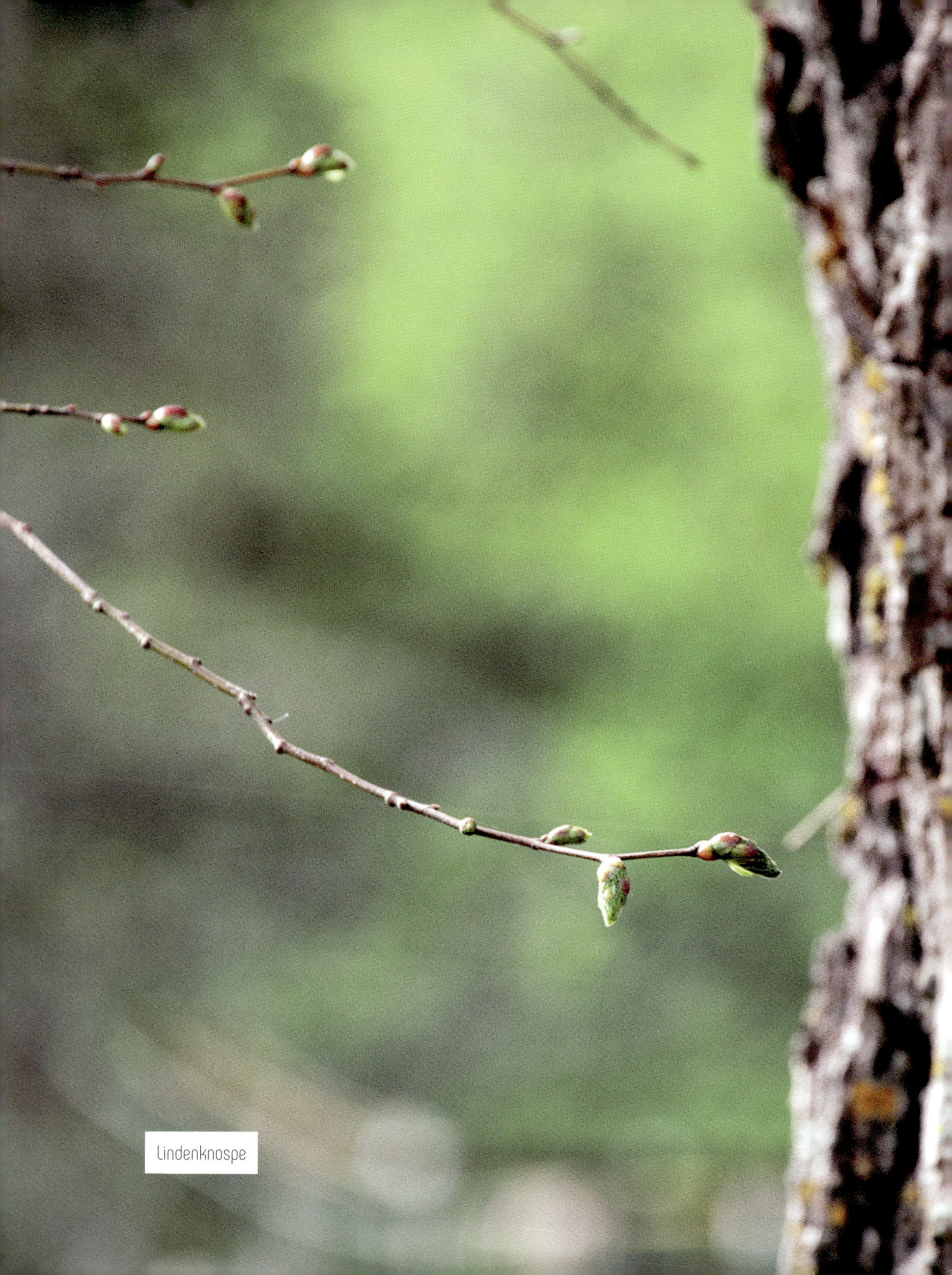

Lindenknospe

TEIL I

Allgemeine Informationen zur Gemmotherapie

Eine kurze Geschichte der modernen Gemmotherapie

Es gibt verschiedene Formen der Gemmotherapie. Jede von ihnen hat ihre eigene Geschichte, die mit einer Begegnung beginnt.

Seit Anbeginn der Zeit und auf allen Kontinenten haben Menschen die Knospen und jungen Triebe der Bäume zu medizinischen Zwecken verwendet. Im 20. Jahrhundert haben die Knospen in Europa einen Platz in der Naturheilkunde gefunden, einen Platz, welcher der modernen Zeit entspricht. Genau wie die Blütenessenzen von Dr. Bach entsprechen die Gemmotherapie-Mazerate den aktuellen Bedürfnissen.

Pol Henry und Jean-Claude Leunis

In den 1960er Jahren machte sich Dr. Henry in Belgien Gedanken über Naturheilmittel. Der Zustrom von Rohstoffen aus der ganzen Welt, insbesondere aus tropischen Ländern, eröffnete neue Perspektiven für Arzneimittel. Der Einsatz von Computern in den Labors begann. Die medizinische Zukunft schien rosig, mit Heilmitteln aus aller Welt und Inhaltsstoffen, aus denen Medikamente extrahiert werden konnten. Außerdem ermöglichten neue elektronische Instrumente die Arbeit in den Labors, um heilende Moleküle chemisch zu reproduzieren.

Pol Henry erkannte den Wert der neuen Technologien, aber er hatte gegen den Raubbau in den Tropen Bedenken. Was wäre, wenn die Zukunft der Medizin hier, um uns herum, läge? War es möglich, die traditionelle Kräutermedizin zu erneuern?

Die medizinische Welt veränderte sich. Chemiker übernahmen den Pharmasektor. Elektronik und Computer setzten der jahrtausendelangen Heilkunst auf pflanzlicher Basis ein jähes Ende. Einige wenige Widerständler, wie Maurice Mességué und viele andere Nutzer lokaler Heilpflanzen, wurden von der Pharmaindustrie überrollt.

Pol Henry teilte diese Begeisterung für neue Technologien, behielt aber seine Liebe zu den natürlichen Pflanzen, die auf Wiesen und in Wäldern zu finden sind. Diejenigen, die seit Anbeginn der Zeit heilen.

Also machte er sich auf die Suche nach natürlichen Heilmitteln für die moderne Zeit. Als Arzt gab er seine Sprechstunden auf und widmete sein Leben der Erforschung neuer Heilmethoden. Und er hat eine neue therapeutische Wissenschaft entwickelt.

Der Beginn seiner Arbeit war besonders intensiv. Er versuchte, das Wissen der Vergangenheit mit moderner Technologie zu verbinden. Im Gegensatz zu den Chemikern wollte er keine Moleküle isolieren. Er wollte die ganze Komplexität und das Potenzial der Pflanze für ihren medizinischen Einsatz umsetzen. Wie könnte man sich vorstellen, mit ein paar Maschinen die gesamte Chemie des Lebendigen, die gesamte Komplexität der Pflanzenchemie zu reproduzieren? Die Chemiker müssen sich geirrt haben. Eine Pflanze heilt, weil eine Reihe von Komponenten ins Spiel kommt. Wir mussten eine andere Richtung als die Chemie einschlagen.

Zum Glück hatte er einen langjährigen Freund in seinem Gefolge, den Biologen Jean-Claude Leunis. Während Pol Henry mit einem Bein in der antiken Welt der Pflanzen und mit dem anderen in der modernen Welt der Maschinen stand, war sein Freund ganz in den technischen Fortschritt eingetaucht. Ihre hitzigen Diskussionen drehten sich um die Ethik dieser modernen Welt, die das Wissen der Vergangenheit auszulöschen und alles in Frage zu stellen schien. Es war das Zeitalter des triumphalen Maschinismus. Sogar die Menschen wurden analysiert und die Liebe schien auf eine hormonelle Entladung reduziert zu werden.

Pol Henry war entsetzt. Der moderne Wirbel verschlang die Poesie, das Geheimnis und die Schönheit der Natur.

Jean-Claude Leunis war sich bewusst, dass die modernen Mittel neue Behandlungsperspektiven eröffneten. Er war einer der Wegbereiter der Blutanalyse zur Unterstützung der medizinischen Diagnose.

Seine Arbeit war so innovativ, dass er ein eigenes Labor einrichtete, um Bluttests und diagnostische Unterstützung durchzuführen. Es war nun möglich, anhand des Bluttests festzustellen, an welcher Krankheit eine Person litt und in welchem Stadium sie sich befand.

Als er die Verwirrung seines Freundes, des Arztes, sah, beschloss er, ihm bei seinen Forschungen zu helfen: „Was wäre, wenn wir, anstatt Pflanzen zu sezieren, wie es Chemiker tun, Bluttests durchführen würden, um die heilende Wirkung von Pflanzen zu erkennen?“

Ihre Gespräche nahmen eine andere Wendung. Ihre Freundschaft entwickelte sich aus einer gemeinsamen Berufung heraus: den Menschen zu helfen, sich mit natürlichen Mitteln zu heilen, und dies mit Hilfe der modernen Wissenschaft zu beweisen.

Sie stellten sich eine echte Revolution in der medizinischen Welt vor: Dank ihrer Arbeit würden die Ärzte in der Lage sein, Bluttests durchzuführen und je nach den Ergebnissen die natürliche Therapie mitzuliefern.

Dank zahlreicher Freiwilliger konnten sie Bluttests durchführen und die Auswirkungen der Pflanzen auf das Blutgleichgewicht und die Gesundheit während des Heilungsprozesses bewerten. Sie konnten die tatsächliche Wirksamkeit der untersuchten Heilkräuter nachweisen. Ihre Ergebnisse betrafen vor allem die Familie der Labiatae (Thymian, Rosmarin, Minze, Salbei usw.), die für ihre medizinische Wirkung bekannt sind. Sie validierten durch Bluttests, was die Volksmedizin empirisch darlegte.

Wenn Leunis ein neues Medikament auf der Grundlage von Bluttests entwickeln wollte, war Pol Henry nicht zufrieden. Er beschloss daher, die Forschungsrichtung zu ändern. Die Chemie machte rasche Fortschritte und schuf synthetische Moleküle und neue Arzneimittel, aber auch mit zahlreichen Nebenwirkungen, die natürliche Pflanzen nicht hatten. Was wäre, wenn die Komplexität der Pflanzenchemie die der menschlichen Chemie übertreffen würde? Es musste eine natürliche Lösung gefunden werden, die sicher, für alle zugänglich, wirksam, nicht unerschwinglich und vor allem noch unbekannt war.

Die Erfolgsaussichten waren gering, so sehr hatte die Volksheilkunde bereits die Wirkung der Heilpflanzen erforscht. Er wandte sich an Jean-Claude Leunis, der ihm mit einer genialen Idee antwortete: „Was wäre, wenn die Volksmedizin bisher nur Mittel mit sichtbarer und unmittelbarer Heilkraft verwendet hätte? Glauben Sie, dass es bei uns, in der Natur und in den Wäldern, Heilpflanzen gibt, die nicht genutzt werden, weil sie keine kurzfristige und leicht sichtbare Wirkung haben? Mit anderen Worten: Glauben Sie, dass es etwas gibt, mit dem wir Menschen, die an all diesen chronischen Krankheiten leiden, behandeln können, von dem wir bisher nichts wussten?“

Die Bluttests zeigten eindeutig, dass viele der Krankheiten bereits lange vor ihrem Ausbruch im Körper vorhanden waren. Viele sichtbare Symptome waren das Ergebnis eines langen, unsichtbaren Prozesses. Die Chemiker machten mit ihren medizinischen Geräten Jagd auf Symptome. Dr. Valnet befürwortete eine neue natürliche symptomatische Medizin mit ätherischen Ölen, so wie die Kräuterkundler Symptome mit Hilfe von Pflanzen behandelten. Aber diese Therapien schienen zu vergessen, dass das Symptom nur das sichtbare Ergebnis eines langen und unsichtbaren Prozesses ist. Die Krankheit existiert und das Symptom verrät sie.

Das Symptom ist nur das sichtbare Ergebnis eines langen und unsichtbaren Prozesses.

Pol Henry wiederholte ruhig die Frage seines Freundes: „In unseren Landschaften und Wäldern?" Jean-Claude Leunis kannte diese Phasen, in denen die Lösung ganz nahe ist. „Jean-Claude, ich glaube, ich habe es gefunden. Ich glaube, wir haben sie gefunden. Macht eure Maschinen bereit, wir werden etwas ausprobieren." Er sagte nichts mehr und ging eilig davon.

Jean-Claude Leunis hatte seit mehreren Tagen nichts mehr von seinem Freund gehört und rief deshalb Pols Frau an. Sie erzählte ihm, dass ihr Mann auf unbestimmte Zeit in ihr Landhaus in den Ardennen gefahren sei.

Erst nach einem Monat sah Jean-Claude Pol ankommen, unrasiert, mit zerzaustem Haar und einem strahlenden Lächeln auf dem Gesicht. „Jean-Claude, ich habe Ihnen ein paar Proben mitgebracht. Ich werde Ihnen nicht sagen, was es ist. Das ist völlig neu. Ich habe eine Nummer auf die Flaschen geschrieben, bitte testen Sie sie. Diese ist für das Herz, diese für die Gelenke. Sagen Sie mir, was Sie denken. Vorsicht, da ist Alkohol drin, es sind Urtinkturen. Magische Urtinkturen." Er strahlte wie ein glückliches Kind.

Jean-Claude reagierte sofort. Er schlug seinen befreundeten Ärzten vor, einige Tests und eine Folgeuntersuchung mit Bluttests an Freiwilligen durchzuführen.

Pol hatte festgestellt, dass die Volksmedizin wenig Interesse an Bäumen hatte. Die moderne Welt schien Bäume der Forstwirtschaft zuzuordnen, während in der Antike Wäldern und Bäumen magische und heilige Tugenden zugeschrieben worden waren. Die wenigen aus Bäumen gewonnenen Heilmittel waren bald durch wirksamere pflanzliche Heilmittel ersetzt worden.

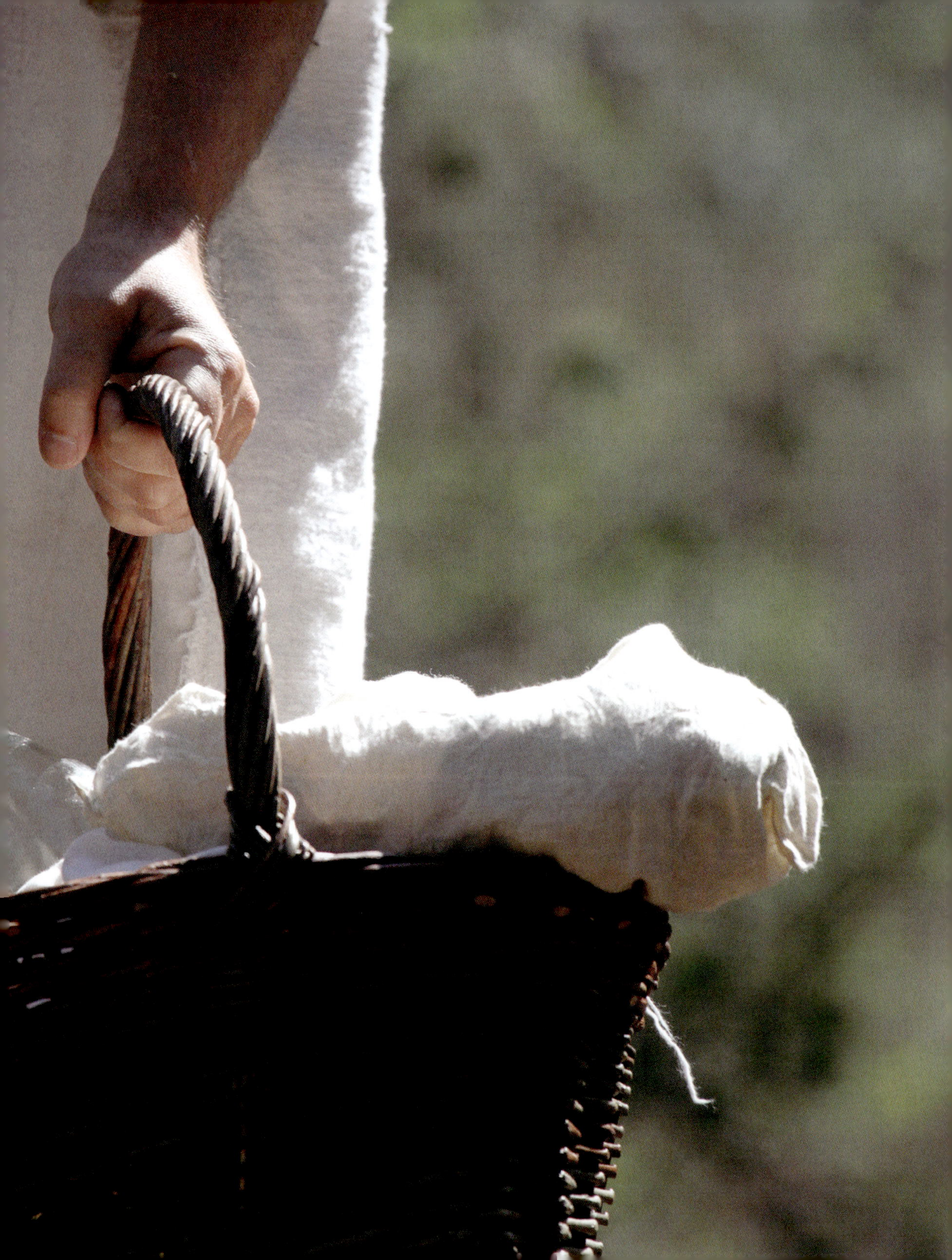

Tatsächlich befanden sich unter Pols Proben in Apotheken gekaufte Urtinkturen aus Blättern und Früchten, aber vor allem ihre eigenen Knospentinkturen. Wenn die Knospe dem Blatt, der Blüte und der Frucht vorausging, könnte sie dann nicht die heilenden Stoffe künftiger Blätter, Blüten und Früchte enthalten? Wann traten die Heilkräfte in den Bestandteilen auf?

Die Analysen zeigten deutlich, dass die Knospen medizinische Eigenschaften hatten, die die Blätter und Blüten nicht besaßen. Sie fungierten als Gesundheitsregulierer. Jean-Claude Leunis teilte die Begeisterung seines befreundeten Arztes. Die Tinkturen aus den Knospen können bei vielen Beschwerden helfen war die neue Erkenntnis.

Doch Pol Henry wollte seine Entdeckungen eine Zeit lang geheim halten. Wenn Knospen anders funktionierten als Blätter, Blüten oder Früchte, musste vielleicht auch ein anderes Zubereitungsverfahren angewandt werden. Die Urtinkturen stellten Dr. Henry nicht zufrieden. Sie waren an reife Organe angepasst: Blüten, Früchte, Blätter ... Aber es fehlte etwas, das die in den Knospen wirkenden Wachstumskräfte erfassen konnte. Er versuchte, den Alkoholgehalt zu reduzieren. Wenn die Tinkturen mit 70 % Alkohol hergestellt wurden, musste man sich bei den Knospen um mehr Weichheit bemühen.

Sein befreundeter Forscher und homöopathischer Arzt, Dr. Tétau, ermutigte ihn, zu einem für die Pflanze und den Patienten schonenderen Verfahren überzugehen.

Er testete weichere Alkohole, Knospenweine ... Bis er eines Tages zum Abendessen bei Freunden im Haus von Jean-Claude Leunis eingeladen wurde. Letzterer stellte Pol weitere Gäste vor, darunter einen französischen Industriellen, der ein Nebenprodukt seiner Kosmetikindustrie entwickeln wollte: Glyzerin, das als stabiles Süßungsmittel für die Lebensmittelindustrie verwendet werden könnte.

Die folgende Nacht war für Pol sehr arbeitsreich. Mitten in der Nacht wachte er auf. In seinen Träumen war ihm eine neue Idee gekommen, eine einfache Idee, die er am Morgen testen wollte. Er hatte zwar versucht, den Alkoholgehalt der Mischung zu reduzieren, aber er hatte dem Alkohol und den Knospen noch keine anderen Zutaten hinzugefügt. In den frühen Morgenstunden rief er aufgeregt seinen Freund Leunis an, der ihm die Adresse des Hotels gab, in dem sich der französische Industrielle in Brüssel aufhielt. Leunis hörte sich das Projekt des Forschers aufmerksam an und gab ihm einige Informationen über die Verwendung und die Vorzüge von Glyzerin, dann überließ er Pol vor seiner Abreise einige Proben.

Der Tag war hell in diesem Monat Mai und einige Bäume trugen bereits Blätter. Pol durchstreifte die Wälder von Soignes vor den Toren Brüssels und pflückte offene Knospen von Eichen und Buchen, die er in einer Mischung aus Alkohol, Wasser und Glyzerin einweichen ließ. Er fühlte sich glücklich und inspiriert zugleich.

Drei Wochen später, nachdem er das Mittel gefiltert hatte, kam er mit diesen neuen Präparaten zu Jean-Claude Leunis. Bald konnten sie die Wirkungen der Glycerinmazerate und der Urtinkturen vergleichen. Die Ergebnisse waren eindeutig, die Idee war richtig gewesen. Nach mehrmonatigen Tests zeigten die Glycerinmazerate eine erhöhte Wirksamkeit.

Jean-Claude, der seine Nachforschungen über Bluttests vertiefte, befragte seinen befreundeten Arzt. Mit dem Aufkommen der Computer konnte man sich vorstellen, dass eines Tages Computer in den Arztpraxen stehen würden. Könnte man sich ein Computerprogramm vorstellen, das auf der Grundlage des Bluttests nicht nur Informationen über die Krankheit und ihre Entwicklung liefert, sondern auch festlegt, welche Knospenmittel geeignet sind? Dies würde einige Jahre an Erfahrung erfordern, aber könnte dieses ehrgeizige Projekt jemals realisiert werden?

Pol reagierte begeistert und bot an, die Ernte im folgenden Frühjahr mit Hilfe einiger ihm bekannter Pflücker selbst durchzuführen. Es mussten verschiedene Arten von Knospen ausprobiert werden. Er würde also in die Berge und nach Südfrankreich zu den mediterranen Bäumen fahren. Außerdem mussten Lianen und wachsende Gewebe, wie Wurzeln oder die innere Rinde von Ästen, miteinbezogen werden. Das fehlende Wissen über die Giftigkeit der Knospen veranlasste Pol Henry, Präparate herzustellen, die bis zum Zehntel verdünnt und dynamisiert wurden. Dies waren die ersten Gemmotherapie-Mazerate, die gemeinhin als D1" (auf ein Zehntel verdünnt) bezeichnet werden.

Diese Glyzerinpräparate verstärkten das *heilende* Potenzial der Bäume. Bei krautigen Pflanzen boten die Glyzerinpräparate nicht mehr als die traditionellen Präparate (Kräutertees und Alkoholika).

So setzten die beiden Männer ihre Experimente bis Mitte der 1980er Jahre fort. Die erzielten Ergebnisse und die Entwicklung der Computertechnologie ermöglichten die Verwirklichung von Jean-Claudes Vision: ein Computerprogramm, das den Ärzten angeboten wird und die Bluttests des Patienten mit einer geeigneten Behandlung aus bekannten natürlichen oder chemischen Heilmitteln verbindet.

Bei der Arbeit an Heilmitteln aus Knospen und embryonalem Gewebe haben einige Ergebnisse eine Vorstellung vom Zyklus des Menschen offenbart, die ihre Entsprechung in der Natur fanden. Schematisch gesehen begann der Mensch sein Leben in einer *feuchten Umgebung* in der Fötalphase und dann in der Säuglingsphase und entwickelte sich im Laufe der Jahre in eine *zunehmend trockene Umgebung*. Kinderkrankheiten könnten mit *feuchten* Krankheiten verglichen werden, während Schwierigkeiten mit Gelenken, Blut und Muskeln usw. mit *trockenen* Problemen im Alter verglichen werden können.

Im Detail zeigten die Arbeiten der beiden Forscher, dass sich die meisten Krankheiten nach dem gleichen Muster wie das menschliche Wachstum entwickelten. Sie begannen mit einer *nassen* Phase, setzten sich fort und endeten in einer *trockenen* Phase. Für diese verschiedenen Phasen schlugen die Forscher pflanzliche Heilmittel aus trockenen oder feuchten Umgebungen vor (Glycerinmazerate von Bäumen, Alkoholauszüge und Kräutertees).

Die Idee war richtig. Dank der Bluttests konnten die Forscher eine *Landschaft* der Krankheit entwerfen. Feuchte Symptome wurden mit feuchten Mitteln behandelt und umgekehrt trockene für trockene Krankheitsphasen.

Pol veröffentlichte ein Buch über seine Arbeit. Er beschrieb die Hauptwirkungsbereiche seiner Baumheilmittel, deren Verschreibung auf Blutanalysen und Eiweißdiagrammen beruhte. Aus Gründen der Vereinfachung beschloss er, den Namen dieser neuen therapeutischen Disziplin zu ändern. Da es sich bei den Heilmitteln hauptsächlich um Knospen in der Öffnungsphase oder um wachsendes Pflanzengewebe handelte, hatte er sich für die *Phyto-Embryotherapie* entschieden. Er änderte seine Meinung und nannte sein Buch Gemmotherapie – Therapie mit pflanzlichen Embryoextrakten. Der Begriff *Gemmotherapie* kommt aus dem Lateinischen *gemma*. Dieser Name bedeutet *Edelstein*, *Stein* in der Welt der Mineralien und *Knospe* in der Welt der Pflanzen (der Begriff bezieht sich auch auf den harzigen Ausfluss des Baumes, woraus die *Gemmage* entstand, die Gewinnung von Harz aus Kiefern durch Anschneiden des Stammes). Sein Buch wurde in den späten 1980er Jahren veröffentlicht. Die Gemmotherapie-Mittel wurden mit Bluttests kombiniert.

Der Tod von Pol Henry beendete die fruchtbare Zusammenarbeit mit Jean-Claude Leunis, und dieser konzentrierte sich auf sein Spezialgebiet: Bluttests.

Die Gemmotherapie hatte bereits Anhänger in Belgien und Frankreich und machte auch in benachbarten Ländern Fortschritte.

Max Tétau und Daniel Scimeca

In Frankreich gab der Arzt Max Tétau der Gemmotherapie einen besonderen Impuls. Als unersättlicher Forscher und erfolgreicher Therapeut traf er Pol Henry, dessen Arbeit ihn sofort faszinierte. Als Homöopath, Phytotherapeut und Akupunkteur hatte er verschiedene Therapieformen erlernt, sie angewendet und auch die Gabe, Ärzte mit der gleichen Sensibilität um sich zu scharen. Er war Präsident der Föderation der homöopathischen und biotherapeutischen Gesellschaften sowie von Homeopathia universalis. Für seine Forschungen und Schriften verband er sich auch mit einem befreundeten Arzt, Dr. Daniel Scimeca.

Im Kreis zahlreicher Kollegen beschlossen sie, mit der Gemmotherapie zu experimentieren und sie in Frankreich zu entwickeln. Sie haben dieser Therapie ein neues Gesicht gegeben und auf diese Weise neue Horizonte eröffnet.

Die Idee der belgischen Freunde, ein Computerprogramm zu entwickeln, das auf Grundlage von Bluttests ein Rezept für Naturprodukte ausstellt, erschien ihnen zu komplex für den allgemeinen Gebrauch. Als Homöopathen und Akupunkteure teilten sie nicht dieselbe Begeisterung für den systematischen Einsatz von Computern wie diese belgischen Forscher. Ihrer Ansicht nach war der menschliche Faktor ausschlaggebend. Sollen Ärzte zu bloßen Verschreibern werden, die mit Maschinen verbunden sind? Nein, der Arzt ist ein echter Therapeut, der sich die Ängste, Befürchtungen und die Einsamkeit der Krankheit ebenso anhört wie die Symptome. Jenseits der Krankheit ist er ein eigenständiges Wesen, das diese körperliche, seelische oder geistige Störung zu überwinden sucht.

Zunächst stützten sie sich auf die Arbeit von Pol Henry und Jean-Claude Leunis. Aber schnell wurde das Fehlen von Bluttests, um ein Mittel zu finden, zum Handicap. Es musste ein anderer Ansatz gefunden werden.

Sie behielten also die Therapieform *Knospen und junge Triebe in einer Mischung aus Alkohol und Glyzerin* ihrer Freunde bei und nahmen die Informationen der belgischen Forscher als zusätzliche Hinweise auf, stützten sich aber hauptsächlich auf die Erkenntnisse der Phytotherapie und Homöopathie. Klinische Versuche an Ratten ermöglichten es, die Wirkung von Knospen mit der von Pflanzen zu vergleichen. Wenn bekannt wäre, dass Rosmarin auf die Leber wirkt, würden sich diese Hinweise dann auch in den jungen Trieben finden? Hätte der Weißdorn in seinen Knospen die Eigenschaften seiner Blüten oder seiner Früchte, die unterschiedlich auf das Herz wirken?

Die klinischen Versuche beschäftigten die Forscher über Jahre. Sie betrafen hauptsächlich leicht zu beobachtende Wirkungsbereiche, die Leber, das Blut, das Herz und die Gelenke ... Andere Entdeckungen ergaben sich durch Vergleiche mit homöopathischem Wissen. Pol Henry wies auf Erlen hin, die in einer feuchten Umgebung wachsen. Sie sollten zu Beginn einer Entzündung eingesetzt werden, um Antibiotika zu vermeiden, oder bei akuten Venenproblemen (Phlebitis). Ohne eine Reihe von Tests war es schwierig herauszufinden, in welchem Entzündungsstadium sich Sinusitis oder Bronchitis befanden, und die Erle war dann vielleicht nicht mehr aktuell. Max Tétau zog die Beobachtungen eines der Väter der Homöopathie, Paracelsus, zurate, der in einem Erlenblatt einen Ausschnitt des Gehirns sah und es zur Behandlung von Erkrankungen des Schädels empfahl.

Durch klinische Studien, aber auch intuitives Ausprobieren konnte eine wachsende Zahl von Homöopathen und Akupunkteuren die positive Wirkung der Gemmotherapie bei ihren Patienten bestätigen.

Um die Anwendung dieser Mittel zu erleichtern, definierten Max Tétau und seine Mitarbeiter ein oder zwei Wirkungsbereiche pro Mittel – auf Gelenke, Haut, Blut, Muskeln, Gehirn, Herz ... –, indem sie die Besonderheiten jeder Knospe identifizierten.

Max Tétau und Daniel Scimeca konzentrierten sich in ihren beiden Büchern auf klinische Studien und Forschungen sowie auf die Anwendung der Gem-

Max Tétau und seine Mitarbeiter bestätigten zum einen, dass die Mittel der Gemmotherapie unsere Gewebe und Organe regenerieren und revitalisieren, und zum anderen, dass diese Mittel leicht anzuwenden sind und einen wichtigen Platz in der Hausapotheke einnehmen.

motherapie in der Familie, *Rajeunir nos tissus avec les bourgeons. Ein praktischer Leitfaden für die Gemmotherapie in der Familie (1. Aufl. 2005).*

Die Arbeit war damit noch nicht beendet. Sobald die Wirkkreise jeder Knospe festgelegt waren, drängten ihre Kollegen sie, sich einer Entsprechung zwischen Temperamenten und Knospen zuzuwenden. Könnten bestimmte Lebensstile oder bestimmte Profile von Menschen, das, was in der Gemmotherapie als *Terrains* bezeichnet wird, eine entsprechende Knospe haben und damit eine Grundbehandlung, die der Natur des Patienten und seiner Krankheit entspricht? Auch hier konnten durch Erforschung Beziehungen zwischen einzelnen Krankheitsprofilen und den entsprechenden Knospen hergestellt werden.

Hier hätte es enden können. Das dynamische Team von Biologen und Ärzten hatte genaue Wirkungsbereiche definiert, die die Verwendung der Knospen einfach machten. Sie hatten Entsprechungen zwischen menschlichen Eigenschaften und Knospen in der Basistherapie aufgedeckt ... vom Symptom zum ganzen Menschen ... Und was wäre, wenn die neuen Krankheitskonzepte auf diese Gemmotherapie angewendet werden könnten? Nach den Jahren des *Alles ist messbar* am Ende des 20. Jahrhunderts kehrten wir um die Jahrtausendwende zu den alten Weisheiten zurück, sie entstanden aufs Neue. Was wäre, wenn der Mensch mehr wäre als eine Ansammlung von Muskeln, Knochen und Drüsen? Was wäre, wenn das menschliche Leben mehr wäre als eine Reihe von Aktionen und Reaktionen, elektrischen Impulsen von Nerven und Neuronen? Wissenschaften wie die Quantenphysik veränderten das Bild: Was wäre, wenn im Gegenteil alles miteinander verbunden wäre? Was wäre, wenn die Probleme des Körpers mit psychischen oder spirituellen Problemen verbunden wären? Die wissenschaftliche Revolution wurde damals von einer geistigen Revolution begleitet, die die ganze Welt überflutete. Der Einfluss der östlichen Weisheit und Medizin breitete sich im Westen aus. Als Akupunkteur war Max Tétau sensibel für diese Verbindung zwischen Krankheit und spirituellem Erwachen. Er hatte nicht nur ein Gespür für die körperlichen Krankheiten, sondern auch für die Depressionen und den fehlenden Lebenssinn vieler Patienten.

Könnte die Natur mit ihren Heilmitteln dazu beitragen, Freude und Glück und damit Gesundheit zu erzeugen?

Zu Beginn des neuen Jahrtausends wurden Bio und Wohlbefinden in der Presse zum Thema und Yoga trat gleichzeitig mit indianischen Weisheiten, die auf den *alten Kontinent* trafen, aus dem Schatten hervor.

Das Team von Max Tétau entwickelte einen Entwurf für *erwachende Knospen*, deren Wirkung den Blütenessenzen von Dr. Bach entsprach, der aber Baumknospen als Grundlage hatte. Max Tétau, Daniel Scimeca und viele andere Enthusiasten eröffneten das neue Jahrhundert mit vielversprechenden Hinweisen zur Gemmotherapie.

Philippe Andrianne

Obwohl anfangs vielversprechend, ist die Gemmotherapie nach mehr als drei Jahrzehnten Forschung immer noch ein wenig bekannter Verwandter der Phytotherapie oder Homöopathie. Homöopathische Labors lieferten Präparate (D1) an einige wenige Kenner. Sie hätte Ende der 2000er Jahre langsam in Vergessenheit geraten können, denn in Belgien hatte Pol Henry keinen Nachfolger. Jean-Claude Leunis hatte seine Forschungen in diesem Bereich nach dem Tod seines Kollegen verlangsamt und sein fortschreitendes Alter erforderte eine Pause. In Frankreich wurde die Gemmotherapie durch die Arbeiten von Max Tétau, Daniel Scimeca und die Gesellschaft für Biotherapie in die homöopathische Praxis integriert und wandte sich zunehmend an ein professionelles oder speziell ausgebildetes Publikum.

Philippe Andrianne, der sich seit Ende der 1980er Jahre für dieses Thema begeistert, beschloss, sich persönlich und beruflich in dieser Hinsicht zu engagieren. Er entwickelte das auf die Herstellung von Gemmotherapieprodukten spezialisierte Labor Herbalgem, das in Frankreich und Belgien bekannt wurde. Dieses Labor setzt seine Expansion in ganz Europa und weltweit fort.

Philippe Andrianne wählte als Innovation nicht die verdünnten Mittel (D1), sondern arbeitet mit konzentrierten Mazeraten.

Parallel zu dieser Entscheidung beschloss er, diese therapeutische Methode bekannt zu machen.

Er schrieb Artikel und Bücher, in denen er jede Knospe mit ihren Aktionszielen verknüpfte. Er entwickelte den symptomatischen Ansatz der Gemmotherapie. Seine Arbeit der Popularisierung, d. h. der Zugänglichmachung von Daten für eine möglichst große Zahl von Menschen, setzte sich über mehrere Jahrzehnte fort.

Das Herbalgem-Labor sammelte zahlreiche Erfahrungsberichte über die Wirkung von Muttermazeraten, die die bereits bekannten Daten für verdünnte Mazerate ergänzten und validierten.

Gleichzeitig testete Philippe Andrianne bekannte Wirkungen von Heilpflanzen, die seine Vorgänger in der Gemmotherapie noch nicht untersucht hatten, wie zum Beispiel die Wirkung von Ginkgo auf das Gedächtnis. Er verfolgte auch die Veröffentlichungen zur Gemmotherapie, wie z. B. die Arbeit von Fernando Piterà und seinen Kollegen aus Medizin und Forschung in Italien.

Philippe Andrianne setzt seine Bemühungen fort, die Gemmotherapie sowohl bei Fachleuten als auch bei Laien bekannt zu machen. Diese Bemühungen öffnen die Türen zu anderen Ländern, indem Ausbildungskurse und Bücher übersetzt werden, damit sich die Gemmotherapie auf allen Kontinenten verbreiten kann.

Die Entwicklung von konzentrierten Mazeraten hat die Produkte der Gemmotherapie für die breite Öffentlichkeit zugänglich gemacht. Diese Mazerate, die als Nahrungsergänzungsmittel* gelten, sind in Reformhäusern und Bioläden erhältlich.

Philippe Andrianne und sein Team haben der Gemmotherapie eine neue Form gegeben, die sie populärer und für alle zugänglich macht.

* Ein **Nahrungsergänzungsmittel** ist ein Lebensmittel, das die normale Ernährung ergänzen soll, indem es eine konzentrierte Quelle von Nährstoffen oder anderen Stoffen mit ernährungsspezifischer oder physiologischer Wirkung darstellt (Europäische Richtlinie 2002/46/EG).

Nahrungsergänzungsmittel dienen der Verbesserung des Wohlbefindens (Abnehmen, Straffung, Schönheit der Haut, Anti-Stress usw.). Obwohl sie von der Ärzteschaft nicht einhellig befürwortet werden, sind sie in bestimmten Situationen nützlich, wenn sie gut ausgewählt und vernünftig konsumiert werden. Sie können jedoch eine ausgewogene Ernährung und ganz allgemein eine gesunde Lebensweise nicht ersetzen.

Christian Escriva

Der Produzent und Ausbildner Christian Escriva nimmt die Gemmotherapie in seine Phyto-Aromatherapie-Kurse auf, die sich an ein Fachpublikum richten. Sein Buch *Précis de phytothérapie. Auszüge aus der Gemmotherapie und Urtinkturen* richtet sich an ein breites Publikum. Die Auswahl der in diesem Buch vorgestellten Heilmittel erinnert zunächst an die Ausrichtung der Gemmotherapie, deren Präparate aus holzigen Knospen (Bäume, Lianen ...) hergestellt werden, während die Urtinkturen hauptsächlich von krautigen Pflanzen stammen (dieses Buch befasst sich nicht mit Urtinkturen von fertigen Organen von Bäumen, wie Blüten und Früchten).

Christian Escriva empfiehlt zwar die Verwendung verdünnter Gemmotherapie-Mazerate (D1), aber er erweitert die Liste der eingesetzten Bäume. Seit Pol Henry wurde diese Liste nicht mehr wesentlich verändert. So haben die Autoren beispielsweise die Bergkiefer (oder Hakenkiefer), *Pinus montana*, als Grundlage für die Heilmittel anstatt Kiefernknospen genommen, die recht selten und lokal begrenzt sind. Was ist mit den anderen, häufiger vorkommenden Kiefern: Schwarzkiefern, Waldkiefern usw.? Die Arbeit und das Wissen von Christian Escriva sind durch die Erweiterung der betroffenen Arten **eine Einladung, *lokale* Heilmittel zu verwenden, die in den Wäldern um uns herum vorhanden sind.** Zierbäume werden in seinem Buch kaum erwähnt.

Darüber hinaus wirft Christian Escriva die Frage nach der Verwendung von Glyzerin in der Gemmotherapie auf und lädt uns ein, mit Mazeraten zu experimentieren, in denen Agavensirup oder sogar Honig das Glyzerin ersetzt.

Andere Forscher und Enthusiasten arbeiten weiter daran, das Wissen über die Gemmotherapie zu verbessern und sie bekannt zu machen. Ich möchte ihnen für ihre Bemühungen danken. Mit diesem Kapitel sollte keine exakte oder erschöpfende Geschichte der modernen Gemmotherapie wiedergegeben werden. Es ging vielmehr darum, mit Hilfe einiger Autoren eine *kleine Geschichte* aufzustellen, damit die Besonderheiten und Zusammenhänge verstanden werden. Ich danke allen Sammlern, Therapeuten, Ausbildern, Forschern, Amateuren ..., die im Laufe ihrer Reise die Samen dieser medizinischen Qualität der Bäume unserer Wälder säen. Mögen diese Aktionen es allen ermöglichen zu erkennen, dass der Wald eine natürliche Apotheke ist, oder besser gesagt, eine natürliche Hausapotheke ...

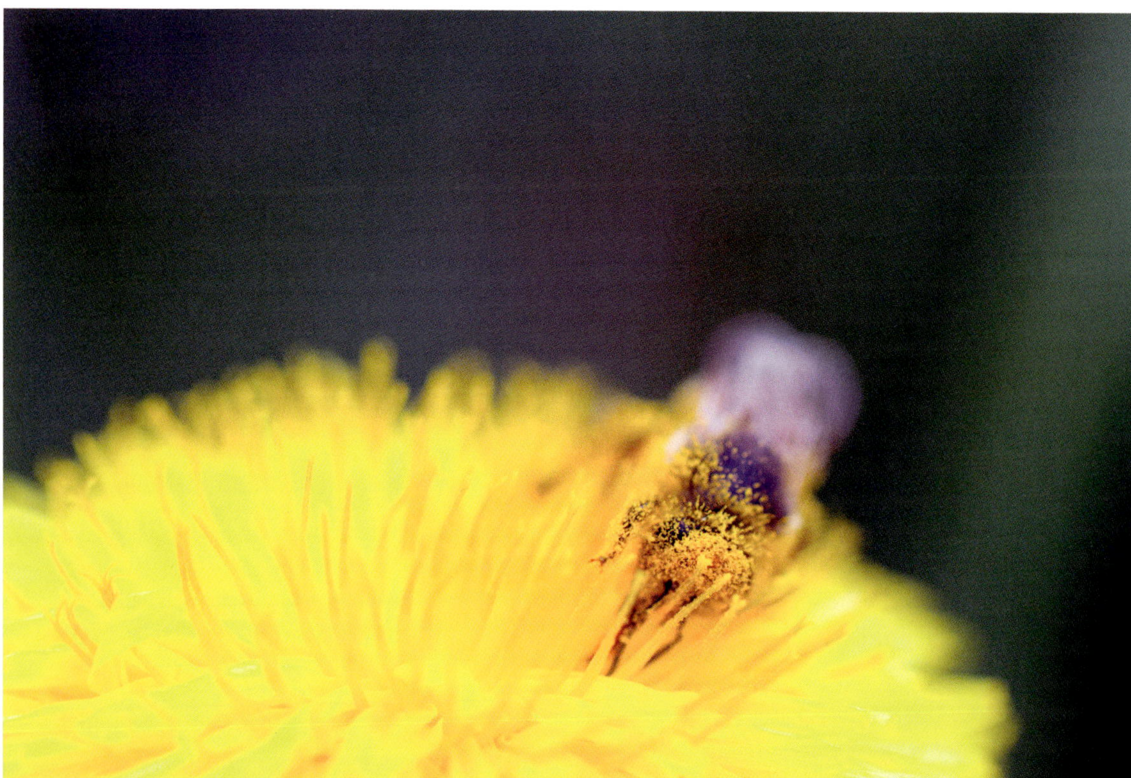

Gemmotherapie und andere Naturheilverfahren

Die moderne Gemmotherapie gehört zu den natürlichen, ganzheitlichen Therapien. Natürlich, weil sie aus der Natur kommt und nur aus natürlichen Elementen besteht. **Ganzheitlich**, weil sie Teil eines weltweiten Ansatzes für die Gesundheit ist. Gemmotherapie-Mazerate tragen zur Erhaltung oder Wiederherstellung der Gesundheit bei, parallel zu anderen Praktiken wie Ernährung, körperlicher Bewegung, Meditation, Balneotherapie, Psychotherapie, Energiebehandlungen usw.

Jede der pflanzlichen Therapien hat ihre eigenen Qualitäten und Eigenheiten, die manchmal zu Verwirrung führen. Versuchen wir, den Stellenwert der Gemmotherapie zu definieren, indem wir sie mit der Phytotherapie, Homöopathie und Aromatherapie vergleichen.

Gemmotherapie und moderne Phytotherapie

Die Gemmotherapie verwendet Pflanzenmazerate und kann daher mit der Phytotherapie verglichen werden. Allerdings gibt es einige Unterschiede.

Phytotherapie

Die Phytotherapie ist eine moderne Wissenschaft, die aus der volksheilkundlichen Tradition der Heilpflanzen hervorgegangen ist. Diese werden seit jeher zur körperlichen und magischen Heilung eingesetzt. Die moderne Welt hat allerdings ihre Verwendung verändert.

CHEMIE

Die Kräutermedizin basiert hauptsächlich auf Laborarbeiten von Chemikern. Chemiker sezieren Pflanzen bis auf die molekulare Ebene, um verschiedene Moleküle zu isolieren.

Diese Moleküle werden dann analysiert und getestet (hauptsächlich an Tieren), um ihre Wirkungsweise zu bestimmen - ein Molekül wirkt auf die Leber, ein anderes auf die Bauchspeicheldrüse usw. Dann werden sie manchmal reproduziert und genau dosiert, um in Form von Medikamenten verschrieben zu werden. In diesem Zusammenhang werden Moleküle, die inaktiv oder für ihre therapeutischen Vorzüge uninteressant erscheinen, unbeachtet gelassen.

Die Phytotherapie umfasst daher ein weltweites Spektrum von Pflanzen, die auf ein bestimmtes Organ oder eine bestimmte körperliche Funktion wirken.

PFLANZEN

Die in der Phytotherapie verwendeten Pflanzen stammen häufig aus volkstümlichen Traditionen und wurden von Experten aufgegriffen, die durch Analysen und Experimente Folgendes definiert haben:

- Nützliche Dosierungen (Posologie)
- Toxische Dosen
- Nebenwirkungen
- Kontraindikationen
- Zielorgane

Im Allgemeinen handelt es sich um fertige, d. h. voll ausgebildete Pflanzenteile: Blüten, Früchte, Blätter, Rinden, Wurzeln.

Wir finden sie auf dem Markt in verschiedenen Formen: frische oder getrocknete Pflanzen für Kräutertees oder Abkochungen, Mazerate in Öl (Salben, Balsame) oder in Alkohol (Urtinkturen).

Heilpflanzen werden oft mit Wildpflanzen oder aromatischen Gartenpflanzen in Verbindung gebracht. Obst und Gemüse werden von bestimmten therapeutischen Strömungen auch als Heilmittel angesehen.

MAGIE

Bei der Untersuchung von Pflanzen aus der Sicht der analytischen Wissenschaft wird ein ganzer Bereich der Verwendung von Heilpflanzen vergessen: die Magie.

Unsere westliche Kultur hat den Pflanzen Tugenden zugeschrieben, die über das Gewöhnliche hinausgehen: das Außergewöhnliche. Zuallererst waren bestimmte Versammlungsorte dafür bekannt, dass sie von wohltätigen Geistern bewohnt wurden. Der Sammler verband sich mit den Geistern des Ortes oder den Geistern der Pflanzen, um zu sammeln, was er brauchte. Dann boten die

Pflanzen selbst geheimnisvolle und wirksame Hilfe, ob man nun eingeweiht war oder nicht. So rieben sich die Bauern von Bearn bei der Heuernte den Rücken an einer Eiche, wenn sie müde waren, was ihnen neue Kraft gab. Heiler behandelten (und behandeln immer noch) Gürtelrose, indem sie über Büschel von Gundelrebe sprangen.

Ob Sie es glauben oder nicht, ich habe viele Zeugnisse über wundersame Heilungen mit Hilfe von Pflanzen dank ihrer geheimnisvollen Tugenden erhalten.

ÜBERTRAGUNG

Die moderne Phytotherapie hat durch Etikettierung, Klassifizierung und Katalogisierung das therapeutische Feld der Pflanzen eingeschränkt und die Lern- und Übertragungsprozesse unterbrochen. Bücher zu diesem Thema und zahlreiche thematische Kurse über Heilpflanzen haben den Reichtum der direkten Überlieferung untergraben.

Ich persönlich wurde von Ältesten, Männern und Frauen mit Pflanzenkenntnissen ausgebildet, deren Wissen bis in die Antike zurückreicht. Oft haben sie mir gesagt, dass sie nicht die Möglichkeit hatten, ihr Wissen an andere weiterzugeben. Nach zwanzig Jahren in der Pflanzenwelt habe ich keinen anderen Menschen getroffen, der durch direkte Übertragung gelernt hat. Es muss einige geben, aber wir sind wenige.

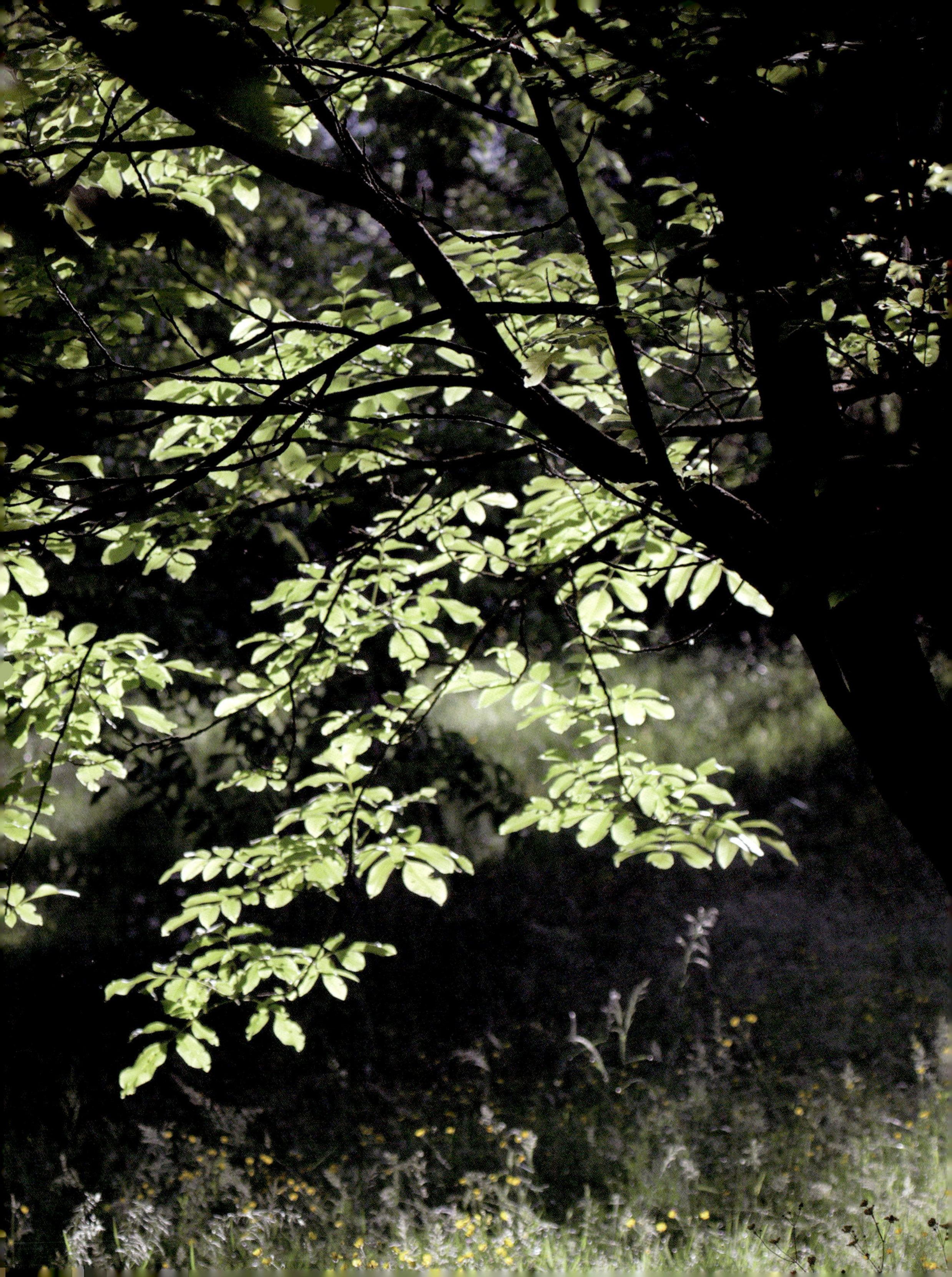

Gemmotherapie

Sie beruht auf Ergebnissen, Beobachtungen und Überlieferung und nicht auf molekularen Analysen. Auch wenn sie manchmal von medizinischem Wissen inspiriert ist, schlägt die Gemmotherapie Regeln vor, **die auf Beobachtung beruhen**.

Rosmarin zum Beispiel ist seit Langem für seine leberregenerierenden Eigenschaften bekannt. Ohne auf das *Wie* oder *Warum* einzugehen, haben Experimente mit Rosmarinknospen dieses Wissen bestätigt.

Die moderne Gemmotherapie konzentriert sich auf Mazerate von Knospen und jungen Trieben von Bäumen, Sträuchern und Lianen, die verholzen. Im Gegensatz zum Einsatz in der Phytotherapie befinden sich die verwendeten Teile noch in der Wachstumsphase. Sie sind noch nicht fertig. Sie enthalten dynamische Informationen. Dies spiegelt sich im Mazerat wider und ist auch der Grund, warum die Gemmotherapie *regenerierend* genannt wird, denn **diese Dynamik der Geweberegeneration ist spezifisch für Knospen und junge Triebe**.

Im Fall von Rosmarin haben Studien beispielsweise eine dynamische Wirkung gezeigt, die zwei bis drei Mal schneller eine verstopfte Leber entleeren und das Organ regenerieren kann.

Darüber hinaus **vereinen die Knospen die Eigenschaften der vollkommen gesunden Organe des Menschen**. Wenn beispielsweise die Frucht des Heidelbeerstrauchs auf Durchfall oder Verstopfung wirkt, wirkt die Heidelbeerknospe als Regulator und behandelt sowohl Durchfall als auch Verstopfung, um das Gleichgewicht im Darm wiederherzustellen.

Die Verwendung der Knospen ermöglicht es auch, die Eigenschaften der Pflanzen zu nutzen, gleichzeitig die Toxizität zu begrenzen (bestimmte Toxine entwickeln sich in den fertigen Formen, wie in den Beeren des Wacholders) und neue therapeutische Qualitäten zu entwickeln (Wirkung der Erle auf das Gedächtnis). Die Gemmotherapie ist daher sowohl sanft als auch besonders wirksam.

Schließlich hat die Gemmotherapie auch eine geheimnisvolle Seite. Sie wirkt auf körperliche Symptome, auf Emotionen, auf die Vitalität ... Diese positiven Eigenschaften sind noch nicht alle erforscht.

Die Gemmotherapie ist also eine Therapie auf pflanzlicher Basis. Ihre Besonderheiten geben ihr einen eigenständigen Platz, ebenso wie der Phytotherapie, der Aromatherapie, der Homöopathie oder den Blütenessenzen.

Die Besonderheit von Gehölzen besteht darin, dass sie das ganze Jahr über vorhanden sind, wodurch sie leicht zu bestimmen sind und die Gefahr von Verwechslungen begrenzt wird. Das Pflücken mit der Familie ist ohne weiteres möglich und eine positive Verbindung zum Wald kann wiederhergestellt werden.

Was die von den alten Kräuterkundigen empfohlene Gemmotherapie betrifft, bei der sowohl die Knospen von holzigen Pflanzen als auch Präparate auf der Basis von Edelsteinen oder Blütenspitzen verwendet werden, liegt im Moment noch vieles im Dunklen.

Gemmotherapie und Homöopathie

Obwohl die Knospen seit jeher verwendet werden, kam die Gemmotherapie erst in der zweiten Hälfte des 20. Jahrhunderts auf, mehr als hundertfünfzig Jahre nach der Homöopathie von Samuel Hahnemann. Die beiden Therapieformen unterscheiden sich in ihrer Zubereitung und Wirkungsweise.

Die Homöopathie beginnt mit einem Muttermazerat (aus Pflanzen, Tieren, Steinen, Viren usw.), das in großen Dosen verdünnt wird. Die aus diesem Prozess resultierenden Konsequenzen sind hauptsächlich **informativ**. Sie informieren den Körper. Denn in vielen Verdünnungen ist kein Wirkstoff mehr nachweisbar.

Die Wirkungsweise der Homöopathie beruht auf dem **Ähnlichkeitsprinzip**: Wenn ein gesunder Mensch ein homöopathisches Mittel einnimmt, löst es bestimmte Symptome aus. Die gleichen Symptome, die bei einer kranken Person beobachtet werden, weisen auf das entsprechende Mittel hin. Mit anderen Worten: Ein gesunder Mensch, der ein *Nux-vomica*-Präparat einnimmt, wird Anzeichen von Übelkeit verspüren (Hitze, Brechreiz, Schwindel ...). Wer also eine Übelkeitsphase hat, nimmt *Nux vomica*, um die Symptome verschwinden zu lassen.

Seltsamerweise werden Bäume in der Homöopathie kaum verwendet.

Doch im Wesentlichen nähern sich die Homöopathie und die Gemmotherapie durch bestimmte Prinzipien an.

Ganzheitlicher Ansatz

Die Homöopathie konzentriert sich mehr auf einen allgemeinen Zustand als auf ein bestimmtes Symptom. Denn das Symptom ist nur ein Ausdruck der Krankheit zu einem bestimmten Zeitpunkt. Die Symptome können variieren. Es geht also darum, das ganze Umfeld zu behandeln.

Mit ihren regenerierenden Eigenschaften und ihrer tiefgreifenden Wirkung ist die Gemmotherapie der homöopathischen Therapie gleichzusetzen.

Schichten der Verschmutzung

Vor einer dauerhaften Behandlung empfahl Hahnemann die Behandlung der Verunreinigungen, die er *Miasmen* nannte. Diese Verschmutzungsschichten haben verschiedene Ursachen: Lebensstil, Lebensrhythmus, Ernährung, Umweltverschmutzung, psychische Verschmutzung usw. Es geht also darum, sich mit Hilfe der Homöopathie zu reinigen.

Mit ihren ausleitenden Knospen wirkt die Gemmotherapie ebenso auf diese Verunreinigungen, die sich in den Organen festsetzen.

Das Prinzip der chronischen Krankheit

Wenn Hahnemann die verunreinigten oberflächlichen Schichten (Miasmen) beobachtete, beschäftigte er sich hauptsächlich mit den chronischen Formen von Krankheiten. Das heißt, er untersuchte eine Urform, die im Laufe des Lebens des Individuums in verschiedenen Ausprägungen wiederkehrt.

Die Homöopathie und die Gemmotherapie sind hervorragende Therapeutika für chronische Krankheiten. Jede wirkt mit ihren eigenen Besonderheiten auf die Lebenskraft, sie informieren den Körper, ohne ein Symptom zu unterdrücken.

DIE LEBENSKRAFT

Diese Vorstellung, die von den Homöopathen aufgegriffen wurde, gibt es seit der Antike und in verschiedenen Traditionen. Von Krankheit spricht man, wenn die Lebenskraft des Menschen einen Fehler, eine Schwäche aufweist. Anstatt sich auf das Symptom zu konzentrieren, geht es darum, dem Einzelnen zu helfen, Lebenskraft aufzubauen.

DER INFORMATIVE MODUS

Eine chronische Krankheit manifestiert sich, weil der Körper nicht weiß, wie er ein Problem beseitigen soll. Informative Heilmittel sind wie Botschaften an den Körper, die auf eine andere Möglichkeit hinweisen, mit dem Problem umzugehen. Die Informationen ermöglichen es dem Körper, sich von der Krankheit zu befreien, indem er neue Heilungsmuster aufbaut. In der heutigen Zeit, in der Begriffe wie *Quantenphysik*, *Energietherapien* oder *Schwingungstherapien* weithin akzeptiert sind, haben Homöopathie und Gemmotherapie einen Ehrenplatz.

Die große Veränderung seit Hahnemann ist jedoch die Zubereitung der Heilmittel: Im 19. Jahrhundert bereitete der Arzt in engem Kontakt mit den Sammlern seine Heilmittel zu. Der energievolle, informative Aspekt betraf sowohl das Mittel als auch die Art seiner Zubereitung. Wir müssen diesen energiereichen und informativen Aspekt in Frage stellen, wenn Heilmittel maschinell und in Massenproduktion hergestellt und an Orten gelagert werden, die mit Heilmitteln unterschiedlicher Art überfüllt sind.

Die Gemmotherapie ist eine ganzheitliche Betrachtungsweise des Menschen und der Krankheit, die besonders bei chronischen oder wiederkehrenden Erkrankungen wirksam ist. Sie stärkt die Vitalität des Menschen, seine Lebenskraft (und Schwingung). Es handelt sich um eine Methode, die nicht unterdrückend wirkt und dem Einzelnen ein informatives Mittel für seine Gesundheit in die Hand gibt.

DER NICHT-SUPPRESSIVE MODUS

Ein Symptom, das unterdrückt wird, muss keine größeren Folgen haben, aber manchmal schränkt die Beseitigung des Symptoms die *Ausprägung* der Krankheit ein, und es können sich andere Störungen entwickeln, die schwerer sind als die ursprüngliche Krankheit. Die Homöopathie (wie auch die Gemmotherapie) betrachtet Heilung als einen dynamischen Prozess, der begleitet werden muss. Es geht nicht darum, die Symptome punktuell zu unterdrücken, um die Krankheit zum Schweigen zu bringen, sondern es geht darum, sie zum Ausdruck kommen zu lassen, indem man dem Körper hilft, sich nachhaltig von ihr zu befreien.

Dieser kurze Vergleich zwischen der Gemmotherapie und ihrem älteren Bruder, der Homöopathie, ermöglicht es uns, einige wichtige Grundsätze der Gemmotherapie zu unterstreichen.

Gemmotherapie und Aromatherapie

Die Aromatherapie hat in den letzten Jahrzehnten an Popularität gewonnen. Die Qualität der Bücher zu diesem Thema ermöglicht es vielen Menschen, von den Vorteilen der ätherischen Öle als Ergänzung zu einer gesunden Lebensweise und einer gesunden Ernährung zu profitieren.

Die Aromatherapie und die Gemmotherapie ergänzen sich gegenseitig. Dieses Kapitel soll Ihnen helfen, die Unterschiede und die gegenseitige Ergänzung der beiden Heilansätze zu erkennen und das eine oder andere sinnvoll einzusetzen.

Zunächst einmal handelt es sich um zwei sehr unterschiedliche Naturprodukte: In der Aromatherapie werden ätherische Öle aus aromatischen Pflanzen destilliert, in der Gemmotherapie werden die Knospen in einer alkoholischen Mischung mazeriert.

Wann also sollte man sich für die Aromatherapie oder die Gemmotherapie als natürliches Hilfsmittel entscheiden?

Dies variiert je nach:

- der Funktion, die unterstützt werden soll
- dem zu behandelnden Organ
- der Dringlichkeit der Behandlung
- dem Empfänger (Mensch oder Tier)
- Ihrem Wissen über ätherische Öle und deren Gegenanzeigen oder Nebenwirkungen
- der Menge der Pflanzen, die Sie für die Selbstversorgung einsetzen möchten

Unterstützende Funktion

Auch wenn die beiden therapeutischen Wege ein weites Feld von Gesundheitsproblemen, physischer oder psychischer Art, berühren, wirken sie unterschiedlich. Wenn Sie ein virales, entzündliches oder infektiöses Problem haben, sind ätherische Öle in der Tat sehr gute Hilfsmittel, um es zu behandeln. Sie mobilisieren den Körper zur *Bekämpfung* des Schmerzes oder der Aggression.

Das ätherische Öl hat eine elektive Wirkung. Es ist besonders wirksam bei der Linderung von Schmerzen (Entzündungen) und der Mobilisierung der körpereigenen Abwehrkräfte zur Linderung akuter Symptome (Leberkrise, Viren, verschiedene Infektionen). Bei der Gemmotherapie hat das Knospenmazerat eine entwässernde oder regenerierende Wirkung (oder verlangsamt den Abbau).

Bei Arthrose zum Beispiel helfen ätherische Öle, die Schmerzen zu lindern. Sie haben jedoch keine Möglichkeit, das Problem zu lösen. Sie wirken auf den Entzündungsprozess im Gelenk.

Die Gemmotherapie hilft, die Erosion des Gelenks zu begrenzen und manchmal auch, das betroffene Organ zu regenerieren. Bei Arthrose „schützt die Schwarze Johannisbeere den Knorpel, regeneriert ihn aber auch und stellt die Elastizität der Gelenke wieder her. Sie reinigt das gesamte Gelenksystem von angesammelten Giftstoffen ...". (*Ärzte Tétau und Scimeca*).

Auch wenn ätherische Öle ein breites Wirkungsspektrum haben, ist dieses bei der Verwendung in der Familie eingeschränkt, da viele ätherische Öle spezifische Kenntnisse über ihre Dosierung und ihre Verwendung erfordern.

Das zu behandelnde Organ

Ätherische Öle sprechen verschiedene Organe an, aber für einige Probleme scheinen sie weniger geeignet zu sein als die Gemmotherapie oder andere natürliche Behandlungen. In der Tat wirken Aromatherapie und Gemmotherapie bis auf wenige Ausnahmen nicht auf dieselben Organe und auf dieselbe Art und Weise.

Die Gemmotherapie wirkt auf die strukturellen (Knochen, Zähne), rhythmischen (Herz, Lunge, Blut, Lymphe), organischen (Verdauung, Hormonhaushalt, Urogenitaltrakt, HNO) und psychischen Teile und Funktionen des Körpers.

Ätherische Öle wirken in ihrer derzeitigen Anwendung vor allem schmerzlindernd (Verbrennungen, Entzündungen, Verstauchungen, Brüche) und energetisierend auf den Organismus, der *dagegen* vorgehen muss (antibiotisch, fermentationshemmend, antiviral, krampflösend, entzündungshemmend, antiemetisch usw.).

Natürlich wirken einige ätherische Öle auch unterstützend auf die Organe. Bereiche in der Nähe der Schleimhäute sind bei der Behandlung mit Aromatherapie empfindlich und erfordern echte Kenntnisse, um Verbrennungen zu vermeiden.

Wenn Sie an einem Gelenkproblem leiden, können Sie die Wirkungen dieser beiden therapeutischen Methoden kombinieren, z. B. ätherische Öle zur Schmerzlinderung und Knospenmazerate zur Wiederherstellung des Gewebes (oder zur Begrenzung der Degeneration); all dies parallel zu einer Anpassung Ihrer Lebensweise.

Auf psychologischer Ebene wirken ätherische Öle vor allem durch ihren Duft. Sie helfen dabei, Prüfungen zu überwinden und Schutzmaßnahmen zu verstärken, neue Lösungen zu finden und zur Ruhe zu kommen.

Der Einfluss von Knospenmazeraten auf die Psyche ist kaum bekannt und wenig erforscht, mit Ausnahme einiger seltener Mazerate wie Feige oder Limette.

Die Dringlichkeit der Behandlung

Die Aromatherapie bietet Heilmittel, die so wirksam sind, dass wir oft den Eindruck haben, dass sie sofort helfen.

Sie haben eine schmerzhafte Periode? Eine Massage des Unterleibs mit ätherischem Basilikumöl kann Ihnen in wenigen Sekunden Linderung verschaffen. Sie haben Zahnschmerzen? Eine Spur von ätherischem Olibanumöl und Sie fühlen sich betäubt. Und das ohne jegliche Nebenwirkungen! Das ist ganz außergewöhnlich! Auch hier kommt es darauf an, die Dosierungen und Gegenanzeigen jedes verwendeten ätherischen Öls zu kennen.

Ätherische Öle sind in jeder natürlichen Familien-Notfall-Apotheke unverzichtbar.

Bei Notfällen tritt die Gemmotherapie in den Hintergrund. Die Wirkung ist nicht unmittelbar. Sie erfolgt im Laufe der Zeit, um Wiederholungen zu vermeiden.

Nach einer üppigen Mahlzeit, bei der die Butter auf dem Fisch wirklich gut war, hat man zum Beispiel das Gefühl, dass sie den Magen überlastet hat. Außerdem belastet sie Ihre Leber und der Schokoladekuchen hat auch nicht geholfen. Wenige Tropfen ätherisches Basilikumöl, innerlich oder in einer Unterleibsmassage, lindern sehr schnell das Schweregefühl und die beginnende Leberkrise. Aber Ihre Leber ist immer noch empfindlich und durch all die Lebensmittel und Medikamente des Alltags, die sie verschmutzen, verstopft. Daher wird ein bis zwei Mal im Jahr eine Entwässerungskur empfohlen. Diese Heilung kann mit Hilfe der Gemmotherapie (und einer angepassten Ernährung) erfolgen. In der Tat ist es ebenso dringend, die Leber nach einer schweren Mahlzeit zu behandeln, wie auf das Signal zu hören, das sie Ihnen sendet.

Der Empfänger (Mensch oder Tier)

Was den Menschen anbelangt, so kann man anhand der verschiedenen Probleme und Symptome die Verwendung von ätherischen Ölen oder Knospenmazeraten auswählen. Häufig werden aber auch Naturheilmittel zur Behandlung eines Tieres eingesetzt.

Ätherische Öle hinterlassen einen starken Geruch. Der Geruchssinn ist bei Tieren besonders gut entwickelt. Düfte haben Einfluss auf die Identität des Tieres und werden zur Kommunikation genutzt. Das Gleiche gilt für die von Menschen verwendeten Duftstoffe. Wenn Sie ein Naturheilmittel für ein Tier verwenden wollen, können die Düfte ätherischer Öle besonders störend sein. Die Verwendung von ätherischen Ölen bei einem Tier steht oft im Zusammenhang mit einem Notfall (Verbrennungen, Hautprobleme, Muskelprobleme usw.) oder als Schutz vor Insekten im Sommer (Fliegen, Bremsen usw.). Es handelt sich um eine kurzfristige Nutzung, die hauptsächlich extern erfolgt. Bei inneren Beschwerden werden im Allgemeinen bevorzugt Mittel der Phytotherapie (Kauen von Pflanzen, Aufgüsse, Abkochungen) eingesetzt.

Die Gemmotherapie ist eine souveräne Behandlungsmethode für Tiere, genau wie die Phytotherapie.

Klinische Versuche an Tieren deuten auf eine offenbar breitere Anwendung der **Gemmotherapie** hin, mit länger anhaltenden Wirkungen. Knospenmazerate werden bei Erkrankungen eingesetzt, die eine mittel- bis langfristige Behandlung erfordern (einige Tage bis einige Monate). Bei innerer Anwendung unterstützen sie den tierischen und menschlichen Organismus: Entwässerung, Regeneration und erhöhte Vitalität. Der im Mazerat enthaltene Alkohol kann in warmem Wasser verdünnt werden und die Verdunstung trägt dazu bei, seine Auswirkungen auf das Tier zu begrenzen.

Klinische Studien und zahlreiche Erfahrungsberichte sind noch nötig für das weite Feld des tierärztlichen Einsatzes der Gemmotherapie.

Ihr Wissen über ätherische Öle und ihre Kontraindikationen oder Nebenwirkungen

Ätherische Öle wirken innerlich, äußerlich (rein oder verdünnt) und über den Geruchssinn. Auch wenn es sich um natürliche Heilmittel handelt, sind sie potenziell gefährlich. Ich habe Menschen gesehen, deren Nieren durch ätherische Öle zur Behandlung von Borreliose geschädigt wurden, Menschen, die krank wurden, während ihr Gastgeber ätherische Öle verteilte, um eine olfaktorische Atmosphäre zu schaffen, ein Kind, das leichte Verbrennungen am Hals erlitt, weil seine Eltern ein paar Tropfen ätherisches Thymianöl auf einen Schal gegeben hatten, usw.

Ätherische Öle sind starke Heilmittel!

Auch wenn einige von ihnen im Allgemeinen gut vertragen werden, gibt es viele, deren Nebenwirkungen zum Zeitpunkt der Einnahme nicht sichtbar sind oder deren Kontraindikationen gesundheitliche Probleme verursachen können. Einige ätherische Öle enthalten je nach Dosierung oder Dauer der Behandlung oder einfach je nach der persönlichen Empfindlichkeit toxische Bestandteile.

Daher ist es wichtig, über diese Nebenwirkungen und Kontraindikationen besonders gut informiert zu sein und vor allem über gute Referenzen (Bücher oder Schulungen) zu verfügen.

Ich wende die Gemmotherapie nun schon seit zehn Jahren an, berate und informiere mich darüber, und ich habe noch keine Probleme mit diesen Mitteln gehabt. In den neuesten Studien werden nur wenige Nebenwirkungen oder Gegenanzeigen genannt (und ein paar Vorsichtsregeln des gesunden Menschenverstands).

Angesichts der Popularisierung der Aromatherapie als natürliches Familienheilmittel ist zu bedenken, dass ein auftretendes Symptom oft auf ein tiefer liegendes Problem hinweist. Jede Behandlung sollte von einer Konsultation eines Arztes begleitet werden.

Die Gemmotherapie ist keine Ausnahme von diesem Grundsatz.

Wenn Sie ein Schilddrüsenproblem haben, das zu Übergewicht führt, ist es wichtig, die richtige Diagnose zu stellen und zu behandeln, bevor das Übergewicht behandelt wird. Es gibt jedoch natürliche Heilmittel, die bei diesem Problem helfen können.

Ätherische Öle werden in der ganzen Welt verkauft. Die Verlockung einer großen Gewinnspanne hat dazu geführt, dass einige Öle mit Lösungsmitteln verdünnt werden. Es ist daher wichtig, ein ätherisches Öl aus kontrolliert biologischem Anbau, rein und natürlich zu wählen. Dazu ist der Name der Pflanze nicht ausreichend. Öle, die bestimmte chemische Eigenschaften nicht aufweisen, sind abzulehnen. Je nach seinem chemischen Charakter ist ein ätherisches Thymianöl also eher sanft oder eher aggressiv für den Körper.

Bei der Gemmotherapie führt die Verlockung des Profits auch dazu, dass bestimmte Produkte von bestimmten unehrlichen Anbietern verwässert werden. Es ist wichtig, seinen Lieferanten zu kennen, um ihm vertrauen zu können. Andererseits ist es nicht notwendig, den vorherrschenden chemischen Aufbau zu kennen, denn im Gegensatz zur Aromatherapie gibt es keine Gegenanzeigen oder Nebenwirkungen, die mit einer bestimmten chemischen Zusammensetzung verbunden sind.

Sie können die Gemmotherapie leicht anwenden und mit anderen teilen.

Die Menge an Kräutern, die Sie für Ihre Pflege verwenden sollten

Man benötigt etwa 1 Tonne Thymian, um 20 cl ätherisches Öl zu gewinnen.

In der Aromatherapie und Aromachologie (Einfluss von Düften auf Emotionen) werden hochkonzentrierte Produkte verwendet. Die Menge der Pflanzen, die für ein paar Tropfen des Endprodukts benötigt wird, ist nicht mit der von Knospenmazeraten vergleichbar. Die Auswirkungen auf die Natur sind bei den beiden Zubereitungsmethoden unterschiedlich. Aromapflanzen sind in der Regel von geringer Größe. Der zunehmende Verbrauch von ätherischen Ölen führt zur Erschöpfung einiger lokaler natürlicher Ressourcen. Der bewusste Einsatz von Aromatherapie und Gemmotherapie ermöglicht eine sachgerechte Anwendung und trägt zum Schutz bestimmter Naturräume bei.

In der Gemmotherapie entspricht die Menge der Knospen, die für die Herstellung einer Flasche benötigt wird, der Menge, die man in einer Hand halten kann. So steht beispielsweise die Menge an Material, die benötigt wird, um ein paar Tropfen ätherisches Tannenöl zu gewinnen, in keinem Verhältnis zu einem Mazerat aus jungen Trieben. Ganz zu schweigen von der Tatsache, dass man ätherische Öle nicht selbst herstellen kann, während man alle anderen Mittel aus der Pflanzenwelt (getrocknete Pflanzen für Aufgüsse, Mazerationsöle für Balsame und Massagen, Heilweine, Blütenelixiere, Knospenmazerate usw.) problemlos selbst zubereiten kann.

Es ist daher wichtig, das eine oder andere Präparat unserer Palette der natürlichen Pflege ergänzend zu verwenden.

Zusammenfassung

Im Grunde sind ätherische Öle natürliche Heilmittel mit ***Bulldozer*-Effekt.**
Ein solches Mittel ist:

- lokalisiert, wirkt auf ein bestimmtes Ziel
- sehr wirksam
- kurzfristig eingesetzt
- kraftvoll und wirkt mit Nachdruck auf den Organismus

Die Kehrseite dieser Wirksamkeit ist, dass die Aroma-Therapie ein Maximum an Wissen erfordert, um zu Hause angewendet werden zu können. Die Verwendung ätherischer Öle ist nicht ohne Nebenwirkungen und Kontraindikationen möglich, da einige ätherische Öle die Haut oder die inneren Organe reizen. Sie werden daher für örtlich begrenzte oder kurzfristige Maßnahmen eingesetzt.

Ätherische Öle sind wunderbare Notfall- oder Ergänzungsheilmittel. Um jedoch die wenigen Milliliter zu erhalten, die in einer Flasche sind, müssen viele Kilos frischer aromatischer Pflanzen geerntet und destilliert werden.

Knospenmazerate selber machen

Zunächst werden die Knospen von holzigen Pflanzen gesammelt: Bäume, Sträucher und Lianen. Sie befinden sich vom Ende des Frühjahrs bis zum Beginn des nächsten Frühjahrs an den Pflanzen.

Im zeitigen Frühjahr öffnen sich nämlich die Knospen an den Zweigen. Dies ist die Entfaltung der Zweige (junges Holz), der Blätter, der Blü-

Die Aromatherapie wird eingesetzt:

- bei dringenden Problemen oder akuten Erkrankungen
- zur schnellen Schmerzlinderung
- bei inneren oder äußeren Beschwerden
- für kurz- bis mittelfristige Behandlungen (Tage, Wochen)
- mit ätherischen Ölen, deren Vorzüge, Kontraindikationen und Nebenwirkungen Sie kennen
- für das olfaktorische Vergnügen

Die Gemmotherapie wird bevorzugt:

- bei chronischen Erkrankungen
- für mittel- bis langfristige Behandlungen (Wochen, Monate)
- um den Körper zu entwässern
- für die Regeneration von Gewebe oder Organen
- in Verjüngungskuren
- in Kenntnis der Vorzüge und Kontraindikationen
- für die Freude am Geschmack (konzentrierte Mazerate)

Die Herstellung eigener Knospenmazerate ist einfach und erfreulich; sie ist eine Möglichkeit, sich mit dem Wissen der Vergangenheit zu verbinden.

ten, später der Früchte ... und der neuen Knospen. Diese Wachstumskräfte wirken das ganze Frühjahr hindurch und werden von Licht und Wasser gesteuert. Wasser ist Leben. Im Sommer sind die Kräfte der Transformation, Licht und Wärme, am Werk. Verwandlung erhält das Leben: Holz und Knospen härten ab, um der Winterkälte zu widerstehen, aus Blüten werden Früchte. Dann, im Herbst, fallen die Blätter. Die Kräfte der Erde sind am Werk. Blätter und Früchte fallen, die Erde ist mit dieser schützenden und nährenden Masse bedeckt. Pilze tauchen aus der Erde auf und erinnern uns daran, dass der Herbst die Zeit der Erde ist. Am Waldrand ernten die Bauern und Gärtner die letzten Früchte und bereiten das Land vor. Dann kommt der Winter. Es ist die Zeit der Luft. Kühl, manchmal sehr kalt, zieht sie durch Wälder und Felder. Jedes Lebewesen schützt sich vor seinem Biss: Regenwürmer graben sich tiefer in den Boden ein, Vögel ziehen in wärmere Länder, Ameisen und Bienen halten Winterschlaf und auf dem Land rauchen die Schornsteine.

Wann soll man Knospen pflücken?

Die Ernte erfolgt im Frühjahr, wenn sich die Knospen öffnen. Es ist das Leben, das sich manifestiert. Die Natur kehrt zum Leben zurück. Insekten fliegen im Frühlingslicht, Ameisen werden mit den ersten Sonnenstrahlen aktiv und Schlangen erwachen aus ihrer Winterlethargie.

Nicht alle Bäume öffnen ihre Knospen zur gleichen Zeit. Es gibt eine Art Welle der Knospenöffnung, die von den wärmsten zu den kältesten Gebieten verläuft. In Frankreich öffnen sich die ersten Knospen in der mediterranen Zone, dann in der suprамediterranen und ozeanischen Zone und schließlich in der kontinentalen und gebirgigen Klimazone. Wenn Sie ihrer Öffnung folgen wollen, werden Sie eine *Knospenwanderung* vom Rand der großen Gewässer, des Ozeans oder des Mittelmeers, ins Landesinnere zu den aufragenden Gipfeln unternehmen. Was für ein Wunder, so eine Frühjahrswanderung zu machen! Jedes Jahr aufs Neue bin ich am Ende des Winters überrascht, wie lebendig die Landschaften werden und wie sie sich verändern.

In Japan, wo wir kulturell gesehen eine spirituelle und heilige Beziehung zur Natur haben, ist es Tradition, den Frühling zu begleiten. Ganze Familien verlassen die Städte und machen Picknicks unter den Kirschbäumen, die ihre Blütenknospen öffnen. Diese Ausflüge führen vom Süden in den Norden des Archipels, je nachdem, wie der Frühling voranschreitet. Im Herbst kehrt sich die Bewegung um und es wird von Norden nach Süden unter den Ahornbäumen gepicknickt, die sich verfärben und ihre Blätter verlieren.

Das Pflücken im Frühling ist auch ein Gespräch mit dem Wasserelement. Am Meer oder einem See zu beginnen bedeutet, die weiten Horizonte zu beobachten, wo der Himmel mit der Erde in diesem Wasser des Lebens verschmilzt. Wir alle sind Träger von Wasser. Der größte Teil unseres Körpers besteht aus ihm. So wird es fast magisch, dieses Wasser zu beobachten, das um uns herum in all seinen Formen und Farben sprießt: Blätter mit unterschiedlichen Konturen, Grüntöne mit unendlichen Schattierungen.

Im Allgemeinen öffnen sich die Knospen der *zerbrechlichsten* Pflanzen, der Schlingpflanzen und Sträucher, zuerst (Schwarze Johannisbeere, Haselnuss, Schneeball usw.). Dann kommen die leichtesten Bäume mit weichem Holz und begrenzter Lebensdauer (Birke, Weide usw.). Die härtesten Bäume mit robustem Holz öffnen sich zuletzt (Eiche, Buche usw.).

Knospen oder junge Triebe?

Es ist am besten, die Knospen zu pflücken, wenn sie sich öffnen. Mit etwas Übung werden Sie spüren, welches Stadium für die jeweilige Pflanze geeignet ist.

Beim Feigenbaum lasse ich in der Regel das erste Blatt erscheinen, das noch zartgrün ist. Es ist ganz einfach, wenn dieses erste Blatt die Öffnung der Knospe markiert. Bei den Walnüssen warte ich etwas länger. Wenn sich die Knospe öffnet, sieht sie aus wie eine Elfe auf dem Zweig. Die ungeöffneten Blätter bilden den Körper und den Kopf, während sich die ersten beiden Blätter wie einladende Arme öffnen.

Die Knospen des Feldahorns und der Linde werden länger. Ihre dunklen Winterschuppen werden zu weichen, länglichen Schuppen in Pastellfarben. Sie sehen aus wie Flügel, die sich in den zarten Blättern in der Luft ausbreiten. Diese Flügel kündigen nicht den Flug, sondern den Einsatz an.

Gepflückt wird daher in der Regel, wenn sich die geschwollene Knospe öffnet und die ersten zarten Organe, Blätter oder Blüten, erscheinen. Am besten hört man auf zu pflücken, sobald das erste Blatt *vollständig* zu sein scheint. Denn es sind die Wachstumskräfte dieser Organe *im Werden*, die den Gemmotherapie-Mazeraten ihre regenerierenden Eigenschaften verleihen.

Warum junge Triebe pflücken?

Einige Knospen verlängern sich und entfalten sich sehr schnell, wenn sie sich öffnen.

Das ist zum Beispiel bei der Tanne der Fall: Die Knospe verlängert sich; eine durchsichtige Membran umhüllt den jungen Trieb. Sie sieht aus wie die Hülle, die ein Eidechsenbaby oder ein anderes Säugetier umgibt. Sobald die Membran gerissen ist, öffnet sich der Spross. Dieser zarte grüne Trieb wird geerntet.

Beim Wacholder sind die Blätter stachelige Nadeln. Der junge Trieb hat keine starren Nadeln, man kann ihn pflücken, ohne die Fingerspitzen zu sehr zu verletzen.

Manche Knospen sind so klein, dass das Pflücken, wenn sie sich öffnen, sehr langwierig und mühsam wird. Da die gemmotherapeutischen Eigenschaften in der sich öffnenden Knospe und dem jungen Trieb vorhanden sind, ist es einfacher, Letzteren zu pflücken. Dies ist beispielsweise bei Hagebutten und Brombeeren der Fall.

Zubereitung des Mazerats

Die Gemmotherapie nutzt die Heilkräfte der Bäume über ihre Knospen und jungen Triebe. Diese Arbeit mit Bäumen ermöglicht eine Erneuerung der natürlichen Familienapotheken. Es ist in der Tat einfach, die wichtigsten Bäume zu erkennen und diese Mazerate zuzubereiten.

Im Gegensatz zur Aromatherapie, die eine große Menge an Pflanzen und ein Destilliergerät zur Extraktion der ätherischen Öle erfordert, benötigt die Gemmotherapie nur wenige Pflanzen und keine speziellen Geräte.

Im Gegensatz zur Phytotherapie, die gründliche botanische Kenntnisse voraussetzt, um aus der Vielzahl der krautigen Pflanzen die richtige auszuwählen, handelt es sich bei der Gemmotherapie um Bäume, die leichter zu identifizieren und viel weniger komplex zu bestimmen sind. In der Tat gibt es viel weniger Baumarten als krautige Pflanzen. Außerdem sind die Bäume das ganze Jahr über vorhanden und können daher zu verschiedenen Zeiten ihres Wachstums bestimmt werden.

Krautige Pflanzen lassen sich hauptsächlich an ihren Blüten erkennen. Bei Bäumen ist es einfacher. Es gibt eine Vielzahl von Hinweisen, die die Identifizierung erleichtern. Natürlich gibt es während eines Teils des Jahres auch Blüten und Blätter. Aber auch im Winter ist es sehr einfach, sie zu erkennen, dank der Anordnung der Zweige, der Früchte am Boden (Eicheln, Kastanien usw.), der Farbe der Knospen usw.

Als ich als Förster für das Office national des forêts (ONF) tätig war, habe ich ein kleines Spiel zur Erkennung von Bäumen entwickelt, einen *vereinfachten Bestimmungsschlüssel*.

Wenn du zum Beispiel anhand einer Reihe von Kriterien festgestellt hast, dass der Baum vor dir ein Ahorn ist, setzt du das Beobachtungsspiel fort. Um zu wissen, um welchen Ahorn es sich handelt, hat man Blätter am Baum oder auf dem Boden. Ansonsten gibt es den Farbcode der Knospen: grün für den Bergahorn, rot für den Spitzahorn, braun für den Feldahorn.

Ich schlug Exkursionen vor, um die Bäume in den Wäldern, in denen ich arbeitete, zu identifizieren. Ich war überrascht, wie viel die Leute mit Hilfe eines erklärenden Dokuments an nur einem Tag gelernt haben. Beim Pflücken ist es wichtig, die Bäume zu erkennen.

Sie können die Gemmotherapie auch in Ihren Garten einladen: Schwarze Johannisbeere - wegen ihrer hervorragenden Eigenschaften, die sie zum wichtigsten Heilmittel der Gemmotherapie machen - aber auch Himbeere, Feige, Linde, Feldahorn, Apfel, Birne ...

Wie viel ist zu pflücken?

Für den persönlichen Gebrauch in der Familie und für die Versorgung von Nachbarn und Freunden, die auf der Durchreise sind, müssen keine großen Mengen gepflückt werden.

Aus einem 250-g-Glas Honig erhalten Sie etwa sieben 15-ml-Fläschchen Mazerat (nach dem Pflücken und Filtern), wobei ein solches Fläschchen für zwei 21-tägige Kuren ausreicht.

Für den Familiengebrauch ist ein kleines Glas ausreichend.

Sammeln, eine uralte Kunst, zugänglich für alle

Das Pflücken ist ein einfacher Akt. **Gemmotherapie, ich wiederhole, ist einfach und für alle zugänglich.**

Das Pflücken ist eine Kunst, die aus den Zeiten der Nomaden stammt. In einer sitzenden Welt ist es sicherlich wohltuend, ja sogar therapeutisch wirksam, sich daran zu erinnern, dass unser Zuhause über die Wände unseres Hauses oder den Gartenzaun hinausgeht.

Das Sammeln ist kein Vorschlag zur Rückkehr zum Nomadentum, sondern ein Weg, unser *nomadisches Herz* zu finden. Es ist dieses *Nomadenherz*, das uns ermutigt, uns um den Planeten zu kümmern, denn er ist unser Lebensraum. Es lädt uns auch dazu ein, Glück, Frieden und Wunder in uns selbst und um uns herum zu erleben und zu entdecken.

Das Sammeln entwickelt verschiedene Qualitäten.

Es sind also die inneren Qualitäten, sie verwandeln die Geste zur Kunst. Sanfte Gesten, Wohlwollen gegenüber den Pflanzen und der Ort sind Qualitäten, die das Sammeln in den Rang der Kunst erheben.

Die Kunst der Beobachtuns

Es geht darum, die Pflanze zu bestimmen, von der wir pflücken wollen, die Bäume auszuwählen, von denen wir nehmen wollen ...

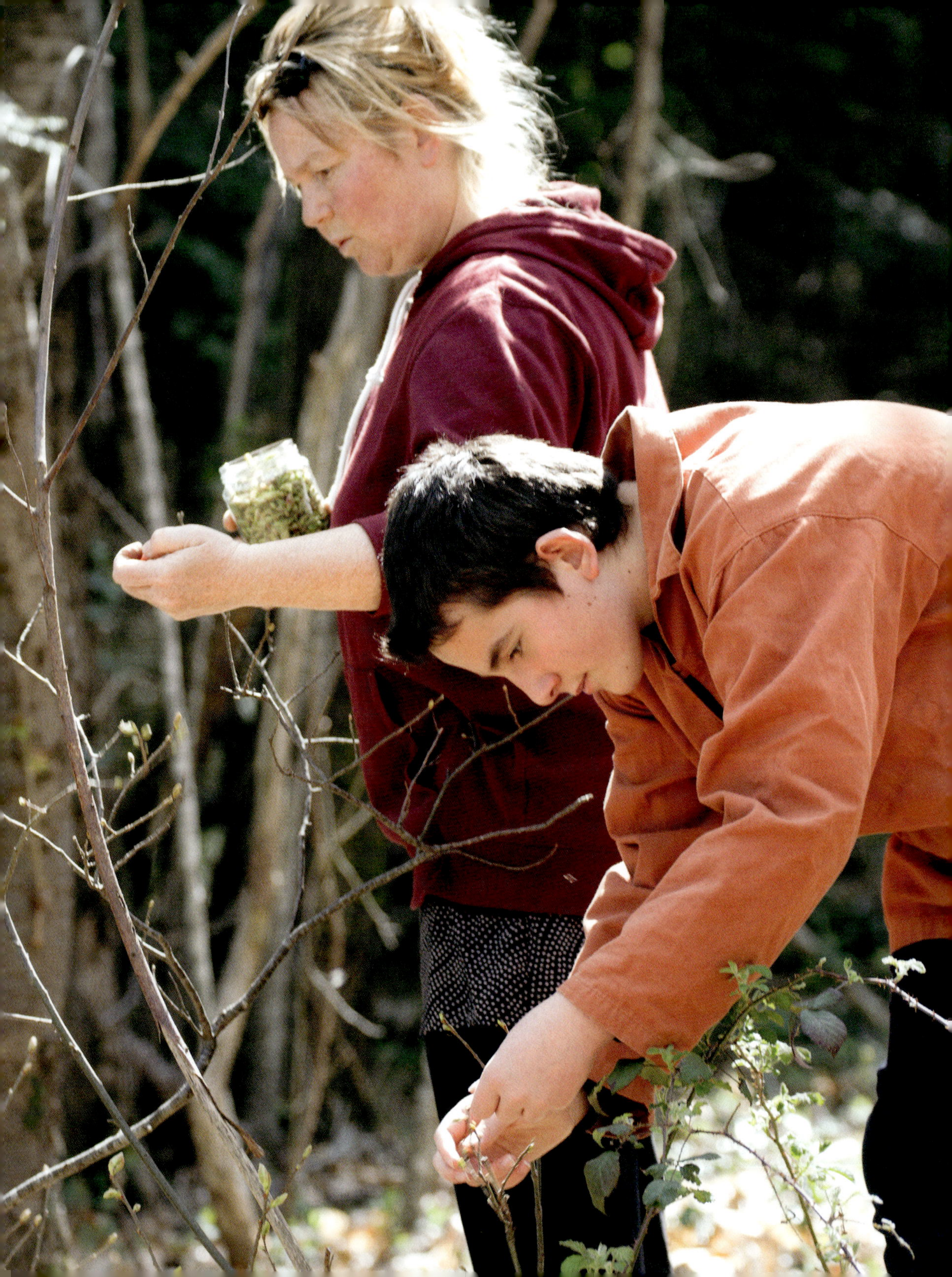

Die Kunst der Beziehung

Vor dem Pflücken bringt der Nomade ein Opfer dar: einen Gedanken, ein Geschenk, eine Speise ...

Ich hörte einmal einen amerikanischen Ureinwohner sagen: „Ich danke dir, mein Baumfreund. Danke, dass du mir etwas gibst, mit dem ich mich um meine Lieben kümmern kann. Ich nehme dieses Geschenk mit Dankbarkeit an. Heute finde ich mich mit einem friedlichen Herzen ein. Möge die gesamte Schöpfung gesegnet sein."

Ein Druidenfreund sagte mir einmal: „Wenn du wählst, erhältst du ein Geschenk. Es gibt einen Teil von dir, der empfängt, und einen Teil von dir, der auch gibt."

Sowohl der Baum als auch der Pflücker geben. Der eine gibt die Knospe, der andere gibt seine Hände, um sie zu empfangen.

Die Kunst des Gleichmuts

Es geht darum, durch Intuition oder Logik abzuschätzen, was der richtige Anteil ist, der gesammelt werden kann, um die Lebewesen zu heilen, so dass der Baum nicht leidet; mit anderen Worten, abzuschätzen, wann das Sammeln ein Geschenk der Bäume bleibt und wann wir eine Pflanze oder einen Ort ausplündern.

Ich erinnere mich an ein Jahr, als wir zu Hause große finanzielle Schwierigkeiten hatten. Sobald die Knospenpflücksaison begann, stürzte ich mich hinein und plünderte in Massen. Aber es dauerte nur einen Tag. Ich fühlte mich von einer Art Gier getrieben und war nicht stolz darauf. Am nächsten Tag habe ich meine Auswahl neu getroffen.

Seltsamerweise bot das Leben in diesem Jahr keine sonstigen finanziellen Sorgen und das Geld kam auf andere Weise herein als durch den Verkauf der wenigen Mazerate.

Überlassen Sie die intensive Ernte den Industriellen! Sie selbst haben etwas Besseres zu tun! Wenn Sie pflücken gehen, nehmen Sie Töpfe in verschiedenen Größen mit. Führen Sie eine erste Bestandsaufnahme durch, um das Vorkommen dieser oder jener Pflanze zu ermitteln. Beurteilen Sie dann, welche dieser

Pflanzen erntereif sind, und schließlich, wie viel geerntet werden soll. Wählen Sie dann den entsprechenden Behälter.

Die Kunst des Schnitzers

Wenn Sie Knospen pflücken, liegt eine ganze Welt in Ihren Händen.

Die Knospen, die Sie pflücken, sind die sichtbaren Knospen, die *Hauptknospen*. Wenn diese gepflückt sind, kann der Baum seine Äste, Blätter und Blüten nicht mehr wie vorgesehen entfalten. Er passt sich daher durch die Verwendung einer *sekundären* Knospe an. Überall am Baum befinden sich unsichtbare, inaktive *sekundäre* Knospen. Im Falle einer Verletzung aktiviert der Baum diese Knospen. So ist es möglich, Stecklinge zu nehmen: Ein Teil eines abgeschnittenen Zweiges aktiviert Sekundärknospen, die sich zu Wurzeln entwickeln.

Potenziell steckt in jeder Knospe das Potenzial des gesamten Baumes.

Die Sekundärknospe hat jedoch nicht die gleiche Kraft wie die Primärknospe. Es handelt sich um eine Reserveknospe. Die Organe, die sich aus der Sekundärknospe entwickeln, sind also im Allgemeinen kleiner: kürzere Äste, kleinere Blätter (nicht immer). Ich habe keinen Einfluss auf die Früchte (Volumen oder Menge) festgestellt.

Wenn Sie also pflücken und die Pflanze sich entscheidet, eine zweite Knospe zu aktivieren, wird der Trieb kürzer, die Blätter darauf zarter sein (das heimische Pendant ist Bonsai).

Die Wegränder sind daher besonders gute Plätze für die Ernte. Durch die Kleinheit der Triebe bleiben sie für den Durchgang erhalten und begrenzen den Eingriff von Maschinen, der manchmal traumatisch für den Ort ist.

Ich habe diesen Kompromiss anhand eines Walnussbaums gelernt. In einem Dorf bekämpfte der Gemeindeangestellte jedes Jahr abwechselnd mit Herbiziden und einem Pflug Brombeeren und andere Wildpflanzen. Auf dem Weg der Maschine stand ein wunderschöner, einzeln stehender Walnussbaum. In diesem Jahr pflückte ich die Knospen, die auf die Straße hinausgingen. Als die Maschine vorbeifuhr, bemerkte ich, dass die Äste des Baumes ausnahmsweise verschont geblieben waren. Der städtische Angestellte hatte die jungen Triebe des Baumes verschont, weil er sie für nicht sehr ausladend hielt.

Ich habe dies an anderen Stellen erneut getestet. Kastanienbäume säumten einen Weg, der zu einer Wiese führte, auf der der Bauer seine Kühe grasen ließ oder Heu mähte. Diese Grenze wurde jährlich von einer Häckselmaschine gepflegt, die an den Traktor des Landwirts angehängt war. Ich habe dort regelmäßig Knospen gepflückt. Dann wuchsen kleine Triebe. Klein genug, dass der Landwirt sie zu tolerieren schien.

Ich kehrte für drei Jahre zu den Walnuss- und Kastanienbäumen zurück. Die Äste wuchsen langsam in Richtung Straße und vermieden dadurch den Eingriff der Maschinen. Im vierten Jahr entschied ich mich für einen Wechsel der Pflückstellen. Vor allem im Frühjahr wurden jetzt die Triebe länger. Die Maschine fuhr vorbei und zermalmte alles, was sich ihr in den Weg stellte: diesjährige Triebe, feine Äste aus den Vorjahren, niedrige Zweige, junge Pflanzen ...

Wenn ich am Straßenrand pflücke, pflücke ich in Hülle und Fülle. Ich erhalte nicht nur dieses Geschenk der Bäume, diese wohltuenden Heilmittel, sondern ich beteilige mich damit auch am Schutz der Räume.

Wege und Feldränder sind die besten Plätze zum Pflücken, weil die Knospen auf Handhöhe sind. Deshalb muss sichergestellt werden, dass das Feld nicht mit Chemikalien behandelt wird.

Bei Pflanzen mit gut entwickeltem Laub, wie z. B. Schwarzen Johannisbeeren und Äpfeln, achte ich beim Pflücken darauf, die Architektur der Pflanze zu respektieren. Außerdem konzentriere ich mich beim Pflücken manchmal auf die Mitte des Zweigs. Der Grund dafür ist, dass die kürzeren jungen Triebe die Belüftung der oberirdischen Pflanzenteile ermöglichen, was die Blattkrankheiten durch eine bessere Verteilung von Luft und Licht begrenzt.

Es ist schwierig, das richtige Ausmaß der Ernte anzugeben, um die Pflanze oder den Standort nicht zu schädigen. Idealerweise sollten Sie, wenn möglich, Ihr Sammeln unauffällig für das äußere Auge gestalten.

Zu Beginn meiner Gemmotherapie-Sammlungen habe ich die Bauern um Erlaubnis gebeten. Wenn ich sie später im Jahr traf, sagten sie jedes Mal zu mir: „Du bist also nicht zum Ernten gekommen? Das Rupfen war so leicht, dass man es kaum merkte."

Wo ich wohne, pflücken wir jedes Jahr. Wenn ich im Sommer darum bitte, mir die Bäume zu zeigen, an denen wir gepflückt haben, kann mir das bis heute niemand sagen.

Manche Pflücker pflücken auch von frisch gefällten Bäumen oder abgeschnittenen Zweigen.

Die Kunst der Sanftheit

In den frühen 2000er Jahren arbeitete ich an der Erforschung ätherischer Öle. Genauer gesagt habe ich mich mit dem Einfluss von Düften auf das Verhalten und den therapeutischen Eigenschaften von ätherischen Ölen und Weihrauch beschäftigt.

Eines Tages pflückte ich mit ein paar Freunden frühmorgens Rosmarin, um ihn von Hand zu destillieren, und wir packten die Ernte in Leinensäcke. Am Vormittag begann die Sonne heiß herunterzubrennen. Wir luden die Säcke auf einen Anhänger und fuhren zur Brennerei. Dort schüttete ich den Inhalt der Säcke aus, während mein Freund sie im Bottich feststampfte. Anschließend wurde durch sanfte Wasserdampfdestillation ein ätherisches Rosmarinöl gewonnen.

Am selben Tag pflückte ein anderes Team in einiger Entfernung von uns ebenfalls Rosmarin. Sie benutzten einen Motormäher, um die gesamte Vegetation zu mähen. Zwei Arbeiter folgten dem Mäher, um den Rosmarin von den anderen Kräutern zu trennen. Dann warfen sie den Rosmarin auf eine LKW-Ladefläche, wo ein anderer Arbeiter ihn feststampfte. Als der Container voll war, fuhren sie etwa zur gleichen Zeit wie wir ab. Auch sie haben Rosmarin destilliert. Das ätherische Öl stammte aus demselben Gebiet, die Pflanzen waren ähnlich. Der untersuchte Rosmarin hatte denselben chemischen Charakter (Chemotyp). Doch trotz dieser Analyse war in der Praxis das eine beruhigend und das andere aufregend. Ich habe es mit hundert Leuten getestet und das Ergebnis war einstimmig.

Die Art und Weise, wie wir pflücken, mehr oder weniger sanft, mehr oder weniger heftig, der Rhythmus des Pflückens, die Bedingungen, unter denen es stattfindet, beeinflussen die Qualität des Endprodukts.

Die Kunst der Aufmerksamkeit

Wenn Sie pflücken, riechen Sie an Ihren Fingern. Der Duft, der von ihnen ausgeht, kann von keiner Flasche eingefangen werden. Der Duft von frisch gepflücktem Obst ist eine Einladung.

Indem Sie Ihre Finger an die Nasenlöcher führen, erreichen Sie das, was Meditierende mit stundenlangem, stillem Sitzen zu erreichen versuchen: Sie sind offen, in der Gegenwart geerdet und an Ort und Stelle, Ihre Gedanken sind nicht von der üblichen Unruhe abgelenkt. Sie befinden sich im *Hier und Jetzt*. Man fühlt sich präsent, in einer Stimmung, die auf die Alchemie zwischen genau diesem Moment, diesem Ort und dieser Handlung zurückzuführen ist, die eine Tür zur Aufmerksamkeit öffnet. Sie ist einzigartig. Nicht dauerhaft. Diesen Zustand beim Pflücken wieder zu erleben bedeutet also, sich selbst Momente der Verwurzelung und Öffnung zu schenken. Dies gilt nur für den Sammler.

Und wenn der Duft in die Nase steigt, ist weitere Alchemie am Werk. Eine Magie. Auf einmal trägt die Luft in deinem Körper den Duft. Dieser Duft ist der Atem des Baumes. Dein Körper, deine Zellen, nehmen diesen Duft auf und öffnen sich für diese Präsenz.

Du kannst dir die Zeit nehmen zu beobachten. Spüre, wie der Duft in deinen Kopf aufsteigt und durch deinen Körper zieht. Auch den umliegenden Wald kann man beobachten. Es ist wie eine Einstimmung. Du bist nicht mehr nur ein Mensch. Du bist ein Mensch mit einem Stückchen Baum.

Ist das ein Hirngespinst? Ich habe den Eindruck, dass auf diese Momente, in denen ich in diese Düfte eintauche, Momente einer größeren Vertrautheit mit dem Ort und seinen Bewohnern folgen. Die Bäume wirken lebendiger, die Vögel kommen näher ...

Wenn Sie einen Garten haben, wissen Sie das wahrscheinlich. Der Duft einer frisch gepflückten Tomate am späten Nachmittag nach einem sonnigen Sommertag vereint alle Akzente des Mittelmeers in sich.

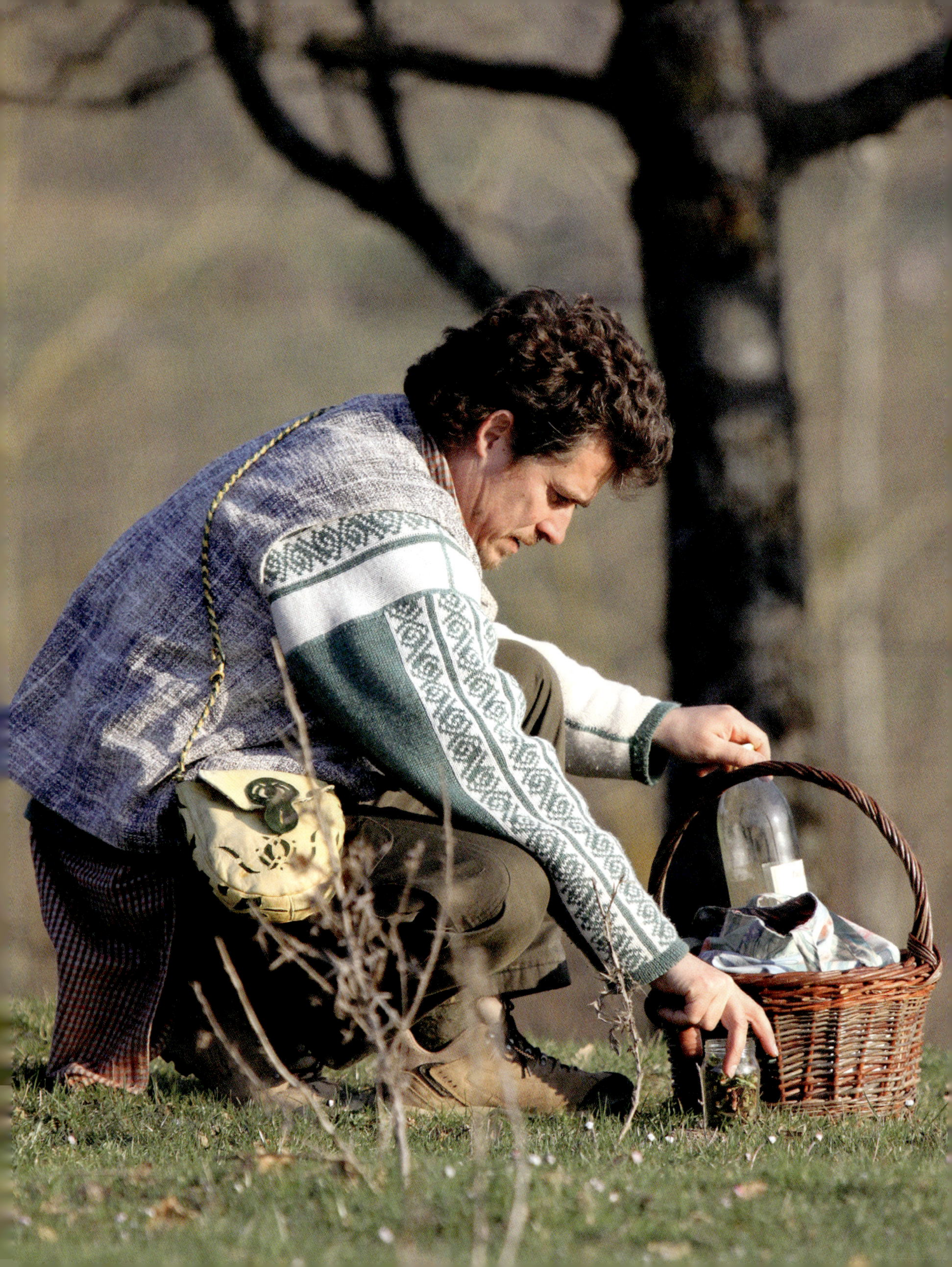

Die Kunst der Absicht

Wählen Sie nicht für sich selbst. Sie sammeln Heilpflanzen, damit Menschen, Tiere oder Pflanzen gesünder werden können.

Wenn Sie sich auf den Weg machen, um zu sammeln, ist ein wenig von dieser Absicht in Ihren Werken zu spüren. Was Sie auswählen, hilft Mensch, Tier oder Pflanze und trägt dazu bei, ein Leiden zu begrenzen. Es mag sein, dass die Natur ihre Schätze aus der gleichen Absicht anbietet: das Leben zu fördern und das Leiden zu begrenzen.

Wenn Sie Heilpflanzen pflücken, tun Sie es nicht *gegen* (gegen ein Symptom), sondern *für*: um mit den Pflanzen Schmerzen und Leiden zu lindern und damit die Welt besser wird.

Pflanzen sammeln nutzt und entwickelt menschliche Eigenschaften wie Großzügigkeit, Selbstlosigkeit und Mitgefühl.

Die Kunst des Webers

Wie ein Künstler, wie ein Dichter zu pflücken bedeutet, die Hand zur Verlängerung des Herzens werden zu lassen. Am bequemsten ist es, wenn Sie das Gefäß auf Höhe des Solarplexus halten. Und unermüdlich wandert die andere Hand zwischen der Pflanze und dem Topf hin und her. Zwischen dem Zweig und Ihrem Herzen. Sie pendeln hin und her und weben das Unsichtbare ein.

Jede Knospe ist eine Verbindung zwischen diesem Baum, Ihrem Herzen und Ihrem Topf. Sie befinden sich im Zentrum eines riesigen unsichtbaren Netzes, das Sie mit den Bäumen verbindet, von denen Sie Knospen brechen. Von den Bäumen geht es durch Sie hindurch. Von Ihnen geht es zu den Menschen, die die Früchte Ihrer Ernte nutzen werden. Eine Weberin zu sein ist keine Kleinigkeit. Sie sind eines der Bindeglieder, die den Nutzer mit dem Heilmittel, mit dem Wald verbinden. Sie tragen in sich eine Reihe von blattartigen Präsenzen, unsichtbaren Verbindungen, Atmosphären, Klimata, Landschaften ...

Deshalb pflücke ich gerne allein, in aller Stille. Ich tauche ein in diese Orte und die Menschen, die dort leben. Ich hoffe, dass meine Art und Weise, die Früchte der wilden Heilpflanzen zu teilen, die Schönheit und Güte der Natur widerspiegelt.

Wie in jeder Kunst ist die Grenze zwischen dem Profanen und dem Sakralen schmal. Es ist ein schmaler Grat. Wenn Sie innehalten und dem Blick des Eichhörnchens begegnen, das Sie beobachtet, ist das profan oder heilig? Was verbirgt sich hinter diesem einzigartigen Blick?

Wie läuft das Sammeln ab?

Man spürt eine Art Impuls, einen Ruf, ein Verlangen, loszuziehen und zu pflücken. Es ist ein bisschen wie der Wunsch, im Frühjahr im Garten zu säen.

- Bereiten Sie also einen Korb oder eine Tasche vor
- Reinigen Sie Gläser verschiedener Größen
- Saubere und, wenn möglich, neue Kapseln
- Einen Permanentmarker oder Etiketten und einen Bleistift
- Mazerationsflüssigkeit
  Die Mazerationsflüssigkeit ist in der Regel eine Mischung aus starkem Alkohol (90 bis 95 Vol.-%), Wasser und Glyzerin. Diese Zusammensetzung wird von der pharmazeutischen Industrie und verschiedenen Laboratorien empfohlen.

Heilpflanzen stammen nicht aus Labors. Sie erzählen eine lange Geschichte von Natur und Mensch. Jede Konservierung sollte mit genau jenen Materialien durchgeführt werden, die in Ihrem Haus, genauer gesagt in Ihrer Küche, vorhanden sind: Zucker, Honig, Öl, Essig, Wein, Salz, Alkohol usw.

Verwenden Sie für die Gemmotherapie einen guten Alkohol mit einem Alkoholgehalt von 40–45 Vol.-%: Brandy oder Cognac. Dann verwenden Sie Agavendicksaft oder flüssigen Honig (Tanne, Akazie ...). Siehe Seite 69.

⅓ Honig + ⅔ Alkohol in einer Flasche mischen.
Da die Mischungen nach Gewicht hergestellt werden, verwenden Sie Ihre Küchenwaage. Zum Beispiel: 200 g Honig + 400 g Alkohol oder 300 g Honig + 600 g Alkohol.

Wenn Sie im Wald wissen, was Sie pflücken wollen, wählen Sie den richtigen Topf und legen Sie den Deckel zur Seite.

Geben Sie etwas Flüssigkeit auf den Boden des Glases und die ersten Knospen baden darin, dann füllen Sie Ihre Ernte bis zum Rand und übergießen Sie mit der Honig-Alkohol-Mischung. Oder Sie füllen das Glas *trocken* bis zum Rand mit Ihren Knospen und schrauben den Deckel auf. Notieren Sie den Namen der Knospe und das Datum mit einem Filzstift oder auf einem Etikett.

Wenn Sie nach Hause kommen, öffnen Sie jedes Glas und füllen es bis zum Rand mit der Honig-Alkohol-Mischung. Der Transport hat die Luftblasen verdrängt, die Knospen haben die Flüssigkeit ein wenig aufgesogen, es ist Zeit, nachzufüllen. Wenn Sie die trockenen Knospen mitgebracht haben, übergießen Sie jetzt erst mit dem Honig-Alkohol. Verschließen Sie dann das Glas und bewahren Sie es bei Zimmertemperatur und vor direktem Licht geschützt auf. Nach 21 Tagen Mazeration (man kann sie problemlos einige Wochen länger drinnen lassen) filtern. Ich filtere durch einen Kaffeefilter. Die Knospen werden ausgedrückt und die Flüssigkeit wird in etikettierte, getönte Glasflaschen mit Tropfer gefüllt.

Sie können solche Flaschen in der Apotheke oder im Internet kaufen. Wenn Sie können, nehmen Sie Tropfenzähler, die an *Alkohol* angepasst sind (der Durchmesser des Lochs, das die Flüssigkeit durchlässt, ist dünner als der, der für ätherische Öle verwendet wird). Wenn Sie sich für eine Pipette entscheiden, wie sie z. B. für Bachblütenessenzen verwendet werden, sollten Sie keine Pipette aus Naturkautschuk wählen. Mit Alkohol zersetzt sich der Naturkautschuk, Ihr Mazerat nimmt den Geruch von Gummi an und wird unbrauchbar. Wählen Sie stattdessen Pipetten aus lebensmittelechtem Kunststoff. Sie können die Flasche dann jahrelang ohne Probleme aufbewahren.

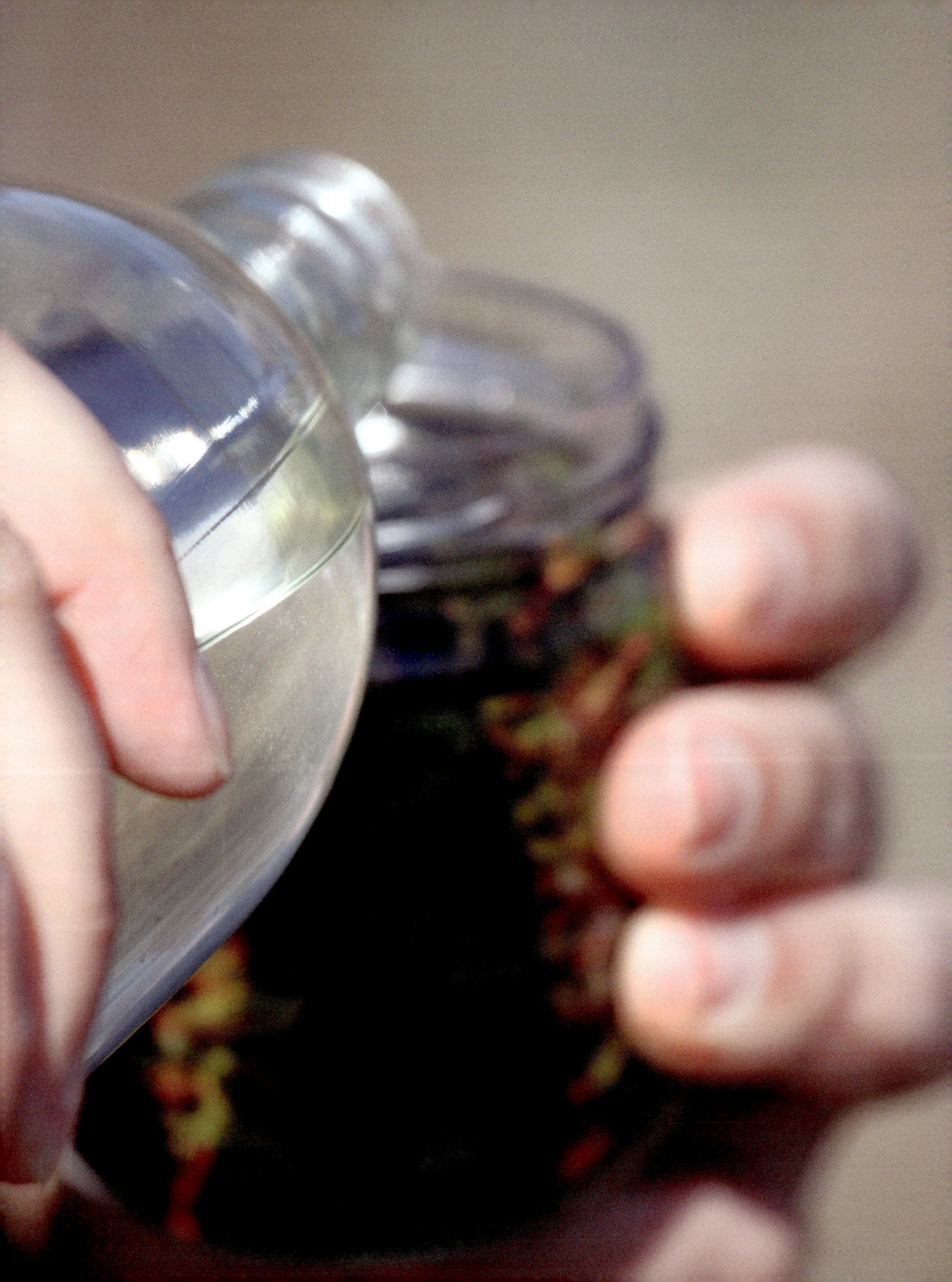

Zusammenfassung

Die in der Gemmotherapie verwendeten Mazerate bestehen aus Knospen oder jungen Trieben, die in einer Flüssigkeit eingeweicht wurden. Häufig findet man Präparate, die aus Alkohol, Wasser, Glyzerin und Knospen (die bei der Filtration entfernt wurden) bestehen. Ich persönlich bevorzuge die folgende Zusammensetzung: **Alkohol, Honig, Knospen**.

Alkohol

In der pharmazeutischen Industrie werden üblicherweise starke Alkohole von 70 bis 90 Vol.-% verwendet, die durch industrielle Verfahren hergestellt werden. Diese Alkohole haben einen konstanten Geschmack, da sie in diesem Stadium fast alle ihre Aromen verloren haben. Da sie *stark* sind, werden sie für die Gemmotherapie mit Wasser verdünnt, um ihren Alkoholgehalt zu senken, und erreichen nach der Mazeration ein Endprodukt von 28–31 Vol.-%. Zum Vergleich: Pharmazeutische Urtinkturen haben einen Gehalt von etwa 65 Vol.-%.

Ich bin nicht für die Verwendung von Industriealkoholen. Ich ziehe es vor, hausgemachte Alkohole zu verwenden. Sie können sie bei Brennereien oder in Fachgeschäften kaufen.

Manche Spirituosen haben einen Geschmack wie Pflaumen- oder Birnenschnaps, der nicht allen Geschmacksknospen zusagt. Der Alkohol, der meiner Meinung nach am besten zu den Knospen passt, um ihre Aromen und Düfte wiederherzustellen, ist Weinalkohol. Ich empfehle daher die Verwendung von biologischem oder biodynamischem Cognac. Statt eines starken Alkohols, den Sie mit Wasser verdünnen, können Sie auch einen 40 %igen Cognac verwenden. Er behält das Wasser der Traube, d. h. die Destillation hat nicht das gesamte Wasser der Frucht entfernt. Sie haben also einen Alkohol, der sofort verwendet werden kann.

Glyzerin/Honig

In den Vorläufern der Gemmotherapie wurden Industriealkohole und Zucker verwendet. Glyzerin ist ein süßes Produkt, ein Süßstoff aus der Kosmetikindustrie.

Wenn man ein Fett mit Soda mischt, erhält man eine Seife. Es ist möglich, einen Teil des Glyzerins aus dieser Seife zu gewinnen. Wenn Sie Glyzerin verwenden, ist es besser, wenn das Fett aus pflanzlichen Ölen und nicht aus tierischen Produkten stammt. Im Handel ist es oft schwierig zu erkennen, ob es sich um pflanzliches oder tierisches Fett handelt. Es ist auch selten oder sehr selten, dass Glyzerin in Bio-Produkten zu finden ist.

Abgesehen von der Konsistenz des Glyzerins haben mich die Schwierigkeit, es aus einer pflanzlichen Quelle zu gewinnen, und die Tatsache, dass es ein industrielles Nebenprodukt ist, dazu veranlasst, nach einer anderen Lösung zu suchen. Dann stieß ich auf das Buch von Christian Escriva, in dem es heißt:

> *Es scheint besser zu sein, Glycerin durch einen anderen, qualitativ besseren Hilfsstoff zu ersetzen: einige Honigsorten werden anstelle von Glycerin verwendet, Agavendicksaft (aus biologischem Anbau) ist ebenfalls gut geeignet.*
>
> *Auf diese Weise werden bestimmte verdauungsbedingte Unverträglichkeiten von Gemmotherapieextrakten bei empfindlichen Personen vermieden. Diese Unverträglichkeiten sind auf Glycerin zurückzuführen, das bakteriostatisch wirkt und die Darmflora aus dem Gleichgewicht bringt, insbesondere bei längerem Gebrauch in Gemmotherapie-Kuren.*

Deshalb entscheide ich mich für Honig. Er ist leicht erhältlich und wird von Bienen produziert. Im Frühling sind Bienen Begleiter des Sammlers. Außerdem stammen einige Honigsorten von Bäumen. Deshalb bevorzuge ich Honig von solchen Bäumen, wie zum Beispiel von Robinien oder Tannen.

Die Verwendung von Honig ermöglicht es uns außerdem, aus einer lokalen Quelle zu kaufen. Wir haben das Glück, dass es noch eine Vielzahl von Imkern gibt, also sollten wir ihre Arbeit auch fördern.

Pol Henry, der Vorläufer der Gemmotherapie, sagte: „Die Gemmotherapie ist eine Therapie, die auf der Erschließung des biologischen Energiepotenzials von Pflanzen und Mineralien beruht." Laut Pol Henry besteht die pflanzliche Gemmotherapie aus Baumknospen, jungen Strauchsprossen und blühenden Staudenspitzen. Er verwendete Mazerate dieser Pflanzen in einer Alkohol-Wasser-Glycerin-Mischung und verdünnte sie auf ein Zehntel (D1).

Die pharmazeutische Industrie hat diese Grundlage aufgegriffen, indem sie ihre Gemmotherapiemittel aus Knospen oder jungen Trieben holziger Pflanzen nach Mazeration in einer präzisen Dosierung von Alkohol, Wasser und Glyzerin definiert. Die pharmazeutischen Mittel der Gemmotherapie werden in verdünnter Form (D1) verkauft, ähnlich wie homöopathische Mittel.

Als konzentriertes Mazerat ist das Produkt, das aus der Mischung von Knospen, Alkohol, Wasser und Glyzerin entsteht, ein Nahrungsergänzungsmittel. Es ist in Bio- und Naturkostläden zu finden.

Es ist aber auch in anderen Formen erhältlich, nämlich mit Glyzerin, Honig oder Agavendicksaft hergestellt.

Die Konstante, die darauf hinweist, dass wir uns noch im Bereich der Gemmotherapie befinden, ist das Vorhandensein von Knospen oder jungen Trieben, Alkohol und einem süßen Produkt.

Gemmotherapie, eine Geschichte der Knospen

Die Ernte erfolgt im Frühjahr, wenn die ersten Knospen und jungen Triebe austreiben. Junge Triebe gibt es in verschiedenen Entwicklungsstadien des Baumes, aber es sind die Frühjahrstriebe, die ersten, die wir pflücken.

Die Wahl zwischen Knospen und jungen Trieben ist ganz einfach: junge Triebe von Bäumen mit besonders kleinen Knospen (Hagebutten, Weißdorn usw.) oder von Nadelhölzern mit kleinen Nadeln (Tanne, Zeder, Lärche usw.); Knospen von anderen Bäumen.

Wenn der Baum sowohl *Blüten-/Fruchtknospen* als auch *Holz-/Blattknospen* hat, sammeln wir beide Arten von Knospen im selben Mazerat (Weißdorn, Kiefer ...). Da einige Bäume diese beiden *Prinzipien* gleichzeitig aufweisen, nehmen wir das, was gerade da ist.

Die Knospen werden gepflückt, sobald sie sich öffnen, wobei sich höchstens 1 bis 2 Blätter bilden dürfen. Beim Feigenbaum zum Beispiel pflücken wir nicht mehr als ein kleines Blatt, das sich gebildet hat.

Das Geheimnis der Knospen

Die verwendeten Knospen stammen von Bäumen, Sträuchern und Rebstöcken, die man gemeinhin als *holzig* bezeichnet, d. h. von Pflanzen, die Holz ausbilden. *Lignin*, ein Bestandteil des Holzes ist die häufigste organische Verbindung der Erde.

Bäume sind noch unbekannte Wesen.

Als ich in der Forstwirtschaftsschule war, wurden sie als *Kulturpflanzen* betrachtet, genau wie Mais oder Weizen, *Dinge*, die wachsen und daher a priori lebendig, aber für den Hausgebrauch bestimmt sind. Während die landwirtschaftlichen Kulturen für die Ernährung bestimmt waren, brauchte man die forstwirtschaftlichen Kulturen für Bauholz, Dachstühle und als Heizungen.

In den 1990er Jahren sind die französischen Wälder für ihre Besitzer eine Quelle des Profits. Auch auf globaler Ebene, wenn die Industrieländer in der Lage waren, ihre Forstpolitik umzusetzen, wurde auf diese Weise gehandelt.

Als der Forstingenieur Georges Plaisance den Begriff der *Sylvotherapie* (Waldtherapie) ins Spiel brachte, fand er kaum Gehör. Welchen Sinn hatte die Verwendung von Wäldern in einem therapeutischen Kontext, da die Medizin die Antwort auf die meisten Probleme gab?

Doch der Übergang zum neuen Jahrtausend brachte neue Konzepte. Die Welt hat sich auf eine neue Vision zubewegt. Klimatische, wirtschaftliche, politische und andere Probleme haben zu einem neuen Denken geführt.

Wir müssen uns mit den Weisheiten und Spiritualitäten der Welt auseinandersetzen, um einen Sinn im Leben zu finden. Die Welt öffnet sich für diejenigen, die es wollen. Glück ist keine Ware mehr, sondern ein Zustand, den es zu kultivieren gilt.

Krankheit ist nicht mehr nur ein Problem, das durch ein Medikament gelöst werden kann. Es ist auch ein Zustand des Seins, der physiologische, biologische und psychologische Aspekte umfasst ... Es geht nicht darum, sich um unsere

Arbeit zu kümmern, sondern um uns selbst, um uns zu erfüllen, um das Beste von uns zu geben.

Das Wissen über Bäume ist dieser Entwicklung gefolgt, die bis ins zweite Jahrzehnt des zweiten Jahrtausends andauert.

Bäume werden von der Mehrheit der Forstwirte immer noch als *Produkt* betrachtet. Die Forstwissenschaftler untersuchen weiterhin, wie man Bäume von besserer technologischer und hygienischer Qualität und mit schnellerem Wachstum für die Holzindustrie erzeugen kann. Doch in letzter Zeit stellen auch andere Forscher, außerhalb der forstwirtschaftlichen Untersuchung, Fragen. Sie befragen Pflanzen, darunter auch Bäume. Wer sind diese Unbekannten? Was ist ihre Rolle auf der Erde? Wie funktionieren sie? Kommunizieren sie?

Die Fragen sind zahlreich und die Antworten häufig unglaublich.

Was die Knospen betrifft, so zeigen neuere Daten, dass es sich um Organe handelt, die dazu dienen, den Baum zum Blühen zu bringen.

Die oberirdischen Knospen sind wie kleine Wesen, kleine Bäume, die auf Ästen sitzen und durch ein Netz von Kanälen mit der Erde und den unterirdischen Knospen verbunden sind. Wenn sich diese entwickeln, haben wir unterirdische Wurzeln und in der Luft entwickeln sich Holz, Zweige, Blätter, Blüten und Früchte. In unserem europäischen Klima ist die Mehrzahl der Bäume *kolonial*. Das bedeutet, dass der einzelne Baum, wenn er eine Größe von einigen Metern erreicht hat, zur Stütze, zum Gerüst wird, auf dem sich *kleine Bäume* entwickeln. Der junge Baum, der *Mutterbaum*, verhält sich wie eine Bienenkönigin oder Ameise, die eine Vielzahl von Lebewesen zur Welt bringt, die die Kolonie bilden.

Was wir im Allgemeinen als *Baum* bezeichnen, ist eine Reihe von Pflanzenwesen, die von ihrer Mutter ausgehen und von ihr leben.

Alle pflanzlichen Lebewesen kommunizieren und verfügen über Fähigkeiten, die wir in Bezug auf die Kommunikation und den *Ruhe-/Aktivitäts*-Rhythmus gerade erst entdecken, und sie sind zu vielen Dingen fähig, die die Wissenschaft noch zu erforschen versucht.

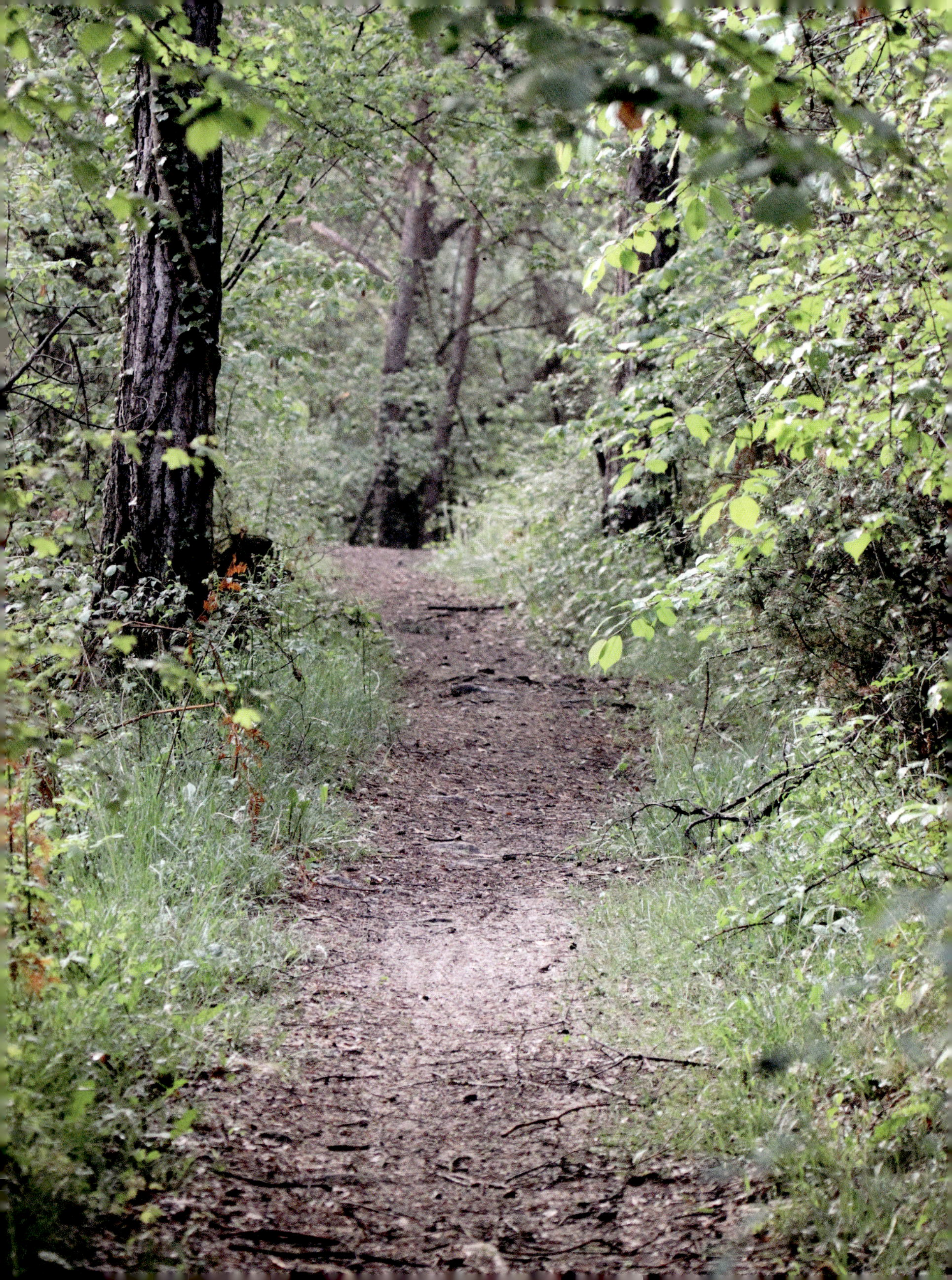

Die Globalisierung und die Offenheit gegenüber anderen Traditionen (Ethnowissenschaften) haben auch eine neue Sichtweise auf Pflanzen mit sich gebracht. Menschen, die mit Wäldern und in Wäldern leben, haben eine heilige Beziehung zu Bäumen und eine Vertrautheit mit ihnen. Bäume haben einen ebenso wichtigen Status wie jede andere Lebensform, einschließlich der Menschen.

Bäume sind gewachsene Erscheinungsformen des Lebens.

Wenn sich Knospen öffnen, analysieren sie ihre Umgebung. Sie reagieren auf das Klima, andere Pflanzen, das Leben und die Lebewesen der Umgebung. Sie ermöglichen es der *Baumkolonie*, ihr genetisches Programm, die Wachstums- und Entwicklungsbedingungen, an die äußeren Bedingungen und die Möglichkeiten der Pflanze anzupassen.

Diese Anpassung macht Bäume zu potenziell unsterblichen Wesen mit einer außergewöhnlichen Fähigkeit zur Heilung, Regeneration und zum Überleben. Natürlich führen Unfälle oder besondere Angriffe (Verschmutzung, Feuer, Abholzung usw.) zum Tod.

Wenn Sie beispielsweise einen gefällten Nadelbaum betrachten, können Sie manchmal sehen, wie der Schnitt langsam verheilt. Die Wurzeln, die kilometerweit mit anderen Bäumen verbunden sind, profitieren von deren Kraft, sich selbst zu heilen, der Kraft der Gruppe.

Die Knospe ist mit dem Baumzyklus verbunden. Im Frühjahr öffnet sie sich, durchläuft eine Wachstumsphase und bringt Holz, Zweige, Blätter, Blüten, Früchte ... und andere Knospen hervor. Dieser Prozess dauert von Frühjahr bis Herbst. Wenn der Winter kommt, verlangsamt der Baum sein Wachstum und blickt, wie der Mensch im Winter seines Daseins, mit Langsamkeit und intensiv auf die Erde. In dem Baum hat sich über einen Zyklus von vier Jahreszeiten eine ganze Existenz abgespielt. Das besondere Wesen, das die Knospe ist, hat sich entwickelt, hat gelebt und beendet seinen Zyklus. Das Ende des Winters ist wie ein *Ende des Lebens* für die Knospe und das, was sie hervorgebracht hat.

Der Frühling ist die Geburt der Erde. Das Leben will sich manifestieren, auftauchen, hervorkommen. Junge Knospen, die auf den Ästen und Zweigen sitzen, aus denen sich die Knospe des Vorjahres entwickelt hat, öffnen ihre holzigen und starren Schuppen. Mutter Erde gibt ihnen den Anstoß, sich zu öffnen. Sie fragt die Knospe: „Glaubst du, dass du tot bist? Nein. Höre gut zu. Du bist eine Manifestation des Lebens. Deine Aufgabe ist es, das Leben zu zeigen. Also los! Öffne dich für die Kräfte des Lebens! Du bist am Leben! Du bist das Leben!“

Die Knospe, angetrieben von diesem Impuls, der aus dem Boden, aus der Erde kommt, öffnet sich. Dann findet sie ihre eigene Kraft, sich zu entwickeln.

Vergessen Sie nicht: Bäume sind heilig. Für die Gemmotherapie pflücken Sie vorsichtig, aber nach Herzenslust. Denn jeder hat die Aufgabe, das Leben in all seiner Schönheit und seinem Wunder zu manifestieren!

Die aus Knospen gewonnenen Heilmittel sind:

- Eine Hilfe, um **unsere innere Uhr umzustellen**; Organe, die ab einem bestimmten Alter weniger gut funktionieren, verjüngen sich wieder.
- Eine Hilfe, unser derzeitiges Programm zu ändern, bestimmte degenerative Funktionen des Organismus zu verlangsamen oder sogar umzukehren, wie die Arbeit an den Gelenken gezeigt hat; Knospen haben eine **regenerative Qualität**.
- Eine Hilfe, um mehr Vitalität zurückzuerhalten, eine höhere persönliche *Schwingung*, die uns hilft, verschiedene Probleme zu überwinden; Knospen sind eine **Quelle der Anpassung**.

Die Knospen, die durch Mazeration aufbereitet werden, bringen grundsätzlich eine Rückkehr zur Harmonie dank der Aktivierung der Grundsätze der:

- Regeneration
- Anpassung
- gesteigerten Vitalität

Nach verschiedenen klinischen Studien haben Ärzte folgende Schlüsse gezogen:

> *Knospen wirken auf fast allen Ebenen der Zellalterung. Die Knospe kann der Zelle unseres Körpers helfen, die durch genetische Transkriptionsfehler verbundenen Schäden zu reparieren. Knospen wirken auch auf alle Drüsen in unserem Körper. Sie wirken auch als Antioxidans.*
>
> *Schließlich wirken sie, wie alle Pflanzennährstoffe, der Tendenz zur Übersäuerung entgegen und vermindern den infektiösen Stress, der ein Faktor der vorzeitigen Alterung ist.*
>
> *Die Knospe hat eine regenerierende, erneuernde und Anti-Aging-Wirkung auf den Körper.*
>
> Ärzte Max Tétau und Daniel Scimeca,
> In ihrem Buch: *Rajeunir nos tissus avec les bourgeons. Guide pratique de gemmothérapie familiale*

Knospen fördern Leben und Vitalität!

Vibrationen

Wenn ich von Gemmotherapie spreche, meine ich im Allgemeinen Mazerate aus Knospen und jungen Trieben. Es handelt sich um Mazerate (Auszüge), die gefiltert und in Flaschen abgefüllt wurden. Unter Gemmotherapie versteht man die Verwendung dieser Mittel zu therapeutischen Zwecken.

Aus Erfahrung wissen wir, dass die Qualitäten je nach Art der Sammlung und Knospe unterschiedlich sind.

Wir dürfen nicht vergessen, dass Bäume trotz ihres unbeweglichen und manchmal strengen Aussehens empfindlich sind. Es gibt so viele Heilmittel für die Gemmotherapie, wie es Menschen gibt. Die Art und Weise, wie Sie wählen, beeinflusst Ihr Mittel. Es geht also darum, mit ruhigem Herzen zu wählen. Dies ist die beste Voraussetzung für die Herstellung eines hochwertigen Mazerats.

**Jede Ernte ist eine Geschichte. Eine Atmosphäre. Eine Begegnung.
Jede Zusammenkunft verspricht Licht und Heilung.
Wenn Sie wählen, begrüßen Sie die Einfachheit.**

Wenn Sie ein Nutzer sind, sollten Sie wissen, dass der Wald und die Bäume wollen, dass Sie gesünder werden. Denken Sie an die Bäume, sie werden Ihnen helfen. Sie kümmern sich mit Wohlwollen um jegliche Wesen.

Wenn ein Mittel nicht funktioniert, sollten Sie, bevor Sie es verwerfen, prüfen, wie es gesammelt wurde. Wenn möglich, suchen Sie nach Mitteln von Lieferanten oder Herstellern, die Sie mögen.

Wählen Sie

Galenische Form

Gemmotherapiemittel werden hergestellt, indem offene Knospen oder junge Triebe mindestens 21 Tage lang in einer *Basisflüssigkeit* eingeweicht werden. Anschließend werden sie gefiltert. Wir erhalten dann ein *Muttermazerat* oder *konzentriertes Mazerat*.

Ich persönlich verwende und empfehle das konzentrierte Mazerat zur direkten Anwendung, außer für besonders empfindliche Menschen, für die D1 mit einigen Tropfen ausreichend ist.

Einige Anwender empfehlen das *D1-Mazerat*, d. h. die erste Dezimalverdünnung des Muttermazerats.
Dies ist: 1 Teil Muttermazerat + 9 Teile Basisflüssigkeit, dann Dynamisierung (z. B. 1 ml Muttermazerat + 9 ml Basisflüssigkeit).

Kleine Vergleichstabelle: Konzentriertes Mazerat und D1

Konzentriertes Mazerat	D1
Mögliche Vorbereitung auf das Einsatzgebiet im Feld während der Sammlung	Zubereitung in einer Apotheke oder Labor
Kann in die Tasche gesteckt und jederzeit benutzt werden: Präsenz in der Tasche + *nach Bedarf* verwenden	Erfordert Tropfer und ein Glas Wasser
Durchschnittliche Dosis für Erwachsene 5 bis 10 Tropfen/Tag	Durchschnittliche Dosis für Erwachsene 20 bis 120 Tropfen/Tag
Fläschchen 15 bis 20 ml	Flasche 100 ml oder mehr
Geschmack der Knospe	Geschmack von Alkohol (neutral)

Wenn möglich, sollte die Dynamisierung manuell vorgenommen werden.
Dynamisierung = Verschütteln D1 = 10 x schütteln

Die beiden Schulen

Knospenmazerate gibt es hauptsächlich in zwei Formen, welche zwei ideologischen Ansätzen entsprechen: Verdünnungsmazerate (D1) und/oder konzentrierte Mazerate.

DIE „D1"

Die Vorläufer der Gemmotherapie entschieden sich für **verdünnte D1-Mazerate, die in Apotheken verkauft werden.**

Das Mittel wird in zwei Schritten hergestellt. Zunächst werden die Knospen oder jungen Triebe in einer Mischung aus Wasser, Alkohol und Glyzerin eingeweicht. Dann nimmt man einen Teil dieser Zubereitung und fügt 9 Teile einer Mischung aus Wasser, Alkohol und Glyzerin hinzu. Im günstigsten Fall werden diese Präparate dynamisiert.

Das Ergebnis ist das Zehntelmazerat, auch *D1* genannt. Die Zubereitung hat einen Alkoholgehalt von etwa 30 Vol.-%).

Diese von Pol Henry entwickelte Formulierung wird auch heute noch verwendet.

Die Dosierung variiert von einigen Tropfen bis zu mehreren hundert Tropfen pro Tag, mit einem Durchschnitt von 25 Tropfen pro Dosis.
Die Wahl dieser Formulierung entspricht drei Grundsätzen.

- **Grundsatz der Vorsicht**

In der Tat wirft die Arbeit mit Baumheilmitteln einige Fragen auf: Sind die Knospen und jungen Triebe giftig? Wenn nicht, sind sie in konzentrierten Zubereitungen trotzdem unbedenklich?

Die Informationen über wilde Nahrungspflanzen beziehen sich hauptsächlich auf krautige Pflanzen. Nur wenige von uns essen Baumknospen und Schößlinge, selbst in Zeiten des Hungers.

Außerdem haben einige Bäume giftige Teile, wie die Beeren der Stechpalme, die Früchte der Kastanie oder das Holz des Ligusters. Eicheln von laubabwerfenden Eichen können bei unsachgemäßer Zubereitung schädlich sein. Und es gibt nur wenige Daten über die Toxizität von Holz, Wurzeln, Blättern oder Blüten von holzigen Pflanzen.

Das Vorsorgeprinzip führte dazu, dass von Anfang an das D1-Mazerat verwendet wurde. Die ersten Jahre der Erfahrung haben die Wirksamkeit der Mittel bewiesen, wobei die Ungiftigkeit der untersuchten Mazerate festgestellt wurde.

- **Prinzip der Diffusion**

Die Vorläufer der Gemmotherapie waren mit den Ergebnissen, die mit den D1-Präparaten erzielt wurden, sehr zufrieden.

Um sie allen zugänglich zu machen, erklärten sich pharmazeutische Laboratorien bereit, die neuen Heilmittel herzustellen, die dann über Apotheken erhältlich waren. Dank dieser Laboratorien konnte sich die Gemmotherapie weit verbreiten.

- **Ideologischer Grundsatz**

Die Vorreiter der Gemmotherapie, Pol Henry und Jean-Claude Leunis, fanden sofort die Unterstützung zahlreicher homöopathischer Ärzte, darunter die Doktoren Tétau und Scimeca.

Die zehnfache Verdünnung ermöglichte es, die Mazerate als homöopathische Mittel zu betrachten, die Gemmotherapie für auf Homöopathie spezialisierte Labors interessant zu machen und die Produkte in Apotheken zu vertreiben. Die Kehrseite der Medaille war, dass diese Mittel hauptsächlich homöopathischen Ärzten bekannt waren, was die Verbreitung der Gemmotherapie jahrelang stark einschränkte.

Es sei darauf hingewiesen, dass die zehnte Verdünnung die erste in der Homöopathie allgemein anerkannte Verdünnung ist, auch wenn viele Homöopathen der Meinung sind, dass diese Verdünnung dem Muttermazerat stark ähnelt. In der Homöopathie reichen die üblichen Verdünnungen von einigen Hundertsteln bis zu einigen Tausendsteln (das berühmte *CH* oder *K* auf homöopathischen Mitteln).

DAS KONZENTRIERTE MAZERAT

Erst einige Jahrzehnte später beschlossen Philippe Andrianne und das Laboratorium Herbalgem, neue Wege zu gehen, indem sie ein konzentriertes Mazerat anstelle des verdünnten Mazerats anboten. Von da an stand eine ideologische Mauer zwischen den *Klassikern* mit dem verdünnten Mazerat und den *Modernen* mit dem konzentrierten Mazerat (diese ideologischen Strömungen haben keinen Namen, die in diesem Abschnitt verwendeten Begriffe dienen nur der Abgrenzung). **Konzentrierte Mazerate werden in Naturkostläden als Nahrungsergänzungsmittel verkauft.**

Obwohl seit Jahren Studien über die Qualitäten der Gemmotherapie an verdünnten Mazeraten (D1) durchgeführt werden, hat das Team von Philippe Andrianne festgestellt, dass sich die meisten dieser Erkenntnisse auf konzentrierte Mazerate übertragen lassen.

Die große Entwicklung bestand darin, dass diese neuen Produkte in Naturkostläden und Bioläden zu finden sind. Als Nahrungsergänzungsmittel werden sie als Unterstützung für Gesundheit und Wohlbefinden angeboten. Dies ermöglichte die Popularisierung der Gemmotherapie. Sie ist aus ihrer homöopa-

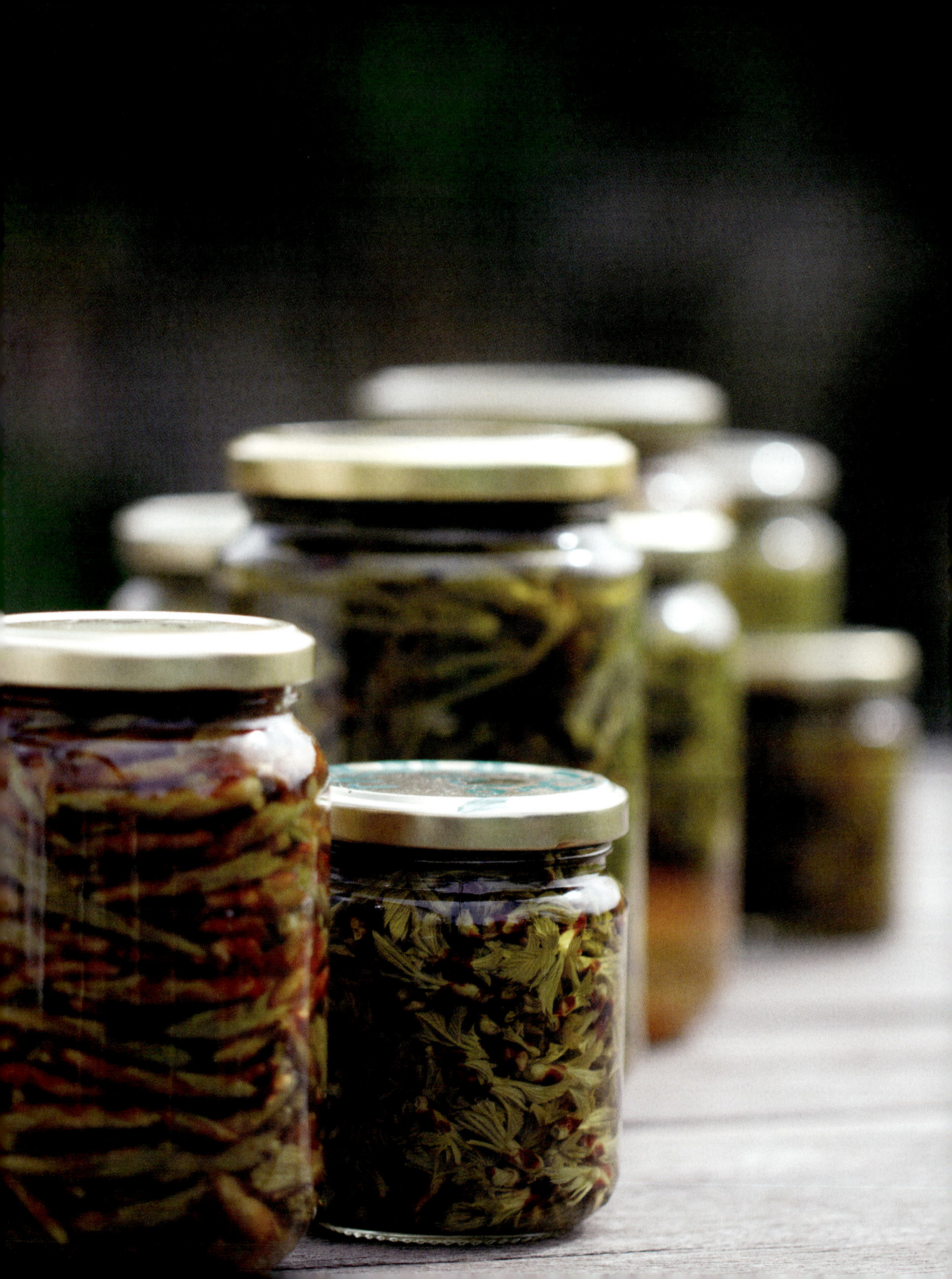

thischen Zwangsjacke befreit worden. Jeder hat Zugang zu diesen Produkten. So hat sich die Gemmotherapie in den Naturheilpraxen stark entwickelt, ähnlich wie die Aromatherapie oder die Blütenessenzen.

Hunderttausende von Flaschen, die jedes Jahr verkauft werden, erlauben es, die Wirkungen dieser konzentrierten Mazerate genauer darzustellen: Nebenwirkungen, Kontraindikationen, Vergiftungen ... Schließlich stellt sich nach mehr als zehn Jahren heraus, dass diese Mazerate sehr wirksam sind, während sie nur sehr wenige Kontraindikationen oder Nebenwirkungen aufweisen.

Dadurch ist es möglich, die Gemmotherapie neben andere naturheilkundliche Hilfsmittel zu stellen.

PERSÖNLICHE SICHTWEISE

Obwohl die beiden Strömungen gegensätzlich sind, sagen mir beide Formen zu.

Ich verwende hauptsächlich konzentrierte Mazerate, um die Anwendung zu erleichtern. Es ist einfacher, ein Fläschchen mitzunehmen und ein paar Tropfen zu nehmen, als eine große Flasche, eine Pipette und ein Glas Wasser zum Verdünnen.

Außerdem ist der Geschmack jeder Knospe einzigartig. Das konzentrierte Mazerat hat ursprüngliche Aromen (Eiche, Ahorn ...), während das verdünnte Mazerat den Geschmack von Alkohol (Hilfsstoff) besitzt.

Schließlich gebe ich zu, dass die Natur schöne Heilmittel hervorbringt und dass die Verdünnung eine menschliche Angelegenheit ist. Ich bin überzeugt, dass Laborarbeit und Verdünnung nicht mehr liefern können als das, was die Natur großzügig angeboten hat.

Allerdings verwende ich bei bestimmten Gelegenheiten auch verdünnte Mazerate. Zunächst einmal für Pflanzen, deren Organe als potenziell giftig bekannt sind, wie Stechpalme, Buchsbaum, Mistel ...

Zweitens stelle ich fest, dass manche Menschen stark auf konzentrierte Mazerate reagieren. Manche Menschen, vor allem Kinder (und auch Tiere), zeigen Reaktionen, die den Vorzügen des Mittels entgegenstehen. Dies ist ein Zeichen für eine Überdosierung. Wer zum Beispiel ein konzentriertes Lindenmazerat verwendet, um wieder einzuschlafen, fühlt sich schon nach einem einzigen

Tropfen erregter. Wenn man das Mazerat verdünnt, kann man im Allgemeinen feststellen, dass die lindernde Wirkung da ist.

Wenn sich die Symptome verstärken, reagiert der Körper entweder und *vertreibt* die Krankheit oder das Mittel ist überdosiert.

Mit anderen Worten, im einen Fall ist die Dosierung richtig und der Körper setzt seine Heilungsprozesse unterstützt durch das angepasste Mazerat in Gang, im zweiten Fall zeigt der Körper eine Überdosierung und die Gabe muss angepasst werden.

In jedem Fall gibt es kein *Besser* oder *Schlechter*. Beide Formen, verdünnte D1-Mazerate und konzentrierte Mazerate, bieten Vorteile. Testen Sie, welches am besten zu Ihnen passt. Wenn Sie sammeln und vorbereiten, wenn Sie beraten, sehen Sie, was Sie am meisten *anspricht*.

Inhaltsstoffe

Die Basisflüssigkeit

Zwei Labors gaben mir unterschiedliche Formeln für das Muttermazerat:
Labor 1: 50 % Glyzerin + 30 % Alkohol + 20 % Wasser
Labor 2: 33 % Glyzerin + 33 % Alkohol + 33 % Wasser
Der verwendete Alkoholgehalt hat im Allgemeinen 95 Vol.-%.

ÜBERLEGUNGEN ZU GLYZERIN

Glyzerin ist eine stabile, süße Substanz aus der Kosmetikindustrie. Hier ein Auszug über Glyzerin, von dem ich einen besonders interessanten Teil hervorhebe:

> *Glycerin wird durch die Reaktion eines Fettstoffs mit einer Base (meist Soda) gewonnen. Pharmazeutisches Glycerin ist von industrieller Qualität; es gibt auch Glycerin, das bei der Herstellung von Seifen aus biologischen Pflanzenölen und Soda erzeugt wird. Es scheint besser zu sein, es durch einen anderen, qualitativ besseren Hilfsstoff zu ersetzen: Einige Honigsorten werden anstelle*

von Glycerin verwendet, auch Agavendicksaft (aus biologischem Anbau) ist geeignet.

Auf diese Weise werden bestimmte verdauungsbedingte Unverträglichkeiten von Gemmotherapieextrakten bei empfindlichen Personen vermieden. Diese Unverträglichkeiten sind auf Glycerin zurückzuführen, das bakteriostatisch wirkt und die Darmflora aus dem Gleichgewicht bringt, insbesondere bei längerem Gebrauch in Gemmotherapie-Kuren.

Christian Escriva, *Kurzfassung der Phytothérapie*

ALTERNATIVEN

Auf jeden Fall hat Honig den Vorteil, dass er von den Tieren, unseren *Sammlerschwestern*, geerntet wird. Außerdem ist er überall leicht zu bekommen.

Seit 2008 probieren wir in Muttermazeraten:

- flüssigen Honig aus der Region
- Agavendicksaft
- eine Honig-Propolis-Mischung (aus Sorge, dass reiner Honig eine Art Gärung bei den Knospen auslösen könnte)

Die besten Ergebnisse, die wir nach zehn Jahren der Erprobung beschreiben können, stammen aus der Verwendung von Honig.

Bei der Verwendung in der Familie oder in der Medizin kann man auf lokale Heilmittel zurückgreifen, mit lokalem Alkohol und Honig. Die Formel für die Basisflüssigkeit ist dann ⅔ Alkohol + ⅓ Honig mit einem Verbrauchsalkohol (40 bis 50 Vol.-%) und flüssigem Honig (wir verwenden den der Robinie).

Die Verteilung erfolgt nach Gewicht (wir sind nicht auf die Kommastelle genau!). Wir verwenden eine Haushaltswaage. Für eine 1-Liter-Flasche haben wir zum Beispiel 600 g Alkohol + 300 g Honig verwendet.

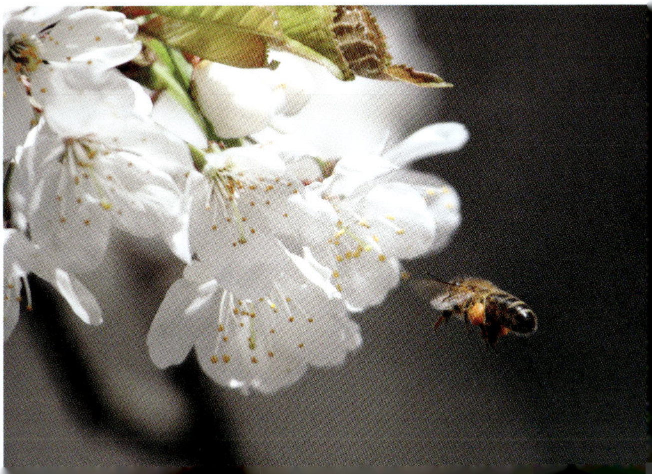

Einzelmazerate, Kombinationen, Mischungen und Komplexe

Einheitliche Mazerate

Sie richten sich nach der präzisen Diagnose. So sind zum Beispiel Gelenkverformungen die Domäne von Eschenmazerat, Akneprobleme die Domäne von Platanenmazerat, Lymphprobleme eher die Domäne von Kastanienmazerat, usw.

Sie könnte daher als Heilmittel eingesetzt werden. Wir empfehlen zusätzlich ein Einheitsmazerat als Grundlage für unterschiedliche Temperamente. Der Feigenbaum zum Beispiel entspricht den ängstlichen Temperamenten, vor allem solchen Personen, die von der Galle beherrscht werden und bereits Auswirkungen auf die Verdauung oder die Leber spüren.

Es ist notwendig, das Mazerat einige Tage lang einzunehmen (wir empfehlen eine Woche), damit der Körper seine *Informationen* integrieren kann. Beim Feigenbaum zum Beispiel integriert der Körper seine beruhigenden Informationen. Von da an wird das Mazerat *nach Bedarf* eingenommen, wenn Symptome auftreten (kurativ), wenn der Betroffene eine Disharmonie spürt, bevor ein Symptom auftritt (präventiv), oder einfach, weil er das Bedürfnis danach verspürt. Dies ist sein *Hintergrundbaum*.

Das Basismazerat wird je nach Gefühl des Benutzers verwendet. *Indem man den Baum in sich selbst hineinlegt*, schafft man eine sensible Verbindung zu diesem oder jenem Baum. Manchmal ist der Gedanke an den Baum oder sein Anblick ebenso hilfreich wie ein paar Tropfen, sobald die Verbindung hergestellt ist.

Manchmal wird ein einzelnes Mazerat durch ein anderes oder mehrere Mazerate verfeinert. Bei einer kombinierten Aktion wird wie folgt vorgegangen:

- Vereinen
- Mischen
- Komplex

Zuordnungen, Kombination durch Abwechslung

Die Einnahme von 1 bis 3 Mazeraten am Morgen und 1 bis 3 am Abend. Dies ist eine Kombination. Dank dieser zeitlich gestaffelten Einnahme hat der Körper die Möglichkeit, Informationen der einzelnen Mazerate zu verarbeiten.

Ein nervöser Mensch mit Verdauungsproblemen und Schlaflosigkeit wird zum Beispiel morgens die Feigenknospe verwenden (zur Begrenzung von Stress und Verdauungsproblemen) und eventuell eine andere Knospe, die mit dem Verdauungssystem in Verbindung steht (Preiselbeere, Walnuss oder Wacholder), und abends die Lindenblüte, um den Schlaf zu fördern.

Mischungen, Kombinationen in Wasser

Dazu muss man mehrere Mazerate zur Verfügung haben und einige Tropfen in ein Glas Wasser mischen. Das Wasser wird durch die verschiedenen *Botschaften* informiert, so dass der Benutzer von ihnen profitieren kann.

Idealerweise sollten nicht mehr als 3 oder 4 komplementäre Mazerate gemischt werden.

Bei Asthma zum Beispiel ist es ratsam, Schneeball mit Rosmarin und Schwarzer Johannisbeere zu ergänzen, wenn Schneeball nicht ausreicht. Von da an geht es darum, Schneeball als Basiskur einzunehmen, zum Beispiel morgens und abends. Dann wird dem Wasser 1 bis 3 Wochen lang Schwarze Johannisbeere zugesetzt, gefolgt von 1 bis 3 Wochen lang Rosmarin. Wenn das Problem gelöst ist, genügt es, je nach der beobachteten Wirkung entweder Schneeball als Einzeldosis, oder Schneeball und Rosmarin, oder Schneeball und Schwarze Johannisbeere, oder eine neue Kombination der drei einzunehmen. Im Allgemeinen werden Mazerate nicht in Kombination verwendet, wenn ihr Geschmack nicht harmoniert.

Die Mischung ermöglicht es, ergänzende Mazerate mit einem Langzeitbehandlungsmazerat zu kombinieren.

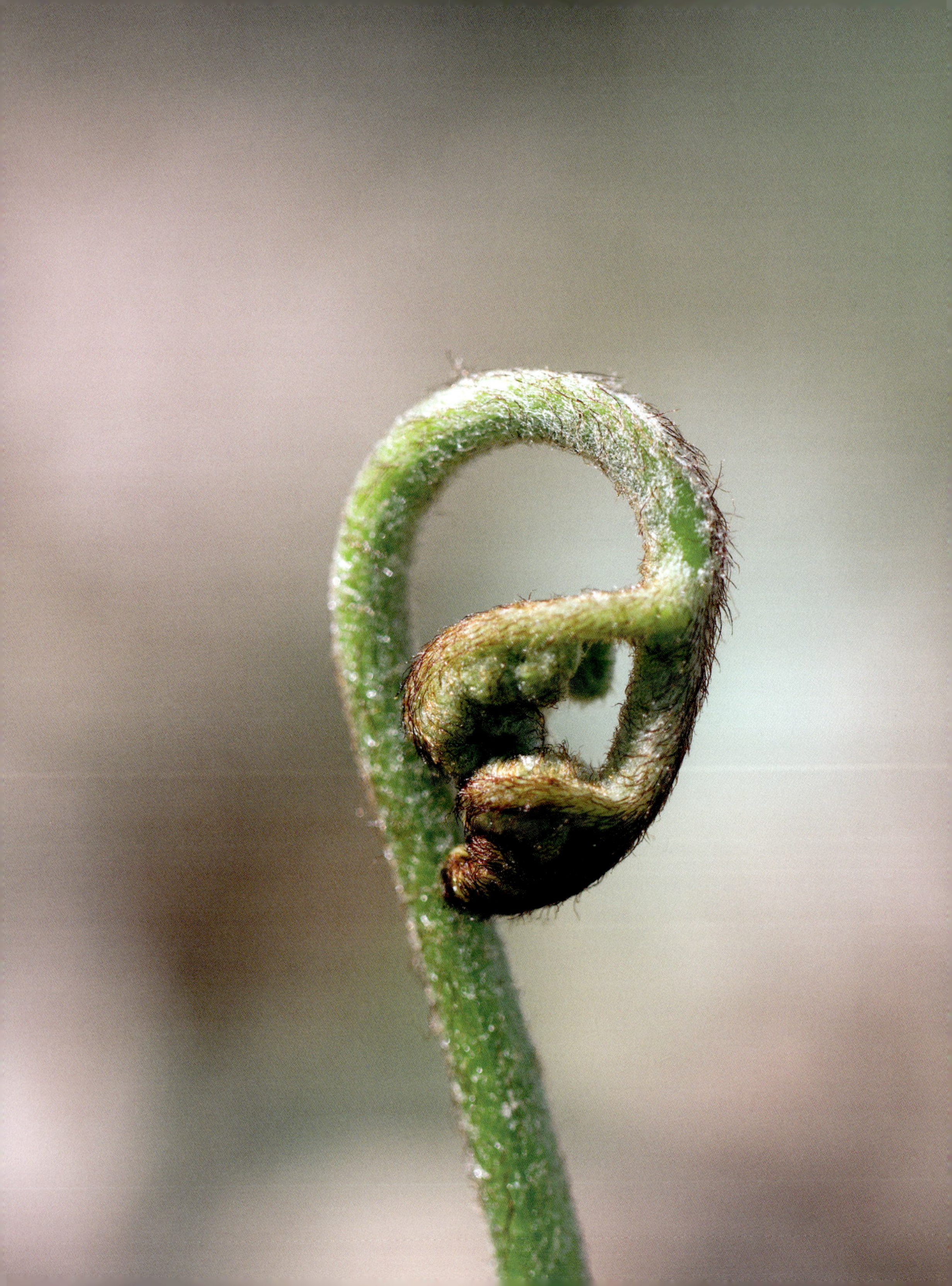

Der Komplex, die Kombination in Alkohol

Manchmal werden mehrere Mazerate in einem Fläschchen kombiniert, wenn man ein individuelles Mittel für verschiedene Symptome haben möchte. Das Ergebnis ist ein personalisierter Komplex.

Erfahrungsgemäß verwenden wir in jedem Komplex Brombeere, um die Kombination der Mazerate zu potenzieren (zu binden und zu energetisieren).

In einem Komplex können verschiedene Produkte mit dem Gemmotherapie-Mazerat kombiniert werden, z. B. Spurenelemente, Pflanzen, Gesteinselixiere, Propolis usw.

Einige Beispiele für Komplexe:

- Verbindungen: Schwarze Johannisbeere + Kiefer + Esche + Weinstock + Brombeere;
- Schlaf: Feigenbaum + Linde + Weißdorn;
- Erinnerung: Schwarzerle + Roterle + Weißdorn + Blut-Hartriegel;
- Adern: Blut-Hartriegel + Rosskastanie + Eberesche;
- Immunsystem: Schwarzerle + Schwarze Johannisbeere + Blut-Hartriegel + Walnuss + Rosmarin;
- Allergien: Schwarzerle + Schwarze Johannisbeere + Hainbuche + Buche + Rosmarin + Schneeball.

Persönliche Sichtweise

Der Komplex bietet die Möglichkeit des *all in one*. Das hat seine Vor- und Nachteile. Der große Vorteil ist, dass die Anzahl der einzunehmenden Produkte begrenzt ist. Zum Beispiel gibt es nur eine Flasche mit einer Mischung aus mehreren Mazeraten + Spurenelementen. Ein weiterer Vorteil ist die Annahme, dass mehrere Produkte, die auf dasselbe Organ einwirken, zusammen eine positive dynamische Wirkung haben (*Synergie*). Außerdem besteht die Möglichkeit, dass das am besten geeignete Mazerat in der Mischung wirkt. Dies erfordert keine Finesse bei der Auswahl der Mazerate, sondern nur eine Anpassung der Dosierung.

Ein weiterer positiver Aspekt ist die Personalisierung eines Produkts. Manche Menschen werden auf diese empfindlich reagieren. Es ist ratsam, den Namen der Person auf der Flasche zu vermerken, um die persönliche Note zu unterstreichen. Ein großer Nachteil besteht jedoch darin, dass sich der Komplex auf ein Symptom konzentriert. Dies bedeutet, dass der ganzheitliche Zusammenhang nicht mehr erkennbar ist. Außerdem erfordern einige Krankheiten eine mittel- bis langfristige Behandlung (mehrere Monate). Der Körper reagiert im Allgemeinen weniger, wenn nur ein Mittel vorgeschlagen wird. Anstatt ein einzelnes Mittel in einem Komplex zu verwenden, scheint es, dass der Wechsel zwischen mehreren Mazeraten (einzeln, in Kombination oder als Mischung) im Laufe der Zeit bessere Ergebnisse bringt.

Das wirkt wie eine Melodie. Ein harmonischer Klang kann kurzfristig angenehm sein. Aber ein und derselbe sich wiederholende Klang kann nach einer Weile ermüdend sein, während eine Variation von Noten oder Oktaven mit der Zeit oft besser ankommt.

Um das musikalische Bild fortzusetzen, könnte man sich vorstellen, dass weitere Aspekte Kraft und Rhythmus sind. Mit anderen Worten: Der Komplex hat eine einheitliche Wirkung. Wenn Sie die Mazerate als Einheit oder in einer Mischung variieren, spielen Sie mit der Stärke und dem Rhythmus.

Ein Gelenkkomplex beispielsweise bietet Vorteile bei gelegentlicher oder regelmäßiger Anwendung. Um ein Gelenkproblem langfristig zu behandeln, wäre es jedoch ratsam, abwechselnd Kiefer-, Wein- oder Eschenmazerate zu verwenden und gelegentlich Schwarze Johannisbeeren hinzuzufügen. Die ersten haben eine regelmäßige regenerierende Wirkung und die Schwarze Johannisbeere gibt von Zeit zu Zeit Kraft und Dynamik. Sie werden zum Komponisten.

Posologie, Kontraindikationen, Nebenwirkungen

Dosierung

Die allgemein akzeptierte Dosierung in der Gemmotherapie ist:

MUTTERMAZERAT (ODER KONZENTRIERTES MAZERAT)

Erwachsene: zwischen 5 und 15 Tropfen/Tag, wenn möglich aufgeteilt auf zwei Dosen, die außerhalb der Mahlzeiten eingenommen werden.
Kind: 1 Tropfen/10 kg Gewicht in lauwarmem Wasser.
Schwangere Frau: maximal 5 Tropfen/Tag.
Tier: Hund 1 bis 2 Tropfen/Tag, Pferd 25 bis 30 Tropfen/Tag, möglichst in lauwarmem Wasser verdünnt, den Alkohol einige Minuten verdunsten lassen.

VERDÜNNTES MAZERAT (D1, 1DH)

Maximal 1 Tropfen pro Kilo Körpergewicht und Tag.

In bestimmten Fällen, bei akuten Krisen, kann die Dosis erhöht werden.

Die Gemmotherapie bietet manchmal spektakuläre kurzfristige Ergebnisse. Es ist jedoch zu beachten, dass diese Therapie langfristig wirkt. Jede Behandlung, auch wenn sie kurzfristig eine positive Wirkung hat, sollte mindestens 21 Tage lang dauern.

Bei langfristigen Erkrankungen sind meist mehrere Monate oder sogar mehrere Jahre erforderlich. Einige Homöopathen raten beispielsweise zu einer einjährigen Behandlung für jeweils zehn Lebensjahre, d. h. eine Krankheit, die seit dreißig Jahren besteht, sollte über einen Zeitraum von etwa drei Jahren behandelt werden.

Während einer Langzeitbehandlung kann sich die Dosierung ändern oder das Mittel muss gewechselt werden, je nachdem, wie sich der Zustand entwickelt. Es geht darum, sich anzupassen. Bei einem Hautproblem kann zum Beispiel zunächst die Platane helfen, nach ein paar Monaten sind dann die Feldulme oder die Zeder vorzuziehen, und dann kann wieder die Platane angebracht sein. Wenn der Körper nicht mehr auf die Informationen eines Mazerats zu reagieren scheint, muss die Dosierung angepasst oder das Produkt gewechselt werden (oder sogar eine Pause eingelegt werden). Mit der Zeit verschwinden einige Symptome und es geht darum, die Behandlung so anzupassen, dass einige grundlegende Arbeiten erledigt werden können. Es ist, als wären die ersten Symptome eine Aufforderung, sich zu reinigen und in der Tiefe Gleichgewicht und Harmonie zu finden. Wir gehen dann von einem symptomatischen Mazerat zu einem *Hintergrund*-Mazerat über, einem Mazerat, das unserem tiefsten Temperament entspricht und uns zu einer allgemeinen Harmonie zurückführt.

KUREN

Es ist ratsam, regelmäßig Kuren zu machen, um den Körper zu pflegen, Giftstoffe auszuleiten und die Hauptfunktionen des Körpers zu regenerieren. Im Allgemeinen dauert eine Kur 21 Tage, mit einer Pause von etwa 7 Tagen. Das bedeutet, dass der Körper 3 Wochen lang Informationen erhält und 1 Woche lang weiter integriert.

Einige Kuren können über einen langen Zeitraum, mehrere Monate, durchgeführt werden.

Bei Mazeraten, die sich auf die Nebennieren auswirken (Schwarze Johannisbeere, Eiche, Mammutbaum (Rotholz)), ist es jedoch ratsam, eine Pause von der Dauer der Behandlung einzulegen. Wenn Sie 2 Monate lang Schwarze Johannisbeeren einnehmen, sollten Sie Ihre Nebennieren 2 Monate lang ruhen lassen. Die Nebennieren *kurbeln* den Körper an, und es ist gut, nach dieser langen Anstrengung eine Pause einzulegen.

HINWEISE ZUR DOSIERUNG

Wie Christian Escriva erwähnt, gibt es einen Unterschied zwischen einer *hausgemachten* und einer *industriellen* Zubereitung. Er erwähnt den Fall von Mazeraten, bei denen Phytotherapeuten mit 5 Tropfen einer hausgemachten Zubereitung und 40 Tropfen einer industriellen Zubereitung ähnliche Ergebnisse erzielten.

Es gibt verschiedene Arten des Sammelns, der Zubereitung eines Mazerats, die eine unterschiedliche Schwingungsqualität mit sich bringen. Die Qualität des Produkts hat daher Einfluss auf die Dosierung und sogar auf die Wirkung des Mittels.

In diesem Buch stelle ich eine handwerkliche Methode vor, bei der der Pflücker mit seinem Korb auf das Feld geht und die Knospen vom Baum pflückt und sie in einen Topf mit der Atmosphäre des Ortes legt. Andere Arten der Ernte haben Auswirkungen auf die Qualität des Produkts. Ein bekanntes Labor lässt beispielsweise seine Knospen von Pflückern pflücken und dann in Kühlboxen zum Labor transportieren. Anschließend werden die ersten Knospen getrocknet, um das Verhältnis von Trockenmasse zu Frischmasse zu ermitteln, und schließlich werden die im Kühler aufbewahrten Knospen entsprechend dem Ergebnis des Trocknungsprozesses mazeriert (um einen Anteil an Knospen zu erhalten, der den pharmazeutischen Empfehlungen entspricht).

Ich erinnere mich an das Jahr, als meine Tochter mich nach einem Mittel gegen Akne fragte. Ich hatte gerade einige Platanenknospen gepflückt und bot ihr eine Flasche an. Nach ein paar Tagen hatte sich ihre Haut verändert, sie war weicher, ohne Pickel. Angesichts dieses schnellen Erfolges erzählte sie ihren Freunden davon, und innerhalb weniger Tage hatten wir kein Mazerat mehr. Nach ein paar Monaten, als sie ihre Flasche aufgebraucht hatte, kehrte die Akne zurück. Da wir keine Flaschen mehr zur Verfügung hatten, gingen wir los, um welche zu kaufen. Leider trat auch nach einer Erhöhung der Dosis keine Besserung ein.

Die Qualität des Mazerats hängt davon ab, wie es gesammelt, aufbereitet und gelagert wird.

Kontraindikationen

Die Gemmotherapie ist eine sanfte, wirksame Therapie mit seltenen Kontraindikationen, die meist durch den gesunden Menschenverstand herausgefunden werden können. Bis heute, nach fünfzigjährigem Bestehen, sind keine Probleme bekannt geworden (Quellen: Pharmazie-Thesen 2012, Viriot, Bonal).

Die Gemmotherapie-Mazerate wirken positiv, indem sie die den Körper und seine wichtigsten Funktionen unterstützen.

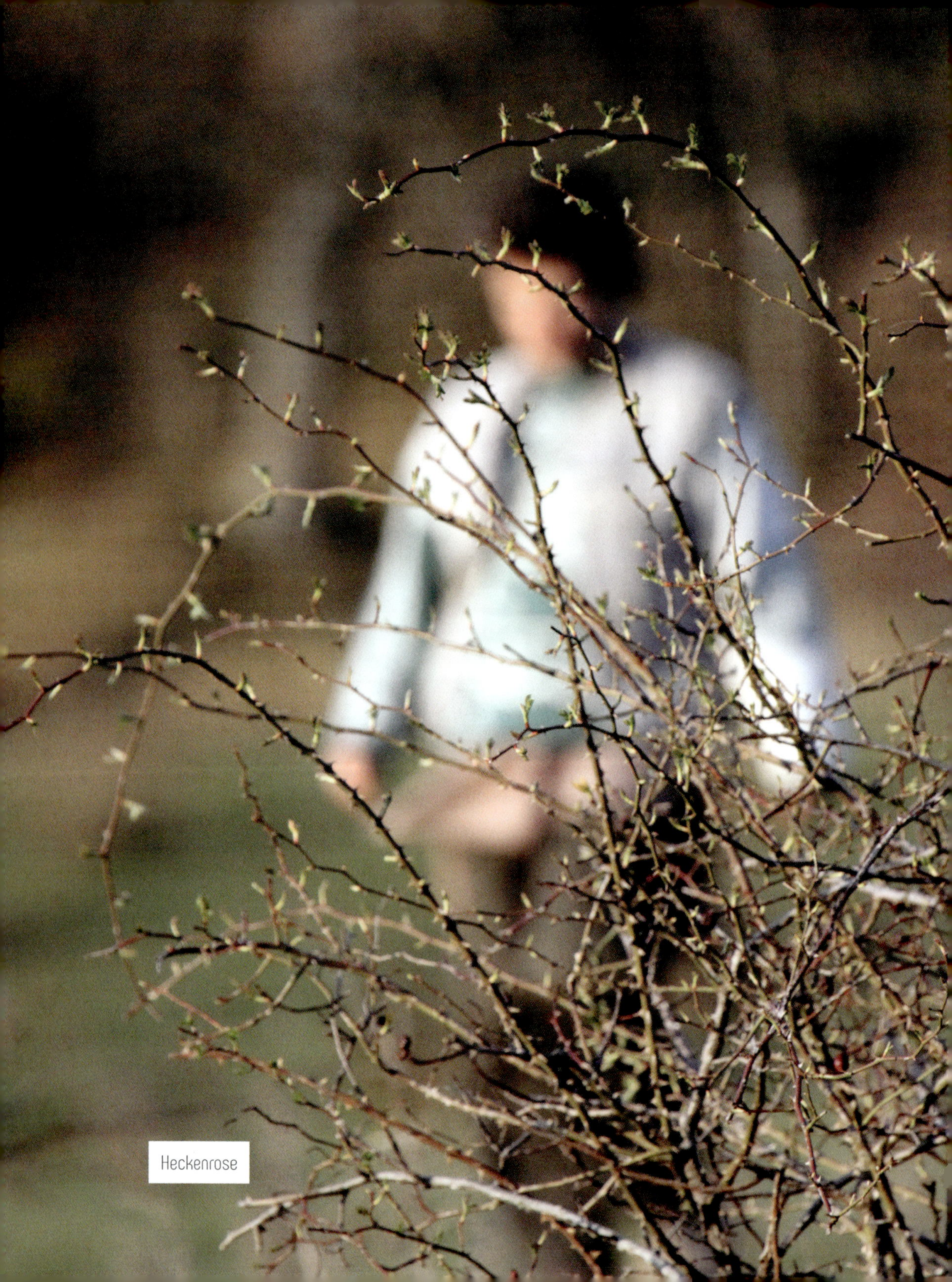

Heckenrose

Es ist üblich, bei bestimmten Zielgruppen Vorsicht walten zu lassen. In den Beschreibungen der Mazerate werden einige besondere Vorsichtsmaßnahmen genannt.

Wenn Sie ein Problem mit Hitzewallungen haben und Sie sehen, dass Hartriegel auch auf das Blut wirkt, kein Problem! Auch wenn Sie kein Blutproblem haben, kann Hartriegel angepasst werden. Er hilft Ihnen bei Hitzewallungen und *spricht* mit Ihrem Blut, um es fließfähiger und gesünder zu machen.

SCHWANGERE FRAUEN

Im Allgemeinen wird schwangeren Frauen davon abgeraten, Knospenmazerate mit hormoneller oder endokriner Wirkung zu verwenden (Heidelbeere, Himbeere, Hartriegel, Eiche, Mammutbaum, Apfelbaum, Schwarze Johannisbeere, Brombeere, Weinrebe, Jungfernrebe ...).

Eine Schwangerschaft ist eine besondere Zeit im Leben einer Frau. Ihr Körper verändert sich ständig. Sie unterliegt hormonellen Schwankungen, einem Mangel an bestimmten Vitaminen oder Spurenelementen, körperlichen Veränderungen (einschließlich Gewichtszunahme) oder psychisch-emotionalen Veränderungen. Dies ist Teil dieser außergewöhnlichen Phase. Die Gemmotherapie wirkt vor allem bei chronischen Gesundheitsproblemen. Ich glaube, dass die Gemmotherapie, abgesehen von einigen Mazeraten wie der Kastanie (die bei schweren Beinen oder einer Hämorrhoidenkrise helfen kann), nicht geeignet ist.

KINDER

Obwohl die Gemmotherapie in einigen Arzneimitteln für Säuglinge enthalten ist (z. B. Feigenknospen in Arzneimitteln gegen Regurgitation), wird sie nicht vor dem fünften Lebensjahr eingesetzt. In der Tat ist diese Therapie hauptsächlich auf chronische Probleme ausgerichtet. Außerdem wirkt die Gemmotherapie auf den Bereich, der sich verschlechtert oder der Schocks ausgesetzt war, die der Körper gespeichert hat. Es ist daher ratsam, einige Jahre zu warten, bevor eine Gemmotherapie durchgeführt wird. Die Höchstdosis beträgt dann 1 Tropfen des konzentrierten Mazerats pro 10 kg Körpergewicht. Das Mazerat wird in warmes Wasser gegeben, damit der Alkohol verdampfen kann.

HORMONABHÄNGIGE KREBSARTEN

Knospen mit hormoneller oder endokriner Wirkung sollten bei Personen mit einer Vorgeschichte von hormonabhängigem Krebs vermieden werden.

Dies sind die im Kapitel *Hormonelle Wirkung*, Seite 98, erwähnten Knospen.

GESUNDER MENSCHENVERSTAND

Wenn in den letzten Jahrzehnten, in denen die Gemmotherapie immer weiter verbreitet wurde, keine Probleme gemeldet wurden, so liegt das daran, dass Verordner und Anwender ihren gesunden Menschenverstand walten lassen. Herzlichen Glückwunsch! Es geht also darum, weiterzumachen.

Bei einem Alkoholentzug sollte die Gemmotherapie nicht angewendet werden, da sie auf Alkohol basiert. Bei einer Person mit einer Vorgeschichte von hormonabhängigem Krebs sollten Knospen mit hormoneller oder endokriner Wirkung vermieden werden; andere Knospen können verwendet werden. Wenn Sie ein Blutverdünnungsmittel verwenden, vermeiden Sie die Verwendung eines Mazerats für dieselbe Funktion. In der Tat riskiert man bei der Vervielfachung von Heilmitteln für jedes Gesundheitsproblem eine Überinformation, eine Überdosierung, die oft das Gegenteil von dem bewirkt, was man eigentlich will. Im Zweifelsfall wird Ihr Arzt Sie beraten können. Einige Behandlungen lassen sich gut miteinander kombinieren und ergänzen sich, während andere nicht funktionieren.

Nebenwirkungen und unerwünschte Wirkungen

Bislang wurden keine Nebenwirkungen bei Gemmotherapie-Mazeraten festgestellt. Die einzige festgestellte Wirkung steht in Zusammenhang mit einer pflanzlichen Behandlung. Sobald man eine bestimmte Dosierung erreicht, ist die erzielte Wirkung das Gegenteil der gewünschten. Wenn Sie ein Lindenmazerat verwenden, um wieder einzuschlafen, und die Schlaflosigkeit zunimmt, ist die Dosis für Sie zu hoch. Wenn Sie die Dosierung reduzieren, erzielen Sie die gewünschte Wirkung.

Aus diesem Grund sind die Dosen recht niedrig. Wenn Sie eine kurzfristige Wirkung erzielen wollen, brauchen Sie keine große Anzahl von Tropfen einzunehmen. Denken Sie immer daran, dass die Gemmotherapie vor allem eine

Feldtherapie ist, die langfristig durchgeführt wird und Ihr Problem in der Tiefe verändert.

Die in diesem Buch angegebenen Dosierungen sind als Richtwerte zu verstehen. Bei leicht zu beobachtenden Problemen (Akne, Schmerzen ...) kann man mit einer niedrigen Dosierung beginnen und diese allmählich erhöhen, bis man die für sich passende Dosierung gefunden hat.

Jeder Mensch ist anders, jeder Bereich reagiert anders. Einige Mazerate mit heikler Verwendung werden in diesem Buch nicht erwähnt (Mistel ...).

Selbst bei niedriger Dosierung, das Mazerat wirkt und ist eine Wohltat für Ihren Körper.

Im Allgemeinen versteht man unter *Nebenwirkung* eine *schädliche Nebenwirkung*. **Die Gemmotherapie-Mazerate haben jedoch auch positive Nebenwirkungen.** Da jedes Mazerat auf mehrere Bereiche, auf mehrere Funktionen des Organismus einwirkt, wird es, wenn Sie es gegen ein bestimmtes Symptom einnehmen, parallel auf andere Organe, andere Funktionen einwirken, um sie *wiederherzustellen*, um Ihre Gesundheit und Ihren allgemeinen Zustand zu verbessern.

Aufgrund der Wirksamkeit der Knospen- und Jungtriebmazerate tritt manchmal eine Nebenwirkung auf. In der Tat können Mazerate mit Entwässerungsfunktion eine starke Entgiftung mit ihren offensichtlichen Auswirkungen (Katergefühl, Migräne ...) bewirken. Dies sind wiederum Auswirkungen einer Überdosierung. Durch die Verringerung der Dosis erfolgt die Entgiftung in einem Tempo, das besser an Ihren Körper angepasst ist, und die unangenehmen Empfindungen verschwinden.

Schließlich sollten je nach Quelle bestimmte Vorsichtsmaßnahmen getroffen werden. In der traditionellen chinesischen Medizin beispielsweise sollen die Nieren im Winter gestärkt werden. Dies war auch im Westen bekannt, wo das Tragen von Nierenwärmern (Flanellgürtel) half, die Kälte an den Nieren zu vermeiden, Rückenschmerzen vorzubeugen und bestimmte HNO-Beschwerden zu überwinden. Wir vermeiden es daher, die Nieren im Winter zu *entleeren*, d. h. Mazerate (oder Kräutertees) zu verwenden, die die Nieren in dieser Zeit entwässern (z. B. Esche).

Von der orientalischen Medizin inspiriert, empfiehlt die Chronobiologie die Verwendung von dynamischen Mazeraten am Morgen oder Mittag (tonisierend, entwässernd) und beruhigenden Mazeraten am Abend, bei gleichzeitig angepasster Lebensweise (früh zu Bett gehen, um die Organe zu regenerieren ...).

Hormonelle Wirkung

Die hormonelle Wirkung bestimmter Gemmotherapie-Mazerate steht im Einklang mit den aktuellen Überlegungen zur Gesundheit. Hormonelle Störungen sind in der Tat die Ursache zahlreicher Gesundheitsprobleme, einschließlich bestimmter Krebsarten.

Die *endokrinen Disruptoren*, diese Störfaktoren des Hormonsystems, werden in der heutigen Lebensweise immer zahlreicher. Sie sind in Antihaftbeschichtungen von Kochgeschirr, in Plastikverpackungen, in Pestiziden für Lebensmittel usw. enthalten. Kurz gesagt: Je mehr Produkte Sie in großen Geschäften kaufen, je näher Sie der Stadt oder von landwirtschaftlichen Großbetrieben leben, desto wahrscheinlicher ist es, dass Sie von dieser unsichtbaren Verschmutzung betroffen sind.

Forscher aus Montpellier, die sich auf pädiatrische Endokrinologie spezialisiert haben, haben mehr als zweihundert hormonell wirksame Stoffe in modernen Föten identifiziert.

Die wachsende Zahl von Kindern und Menschen aller Altersgruppen, die von dieser Verschmutzung betroffen sind, macht sie zu einem Thema der öffentlichen Gesundheit. Aber sie kann nicht in großem Umfang behandelt werden. Es geht um zu viele wirtschaftliche Fragen und Änderungen des Lebensstils, die unmöglich zu verwirklichen sind. Es liegt also an jedem Einzelnen, seine Gesundheit selbst in die Hand zu nehmen und die notwendigen Entscheidungen zu treffen.

Zuallererst sollten wir für eine bessere Gesundheit auf unsere Nahrungsaufnahme (fest und flüssig) achten, die nicht nur unserem Alter angepasst sein sollte, um Probleme mit Cholesterin, Übergewicht usw. zu begrenzen, sondern auch möglichst frische Produkte biologischen Ursprungs verwenden. Es ist

Die hormonelle Wirksamkeit von Pflanzen wirft die Frage auf: Ist sie therapeutisch (wie bestimmte hormonelle Behandlungen) oder schädlich? Haben Pflanzenhormone die gleiche Wirkung wie synthetische Hormone, die Hauptverursacher der Umweltverschmutzung?

auch wichtig, auf die Verpackung und die Kochutensilien zu achten. Ziel dieses Kapitels ist es jedoch nicht, Sie zu überzeugen oder Ihnen Lektionen über unseren Lebensstil zu erteilen.

In den 2000er Jahren stellten Forscher einen Zusammenhang zwischen Hormonbehandlungen und Krebsarten her, die auf dem Vormarsch waren (Brustkrebs, Prostatakrebs usw.). Dann zeigten Studien einen Zusammenhang zwischen *alltäglichen* hormonellen Störungen und deren Auswirkungen auf die Gesundheit. Es besteht ein direkter Zusammenhang zwischen endokriner Verschmutzung, diesen Hormonstörungen und bestimmten Krebsarten.

Einige Pflanzen haben eine hormonelle Wirkung und die Gemmotherapie ist deshalb direkt betroffen.

Bevor wir bestimmte Texte zu diesem Thema lasen, hatten meine Frau und ich uns aufgrund einer Beobachtung mit Sojamilch Gedanken über die hormonelle Wirkung von Pflanzen gemacht. Wir hatten festgestellt, dass Sojamilch nicht zu uns passte, da einige unserer Kinder durch diese *Pflanzenmilch* Schwellungen (Füße, Knöchel, Knie) entwickelten. Durch Absetzen des Produkts wurden die sichtbaren Symptome schnell beseitigt.

Die bei der Gemmotherapie festgestellten Hormonkonzentrationen sind von mehreren Faktoren abhängig:

- Erstens die Pflanze, denn es gibt nur sehr wenige Bäume, Lianen oder Sträucher, von denen bekannt ist, dass sie eine hormonelle Wirkung auf andere Organismen (Mensch oder Tier) haben; **es handelt sich also um einen kleinen Teil der Mazerate in der breiten Palette der Gemmotherapie.**
- Es besteht **ein deutlicher Unterschied zwischen dem konzentrierten Mazerat und dem verdünnten Mazerat (D1),** wobei Letzteres eine zehn Mal geringere Konzentration an Wirkstoffen aufweist.

- Hinzu kommt die Mazerationsflüssigkeit, d. h. der Alkohol stammt z. B. aus der Destillation, und bei der Destillation werden bestimmte Wirkstoffe, darunter auch Pestizide, konzentriert. Die meisten ätherischen Öle aus der Destillation sind daher biologischen Ursprungs, um diese Konzentrationen zu begrenzen.

Wenn Sie Ihre eigenen Mazerate herstellen, verwenden Sie einen Alkohol aus biologischem oder noch besser aus biodynamischem Anbau. Sie können auch einen Alkohol verwenden, dessen Herkunft Sie kennen und bei dem chemische Behandlungen eingeschränkt oder ausgeschlossen sind.

Ich kenne mich mit Glyzerin nicht wirklich aus, da ich mich bei der Zubereitung meiner Mazerate für Honig entschieden habe. Aber auch hier geht es darum, Entscheidungen zu treffen, die der Qualität zugute kommen.

Schließlich kommt die hormonelle Wirkung der Pflanze hinzu.
Unser *Hormonsystem* oder *endokrines System* funktioniert auf komplexe Weise. Schematisch setzt es sich zusammen aus:
- Spezialisierten Drüsen (Endokrinen)
- Organen, die Hormone produzieren können
- Und einem Dirigenten

Die endokrinen Drüsen scheiden Hormone aus, die in den Blutkreislauf gelangen. Dies sind die Hypophyse, die Schilddrüse, die Nebenniere, die Keimdrüsen (Eierstöcke oder Hoden), die Thymusdrüse und die Bauchspeicheldrüse. Die Organe, die in der Lage sind, Hormone zu produzieren, sind das Herz, die Nieren, der Darm und die Bauchspeicheldrüse (die entweder als Organ oder als Drüse betrachtet wird, Sie haben die Wahl). Der Dirigent ist der Hypothalamus, der das Nervensystem steuert. Es reguliert Hunger, Durst, Körpertemperatur, Schlaf, Sexualverhalten, Wut- und Angstreaktionen. Zusammen mit der Hirnanhangsdrüse koordinieren sie das Nervensystem und das endokrine System.

In der Gemmotherapie finden wir die hormonellen Einflüsse der Phytotherapie wieder.

Phytohormone

Einige Mazerate enthalten Phytohormone in unterschiedlicher Dosierung. Diese Pflanzenstoffe (Phytohormone) haben eine ähnliche Wirkung wie bestimmte menschliche Hormone.

Es zeigen beispielsweise die Lignane der Brombeere oder die Stilbene des Wilden Weins eine gewisse östrogene Wirkung. Sie werden deshalb als *Pseudo-Östrogene*, *östrogenartige*, *Phyto-Östrogene* oder *mimetische Östrogene* bezeichnet.

Mimetische bedeutet, die Pflanzen ahmen Östrogene nach. Denn sie haben ja keine isolierten Moleküle wie z. B. die synthetischen, sondern wirken mit anderen Molekülen zusammen, die sich gegenseitig beeinflussen. Außerdem ist ihre Konzentration im Allgemeinen viel niedriger als bei der Behandlung mit synthetischen Hormonen. Es handelt sich also nicht um einen Hormonersatz. Vielmehr haben sie eine medizinische Funktion, nämlich die, innere Veränderungen zu begleiten, um zu einem Gleichgewicht und Wohlbefinden zurückzukehren. Diese Phytohormone tragen zur Veränderung des eigenen Zustandes bei.

Vorsichtshalber werden sie nicht langfristig eingesetzt und auch nicht für Schwangere oder Menschen mit hormonabhängigem Krebs empfohlen.

Es gibt Mazerate mit Pseudo-Hormonen aus Pflanzen, wie z. B. Heidelbeere (konzentriert), Jungfernrebe, Brombeere und Himbeere.

Der Himbeerstrauch hat eine sehr spezifische Wirkung, denn seine hormonelle Wirkung ist außergewöhnlich. Wie Christian Escriva erwähnt, „scheint es keine östrogen-mimetische Wirkung zu haben oder umgekehrt; seine hormonelle ausgleichende Wirkung scheint in die Richtung zu gehen, die notwendig ist. Die Frage nach den hormonellen Wirkungen bestimmter Pflanzen ist sehr komplex und noch lange nicht vollständig geklärt."

Stimulierung der Drüsen

Einige Mazerate haben eine hormonelle Wirkung, weil sie die endokrinen Drüsen stimulieren. Sie enthalten also keine Hormone, aber ihr Einfluss auf die Hormondrüsen wirkt sich im Dominoeffekt auf die Hormonproduktion aus.

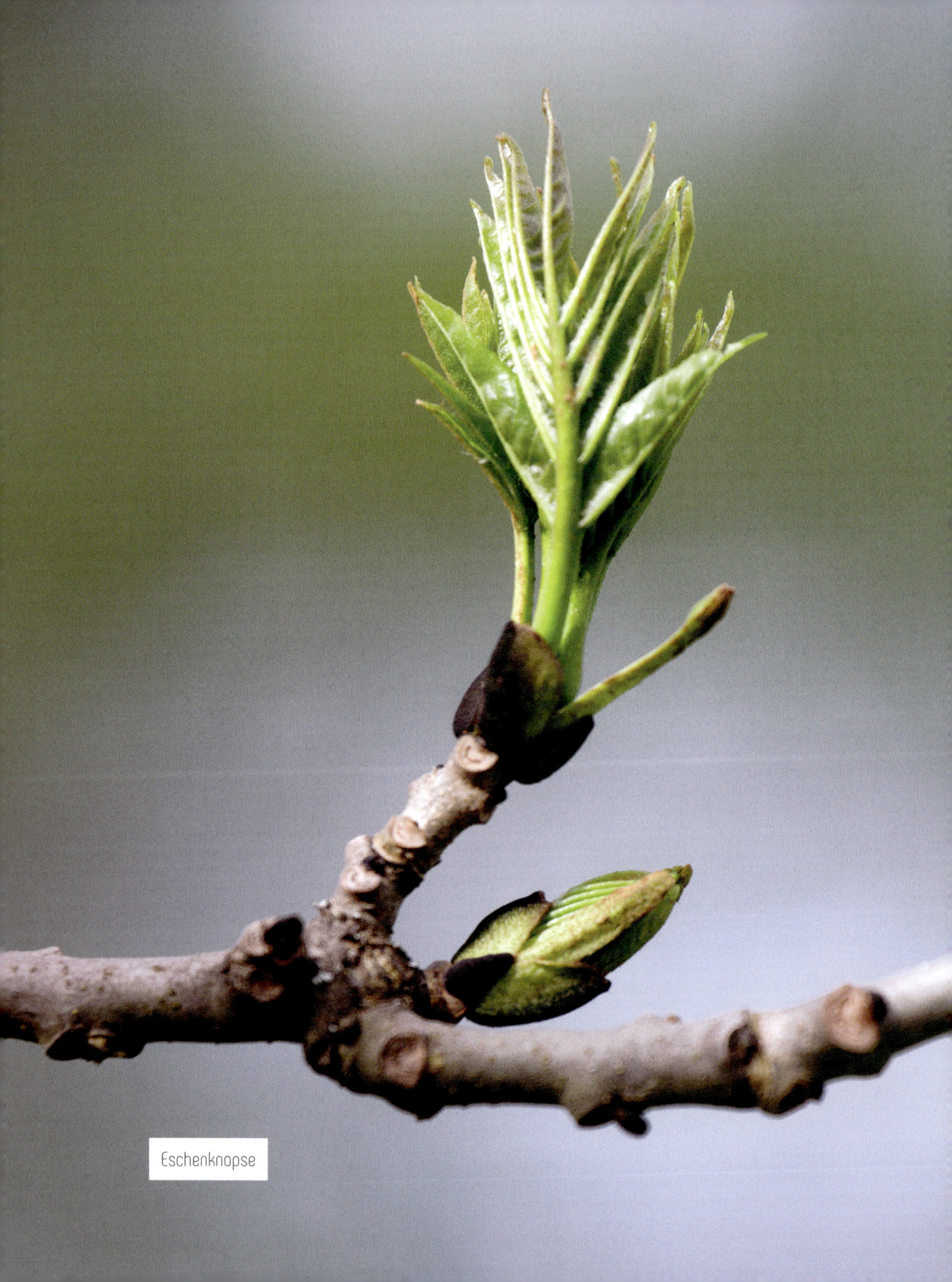

Eschenknopse

Dies ist zum Beispiel bei Eiche, Schwarzer Johannisbeere, Apfelbaum oder Mammutbaum (Rotholz) der Fall. Letzteres regt durch die Stimulierung der Nebennieren die Produktion jener Hormone (17-Keto) an, die sich auf Hoden und Prostata auswirken.

Auch diese natürlichen Hilfsmittel wirken sanfter auf den Körper als synthetische und sind dennoch wirksam. Sie können sogar eine Ergänzung zu chemischen Behandlungen sein.

Vincent Delbecque erwähnt den Fall des Johannisbeermazerats als Ergänzung zu Kortikoiden (*Plantes et santé* Nr. 14, September 2014). Die Nebennieren produzieren Cortisol, ein natürliches Kortikoid, das von unserem Körper hergestellt wird. Die ersatzweise Einnahme synthetischer Kortikosteroide führt zu einer Verringerung der Aktivität der Nebennieren. Das Absetzen einer Kortikoid-Behandlung wird also von diesen Drüsen in Ruhe nicht weitergegeben.

Die Einnahme von Johannisbeermazerat einige Tage vor Ende der Behandlung weckt die ruhenden Nebennieren auf. Sie werden reaktiviert und der Körper nimmt die Produktion von Cortisol wieder auf. Das Relais ist gesichert, natürliche Prozesse kommen wieder in Gang.

Wie Pol Henry betont, blockiert pharmazeutisches Kortison bestimmte Reparaturphasen des Körpers, natürliche Regenerationsprozesse. Diese Blockade hinterlässt Informationen im Körper, die Pol Henry als eine der Ursachen für die Chronizität bestimmter Erkrankungen identifiziert hat. Die Einnahme bestimmter Kortikoide wäre also die Ursache für chronische Krankheiten.

Die Knospenmazerate ermöglichen eine andere, stärkere Wirkung. Ihre Wirkung begünstigt nicht nur die Bildung von Kortison durch den Körper, sondern auch eine Reihe von Heilungsprozessen. Dieser befreiende Effekt fördert die natürlichen Heilungsprozesse und hilft, das Auftreten chronischer Probleme zu begrenzen.

Mit anderen Worten, Mazerate aus Knospen tragen dazu bei, das Befinden nachhaltig zu verändern. Es ist besser, die Einnahme von Mazeraten, die die Nebennieren anregen, am Abend zu vermeiden, da einige Personen über Schlafstörungen aufgrund der anregenden Wirkung berichtet haben. Die Mazerate werden daher am besten am Morgen oder am frühen Nachmittag verwendet.

Indirekte Hilfe

Das endokrine System besteht aus Hormondrüsen und aus Organen, die Hormone produzieren können. Indem sie die Organe entwässern oder energetisieren, tragen die Knospenmazerate zu einem besseren Funktionieren bei und beeinflussen das endokrine System auf positive Weise.

Der Blut-Hartriegel zum Beispiel wirkt auf das Blut und das Herz. Obwohl er keine Phytohormone enthält, hat er eine regulierende Wirkung auf die mit den Wechseljahren verbundenen Hitzewallungen. Er wirkt ausgleichend, ähnlich wie die Heidelbeere (die Phytohormonen enthält).

Durch seine entwässernde und regenerierende Wirkung auf die Leber trägt das Rosmarinmazerat zur Hormonregulierung bei und ermöglicht eine bessere allgemeine Vitalität. Andere Mazerate, wie die Feige, wirken ausgleichend auf die Psyche, genauer gesagt auf den Hypothalamus, die Schaltzentrale des Nerven- und Hormonsystems.

Die hormonelle Wirkung der Gemmotherapie-Mazerate ist variabel und erfolgt je nach den verwendeten Knospen auf unterschiedliche Weise, um direkt (Phytohormone) oder indirekt (Stimulation der endokrinen Drüsen oder Regeneration von Organen) zu arbeiten. Die Gemmotherapie ist eine therapeutische Methode, die sich auf Beobachtung und Ergebnisse beruft.

Unser heutiger Lebensstil mit seiner Vielzahl an endokrinen Disruptoren und den daraus resultierenden Hormonstörungen kann durch Knospenmazerate ausgeglichen werden. Ohne sich gegen pharmazeutische Lösungen zu stellen, bieten Knospen eine natürliche Unterstützung für eine bessere und stabilere Gesundheit.

Die bisher erzielten Ergebnisse sind vielversprechend. Sie empfehlen jedoch eine mäßige Verwendung von Mazeraten mit direkter hormoneller Wirkung oder solchen, die die Nebennieren stimulieren. Im Allgemeinen werden sie nur als ergänzende Behandlungen verwendet, für einige Wochen bis einige Monate im Jahr.

In der Regel werden Mazerate, die eine dynamisierende Wirkung auf die Nebennieren haben, für einen bestimmten Zeitraum eingenommen und sollten dann über längere Zeit vermieden werden. Wenn Sie z. B. 2 Monate lang ein Eichenknospenmazerat verwenden, werden Sie in den folgenden 2 Monaten kein Nebennierenmazerat einsetzen.

Die hormonelle Wirkung von Pflanzen ist die Grundlage vieler Behandlungen zur Regulierung hormoneller Ungleichgewichte.

Die hormonelle Wirkung von Pflanzen ist Gegenstand von Studien. Bislang haben Phytohormone nicht die toxischen Wirkungen synthetischer endokriner Disruptoren. Einige Mazerate werden jedoch aus Gründen der Vorsicht nicht für **Schwangere** oder bei **hormonabhängigen Krebserkrankungen** empfohlen. Die bisher bekannten **Mazerate mit adrenaler Wirkung** sind Schwarze Johannisbeere, Hainbuche, Eiche, Rosmarin, Stechpalme, Heidelbeere und Mammutbaum (Rotholz).

Zu den **Mazeraten mit indirekter hormoneller Wirkung** durch Stimulierung der endokrinen Drüsen (mit Ausnahme der Nebennieren) gehören Apfel, Heidelbeere und Walnuss (beide wirken auf die Bauchspeicheldrüse und das Hormon Insulin bei Diabetes Typ 2).

Die **bisher bekannten Mazerate mit Pflanzenhormonen** sind Heidelbeere, Brombeere, Jungfernrebe, Himbeere.

Alle anderen Mazerate haben durch ihre ausgleichende Wirkung eine sanfte hormonelle Wirkung auf die Organe, die sie beleben (Entwässerung und Regeneration). Sie tragen zum hormonellen Gleichgewicht und ganz allgemein zum Gleichgewicht des Körpers bei.

Die am besten geeignete Dosierung für eine hormonelle Wirkung von Mazeraten und Naturheilmitteln im Allgemeinen wird noch untersucht. Es werden Versuche mit mehr oder weniger starken Verdünnungen durchgeführt. Es scheint, dass Produkte mit hormoneller Wirkung oder solche, die Phytohormone enthalten, auch in geringer Dosierung wirksam eingesetzt werden können. Zu diesem Thema gibt es bisher jedoch noch keine Veröffentlichung.

Kuren und Gemmotherapie-Programme

Heilung, Verjüngung, Entwässerung, Regeneration; für Ihre Gesundheit, machen Sie Kuren!

Die Gemmotherapie-Kuren können Ihre Vitalität verbessern und Ihren Körper regenerieren, um Ihre Gesundheit zu steigern und Ihre Lebenserwartung zu erhöhen.

Optimieren Sie während Ihrer Kuren Ihre Ernährung, ruhen Sie sich aus und machen Sie angepasste körperliche Übungen.

Auf ein Symptom ausgerichtete Kuren

Bei konkreten Symptomen kann die Gemmotherapie im **heilenden** Modus, ein andauerndes Gesundheitsproblem behandeln und damit dem Körper helfen, verschiedene Beschwerden zu beseitigen. Sie können im therapeutischen Index (S. 231) nachsehen, welche Knospen zueinander passen.

Bei einem Lungenemphysem zum Beispiel würde man Langzeitkuren mit Haselnuss machen, gelegentlich in Kombination mit Schwarzer Johannisbeere.

Machen Sie gerade eine schwierige seelische Phase durch? Wahrscheinlich wird Ihnen der Feigenbaum oder die Linde im Wechsel mit einer alkoholischen Lösung aus Johanniskraut eine große Hilfe sein.

Bei Arthritis sind Schwarze Johannisbeere, Kiefer und Weinrebe Ihre Verbündeten.

Auf ein bestimmtes Gebiet ausgerichtete Kuren

Kuren sind Gemmotherapie zur Vorbeugung.

Ihre Mutter hat zum Beispiel Osteoporose. Führen Sie bis zu Ihrer eigenen Menopause ein bis zwei Mal im Jahr eine Kur mit jungen Tannentrieben (oder Kiefernknospen) durch. Und ab den Wechseljahren sollten Sie sich für Brombeerknospen entscheiden, die auf die Knochen (Osteoporose) und den Hormonhaushalt wirken.

Unabhängig davon, ob Sie ein chronisches oder wiederkehrendes Gesundheitsproblem oder eine familiäre Vorbelastung haben, werden Kuren Ihnen helfen, Ihre *Gesundheit* zu verändern und Ihren Körper zu unterstützen, damit Sie weniger unter Krankheiten leiden.

Wenn Sie regelmäßig unter Migräne leiden und einer Ihrer Elternteile Herzprobleme hat, nehmen Sie eine Kur, die auf das Blut und das Herz abzielt, in Anspruch: Weißdorn, Blutdorn, Eberesche, Flieder, Kastanie; wählen Sie die Knospen aus, die zu Ihnen passen.

Warten Sie nicht, bis das Problem auftaucht oder sich vergrößert; regenerieren Sie Ihr bestimmtes Gebiet!

Sie kennen Ihre Familiengeschichte, also kümmern Sie sich jetzt um Ihre Gesundheit.

Ein Jungbrunnen, der heilt

Gemmotherapie ist besonders hinsichtlich **Erhaltung und Langlebigkeit** erfolgreich. Solche Kuren tragen dazu bei, die physiologischen Funktionen durch sanfte Ausleitung (Entgiftung) und Regeneration (die Haupttugend der Gemmotherapie) gesund zu erhalten.

Schicksalsschläge, Krankheiten, Schocks und Leiden hinterlassen Spuren im Körper. Das Ziel einer Kur ist es, mit diesen Erinnerungen sowie mit verschiedenen Funktionen Ihres Körpers zu *kommunizieren*, um zukünftige Übel zu begrenzen. Die Verjüngungskuren wirken also auf die beiden Funktionen der Gemmotherapie, die Drainage und die Regeneration.

Ab den Vierzigern sollten Sie jährliche Kuren machen. Entwässerungs- und Regenerationskuren helfen Ihnen dabei Ihr Gesundheitspotenzial zu steigern.

DIE WICHTIGSTEN KNOSPEN FÜR DIE VERJÜNGUNG

- Allgemeine Verjüngung: Schwarze Johannisbeere, Feldahorn, Kiefer oder Birke.
- Ab dem 40. Lebensjahr können Sie aus den folgenden Knospen wählen: Rosmarin, Walnuss, Linde, Feldahorn, Weißdorn, Kastanie, Esche, Kiefer, Heidelbeere, Erle, Eiche, Apfel, Eberesche, Hartriegel, Tanne, Hasel.
- Ab dem 50. Lebensjahr fügen Sie den vorherigen Knospen zusätzliche Knospen hinzu:
- Für Frauen: Brombeere, Preiselbeere, Hartriegel, Tanne, Apfelbaum
  Für Männer: Apfelbaum, Mammutbaum, Eiche, Tanne

Vergessen Sie nicht, drei Prinzipien zu beachten und Ihr eigenes, individuelles Programm zu erstellen:

- Heilmittel zur Behandlung eines festgestellten Gesundheitsproblems
- Vorbeugung, um Ihren Körper zu verändern und chronische, beginnende oder generationsübergreifende Gesundheitsprobleme einzuschränken
- Unterstützung für eine bessere Gesundheit in jedem Alter

Mein Konzept der Gemmotherapie

Es ist eine Kombination von Heilmitteln, die aus Gemmo-Mazeraten bestehen, ein Weg, den ich entwickelt habe.

BEISPIEL VON HERRN P.

Herr P., Rentner, fast 70 Jahre alt, hat zu viel schlechtes Cholesterin. Er ist aktiv, hat noch nie eine Kur gemacht und fühlt sich relativ fit. Er ist Gärtner und Wanderer und wechselt zwischen Aktivität und Ruhe ab. Er hat eine beginnende Arthrose im Knie und ein Prostataproblem (aber keinen Krebs).

Parallel zu einer angepassten Ernährung und angemessenen körperlichen Übungen riet ich ihm zu folgendem Programm, das bei punktuellen Beschwerden durch ein zusätzliches Mazerat ergänzt wurde:

Januar: Brombeere + Blut-Hartriegel
Februar: Zitronensaft + Ahorn + Rosmarin
März: Rosmarin
April: Brombeere, Schwarze Johannisbeere + Eberesche
Mai: Eiche + Eberesche
Juni: Hartriegel + Kiefer
Juli: nichts (Pause)
August: nichts (Pause)
September: Mammutbaum (Rotholz)
Oktober: Schwarze Johannisbeere
November: Walnuss
Dezember: nichts (Pause)

Die Kuren dauerten jeweils 21 Tage im Monat.

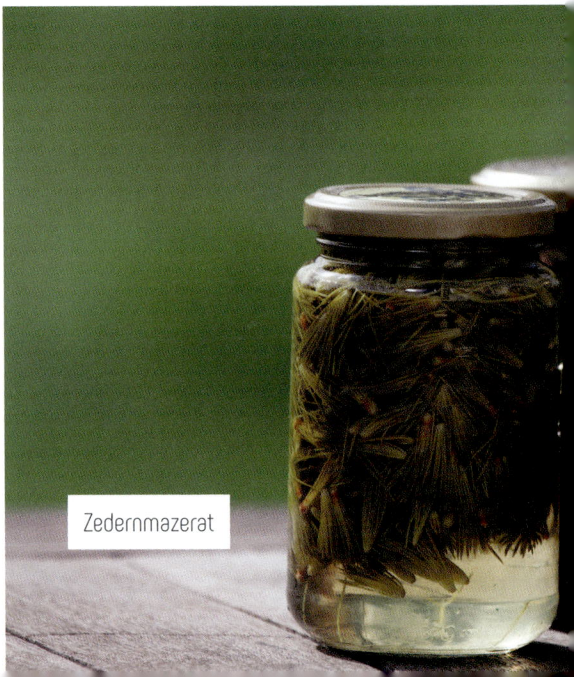

Zedernmazerat

BEISPIEL VON CLARISSE

Clarisse, Anfang fünfzig, ließ sich eine Brust entfernen und unterzog sich einer langen Chemotherapie. Ihre Leber ist durch die Medikamente geschädigt und sie macht auf Anraten ihres Arztes eine Pause in der Behandlung. Sie hat ein nervöses, ängstliches Temperament, keine erkennbare Nachwirkungen. Ihre Mutter und die Frauen in ihrer Familie sind nach der Menopause anfällig für Osteoporose.

Das Gemmotherapie-Programm von Clarisse, das im August ausgearbeitet wurde:

Jahr 1: angepasste Ernährung + Feigenbaum nach Belieben
September: Wacholder
Oktober: Wacholder
November: Wacholder
Dezember: Wacholder
Jahr 2:
Januar: Rosmarin + Walnuss
Februar: Rosmarin
März: Haselnuss + Walnuss
April: Schwarze Johannisbeere + Kiefer
Mai: Rosmarin + Kiefer
Juni: Haselnuss

Die Kuren dauerten jeweils 21 Tage imMonat, vom 1. bis 21.

Die Tests und die medizinische Nachsorge von Clarisse zeigten deutliche Verbesserungen seit Beginn des Gemmotherapie-Programms. In den folgenden Monaten wurden kontinuierlich positive Verbesserungen erzielt.

Feigenbaum: Stress (wahrnehmbare Handlung beobachtet)
Wacholder: stark entwässernd (die Analyse im Dezember zeigt, dass die Behandlung der Leber gutgetan hat)
Rosmarin: Leberregenerator mit vitalisierender Wirkung (Nebennieren)
Haselnuss: mildes Leberentwässerungsmittel ohne Wirkung auf die Nebennieren

Schwarze Johannisbeere: Kur außerhalb der Saison + Antioxidans + allgemeines Entwässerungsmittel + Gedächtnis des Körpers + anregende Wirkung auf die Nebennieren + Immunabwehr
Kiefer: Vorbeugung gegen Osteoporose (ohne hormonelle Wirkung) + Immunabwehr
Walnuss: Immunabwehr + Darmflora
Die Programme wurden auf der Grundlage der von der Person bereitgestellten Befunde erstellt:

- medizinische Diagnose (wenn möglich durch Laboranalysen gestützt)
- derzeitige medizinische Behandlung
- Familiengeschichte
- persönliche Geschichte
- sselischer Zustand

Bei jedem Programm ist es ratsam zu erwähnen, dass eine Gemmotherapie ein begleitender Vorschlag ist, der keine ärztliche Beratung ersetzt. Die empfohlenen Mazerate sind *Nahrungsergänzungsmittel.* Darüber hinaus ist es *ratsam, sich abwechslungsreich und ausgewogen zu ernähren und eine gesunde Lebensweise anzustreben.*

Hier ist ein Gemmotherapie-Programm für die **allgemeine Pflege**, das die Jahreszeiten berücksichtigt:
Januar: Schwarzerle (Gedächtnis, zerebrale Wachsamkeit)
Februar: Birke (leichte allgemeine Entwässerung)
März: Schwarze Johannisbeere (allgemeine Entwässerung + Dynamik)
April: Feldahorn + Zitronensaft (Reinigung von Leber und Gallenblase)
Mai: Walnuss (Darmflora)
Juni: Blut-Hartriegel oder Kastanie (Blut und Adern)
Juli: nichts (bevorzugt eine reichhaltige und abwechslungsreiche saisonale Ernährung und die freie Natur)
August: nichts
September: Schwarze Johannisbeere (allgemeine Entwässerung + Dynamik)
Oktober: Esche (Nieren + Gelenke) oder Weißdorn (Herz + zerebrale Wachheit)

November: Rosmarin (Leber + allgemeiner Tonus + Cholesterin) oder Hasel (Lunge + Leber)
Dezember: Heidelbeere (Sicht + allgemeine weiche Entwässerung)

Wahl der Mazerate und der traditionellen chinesischen Medizin

Ein Ansatz für das Programm der Gemmotherapie kann den Indikationen der orientalischen Traditionen entsprechen. Wenn wir uns die traditionelle chinesische Medizin ansehen, haben die Organe einen Tages- und einen Jahresrhythmus. Diese Rhythmen entsprechen Momenten der vollen Leistungsfähigkeit und Momenten der Regeneration. Die Gemmotherapie steht in vollem Einklang mit diesen Richtlinien.

Hier sind einige Beispiele und Empfehlungen aus der Beobachtung der chinesischen Medizin. Die Mazerate werden in der Regel morgens oder morgens und abends über einen Zeitraum von 21 Tagen (3 Wochen) eingenommen, gefolgt von einer einwöchigen Pause, in der sie sanft weiterwirken.

Auf einer 5-Saison-Basis:

Frühling

Der Frühling ist die Jahreszeit der Leber und der Gallenblase.

Zu Beginn des Frühjahrs ist es wichtig, sie zu entwässern. Zusätzlich zu den natürlichen oder chemischen Hilfsmitteln sollten Ahorn oder Wacholder verwendet werden.

Wenn der Frühling kommt, sollte zur Stärkung der Leberenergie ein Rosmarin- oder Haselnussmazerat verwendet werden.

Sommer

Der Sommer ist die Jahreszeit des Herzens und des Blutes.

Im späten Frühjahr und im Frühsommer sind die bevorzugten Mazerate in einem jährlichen Gemmotherapie-Programm Weißdorn, der sich positiv auf den Blutdruck und die Hirndurchblutung auswirkt, und Blut-Hartriegel, der eine Wirkung auf Herz und Blut hat.

Bei Einnahme von blutverdünnenden Medikamenten wird Blut-Hartriegel herangezogen. Im Sommer sind Kastanien- oder Ebereschenmazerate eine gute Unterstützung für die Blutgefäße und den Blut- und Lymphkreislauf.

Altweibersommer

Diese Nebensaison ist die Zeit der Milz, des Magens (einschließlich der Bauchspeicheldrüse).

Zunächst einmal bringt die Birke ihren Vorreitercharakter in die anderen Pflanzen ein und ist in der Nebensaison unverzichtbar. Sie unterstützt die Milz und bereitet auf die Energie des Herbstes vor.

Die Walnuss regeneriert die Darmflora und wirkt sich positiv auf die Bauchspeicheldrüse aus. Bei Magenentzündungen kann sie mit Wein oder Feigen kombiniert werden.

Herbst

Diese Jahreszeit ist besonders mit der Lunge und dem Dickdarm verbunden.

Da die folgende Saison jedoch mit den Nieren zusammenhängt, ist eine kleine Veränderung erforderlich. Wir erinnern uns nämlich daran, dass die Nieren im Winter Wärme brauchen oder zumindest nicht auskühlen dürfen (daher die Flanellgürtel, die traditionell als "Nierenwärmer" im Winter verwendet werden, um Hexenschuss und Schüttelfrost zu vermeiden). Vor dem Winter sollten wir unsere Nieren entleeren, damit sie leichter arbeiten können.

Heidelbeere und Haselnuss bieten im Herbst eine schöne Abwechslung. Preiselbeere unterstützt den Dickdarm. Damit wird die Aktion des Walnussbaums aus der vorangegangenen Saison abgeschlossen. Haselnuss wirkt auf die Lunge. Aber zwischen diesen beiden Mazeraten oder parallel zu dem einen oder anderen wird die Verwendung von Asche zur Nierendrainage empfohlen.

Winter

Dies ist die Jahreszeit der Nieren und der Blase. Im Winter werden die Nieren nicht entwässert, daher sollten Esche und Wacholder nach Möglichkeit gemieden werden.

Zu Beginn der Saison unterstützt die Buche die Nieren und deren Funktion. Dann wirkt sich die Pappel positiv auf die Blase aus und unterstützt das Immunsystem.

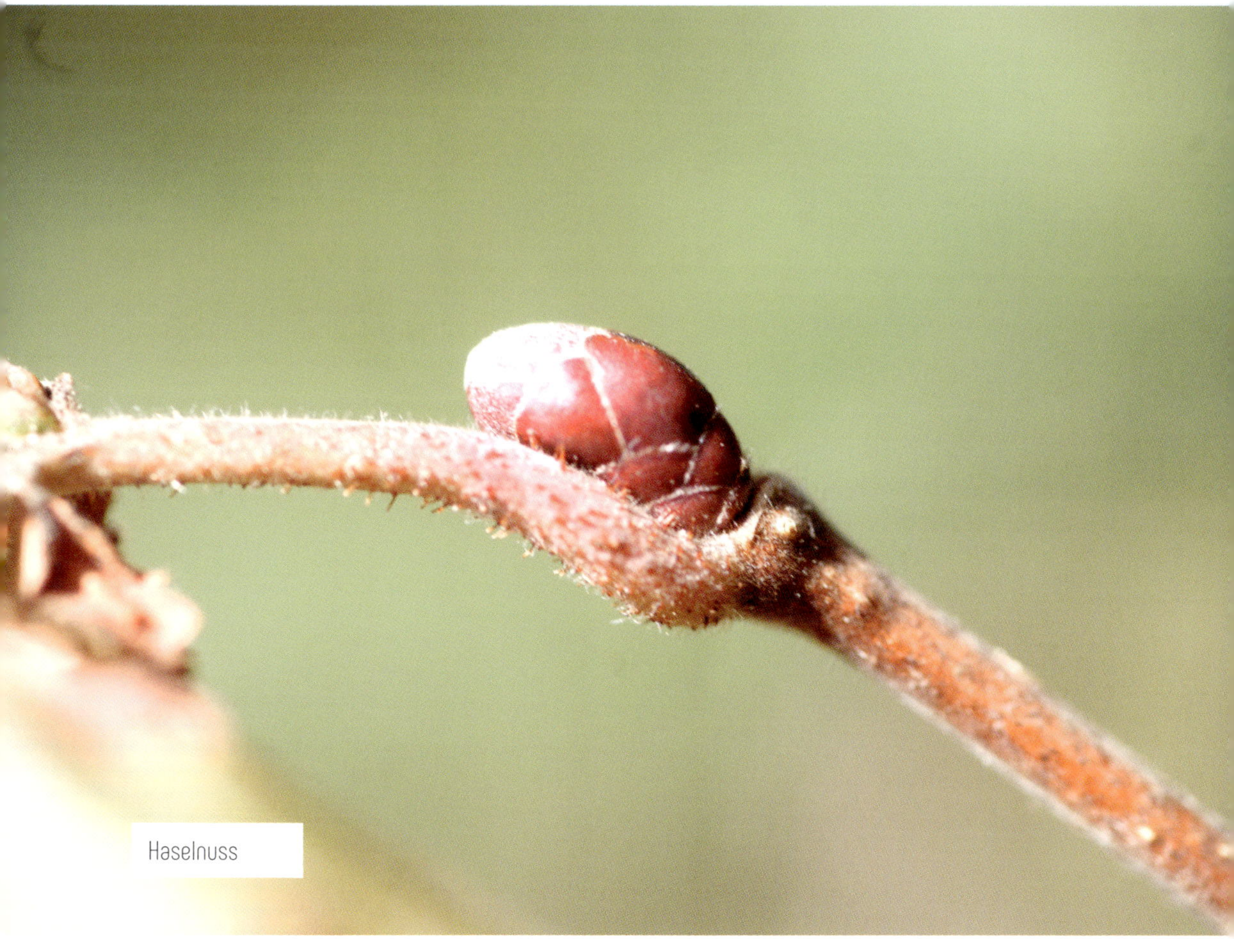

Haselnuss

Hauptknospen und Organe Mann

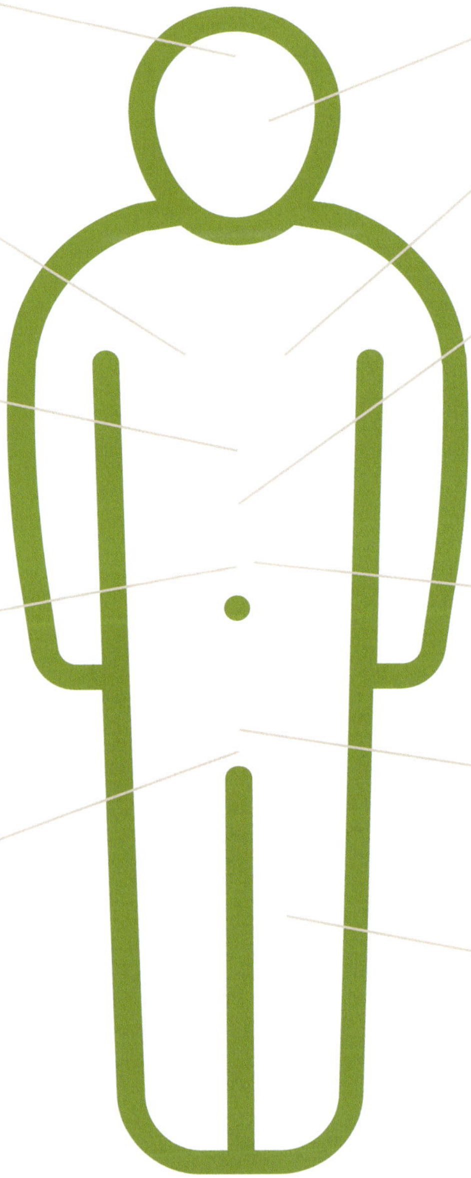

Gehirn:
Weißdorn
Schwarzerle
Grauerle

Augen:
Heidelbeere

Herz:
Weißdorn
Blut-Hartriegel

Lunge:
Rosskastanie
Haselnuss
Brombeere

Nebennieren:
Schwarze Johannisbeere
Hainbuche
Eiche
Stechpalme
Heidelbeere
Rosmarin

Leber:
Hainbuche
Wacholder
Haselnuss
Rosmarin

Bauchspeicheldrüse:
Schwarze Maulbeere
Heidelbeere
Walnuss

Nieren:
Esche
Wacholder
Buche

Prostata:
Birnbaum
Mammutbaum

Hoden:
Eiche
Apfelbaum
Mammutbaum

Gelenke:
Schwarze Johannisbeere
Esche
Kiefer
Brombeere
Mammutbaum
Weinrebe

Hauptknospen und Organe Frau

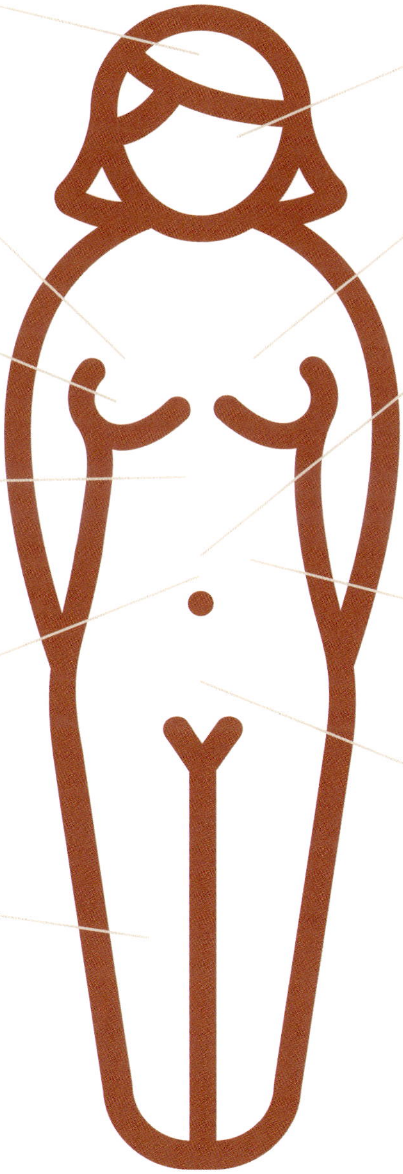

Gehirn:
Weißdorn
Schwarzerle
Berg-Erle

Lunge:
Rosskastanie
Haselnuss
Brombeere

Brüste:
Himbeere
Stechpalme
Brombeere

Leber:
Hainbuche
Wacholder
Haselnuss
Rosmarin

Bauchspeicheldrüse:
Schwarze Maulbeere
Heidelbeere
Walnuss

Gelenke:
Preiselbeere
Birke
Schwarze Johannisbeere
Himbeere
Kiefer
Apfelbaum
Brombeere
Tanne
Mammutbaum

Augen:
Heidelbeere

Herz:
Weißdorn
Blut-Hartriegel

Nebennieren:
Schwarze Johannisbeere
Hainbuche
Eiche
Stechpalme
Heidelbeere
Rosmarin
Mammutbaum

Nieren:
Esche
Wacholder
Buche

Blase:
Heidekraut
Pappel
Birnbaum

Nervensystem

Angstzustände:
Hagebutte (mangelhafter und geschwächter Zustand), Tanne (entmineralisierter Zustand), Linde (Stress), Feigenbaum (Stress)

Stress:
Lindenbaum, Feigenbaum

Schlaflosigkeit/Schlafstörungen:
Linde, Weißdorn, Feige

Depression:
Limette, Feige, Schwarze Johannisbeere

Epilepsie:
Feigenbaum, Linde oder eine Kombination aus Limette und Stechpalme

Reizbarkeit:
Schwarze Johannisbeere, Feige

Müdigkeit:
Eiche, Schwarze Johannisbeere, Mammutbaum (Rotholz), Hagebutte

Burn-out/Überarbeitung:
Limette, Feige, Schwarze Johannisbeere, Eiche, Apfel

Gehirn:
Weißdorn, Schwarzerle, Grauerle, Apfelbaum, Mammutbaum, Olivenbaum, Ginkgo biloba

Alzheimer/Parkinson-Krankheit, Multiple Sklerose:
Grauerle

Herz-Kreislauf-System

Bluthochdruck:
Mandelbaum, Weißdorn, Olive, Apfel

Niedriger Blutdruck:
Weißdorn, Eiche

Gehirndurchblutung:
Weißdorn

Herzrasen:
Weißdorn, Blut-Hartriegel, Olive, Linde

Arterielle Durchblutung:
Mandel, Judasbaum, Weißdorn, Blut-Hartriegel, Flieder, Olivenbaum, Pappel

Infarkt/Thrombose:
Mandel, Weißdorn, Schwarzerle, Blut-Hartriegel, Flieder, Olive

Knochen-Gelenk-System

Glasknochenkrankheit: Mammutbaum (Rotholz)

Frakturen: Schwarze Johannisbeere, Kiefer, Tanne

Zähne: Birke, Kiefer, Tanne

Rachitis: Birke

Rheuma/Arthritis/Arthrose/Gicht: Birke, Schwarze Johannisbeere, sche, Feldulme, Kiefer, Birne, Ap-el, Brombeere, Wein, Jungfernrebe

Demineralisierung: Kiefer, Tanne

Osteophyten – Knochenauswüchse: Schwarze Johannisbeere, Wein

Krebsartige Metastasen (Knochen): Kiefer, Birne, Wein

Herz-Kreislauf-System

Arteriitis (Entzündung der Arterien) der unteren Gliedmaßen: Mandel, Blut-Hartriegel, Haselnuss, Pappel

Arteriitis bei jungen Menschen (Buergersche Krankheit): Judasbaum, Zitronenbaum, Blut-Hartriegel

Hämorrhoiden: Rosskastanie, Eberesche, Weinrebe

Schwere Beine: Kastanie

Wasserretention/Zellulitis: Birke, Kastanie, Esche

Krampfadern/Krampfgeschwüre: Schwarzerle, Kastanie, Zitrone, Blut-Hartriegel, Rosskastanie, Eberesche

Kleine Krampfadern: Kastanie, Blut-Hartriegel, Rosskastanie, Eberesche

Couperose: Judasbaum, Blut-Hartriegel

Urogenitalsystem

- **Chronische oder wiederkehrende Blasenentzündung:** Heidekraut, Schwarze Johannisbeere, Birne
- **Akute Blasenentzündung:** Schwarzerle, Heidekraut, Schwarze Johannisbeere, Pappel, Birne
- **Harntreibend:** Birke, Schwarze Johannisbeere, Pappel, Birne, Apfel
- **Endometriose:** Himbeerstrauch
- **Blase:** Pappel, Birne, Wein
- **Urinverlust:** Birne
- **Prostata:** Birne, Mammutbaum
- **Harnsäure:** Mandel, Birke, Schwarze Johannisbeere, Esche, Buche, Feldulme, Birne, Apfel, Linde
- **Nephritis:** Wein
- **Hyposexualität:** Eiche, Himbeere, Apfel, Mammutbaum (Rotholz)
- **Harnwegsinfektionen:** Heidekraut, Schwarze Johannisbeere, Walnuss, Pappel

Dermatologische Systeme

- **Trockenes Ekzem:** Schwarze Johannisbeere, Zeder, Platane
- **Akne:** Schwarze Johannisbeere, Zeder, Ulme, Platane
- **Nässendes Ekzem:** Schwarze Johannisbeere, Walnuss, Feldulme, Platane
- **Ekzem allergisch:** Schwarze Johannisbeere, Hainbuche, Duft-Schneeball
- **Vitiligo:** Platane
- **Trockene Haut:** Zeder
- **Herpes:** Schwarze Johannisbeere, Hagebutte, Feldulme
- **Urtikaria:** Schwarzerle, Schwarze Johannisbeere
- **Psoriasis:** Schwarze Johannisbeere, Zeder, Platane

Das Atmungssystem

Asthma:
Johannisbeere, Haselnuss, Schneeball

Emphysem:
Schwarze Johannisbeere, Buche, Kastanie, Haselnuss, Brombeere, Duft-Schneeball

Verschiedene Atemwegsprobleme:
Schwarze Johannisbeere, Hainbuche, Haselnuss, Schneeball

Rhinitis:
Schwarzerle, Schwarze Johannisbeere, Hainbuche, Hagebutte, Schneeball

Rhinopharyngitis und chronische Sinusitis:
Schwarze Johannisbeere, Hainbuche, Hagebutte

akute Bronchitis/Tracheitis:
Schwarzerle, Schwarze Johannisbeere, Pappel

Chronische Bronchitis:
Schwarze Johannisbeere, Hainbuche, Hagebutte, Walnuss, Brombeere

Verdauungssystem

Darmflora:
Walnuss

Verstopfung:
Preiselbeere

Ösophagusvarizen (vergrößerte Venen in der Speiseröhre):
Erle, Wacholder, Weinrebe

Säuregehalt des Magens:
Feige, Walnuss

Durchfall:
Heidelbeere, Feige, Wacholder, Walnuss, Limette

Magenreflux:
Feigenbaum, Linde

Gastritis:
Schwarze Johannisbeere, Limette, Weinrebe

Colitis/Darmentzündung:
Schwarze Johannisbeere, Feige, Limette, Weinrebe

Kolopathie/Reizdarm:
Heidelbeere, Schwarze Johannisbeere, Feige, Walnuss, Limette

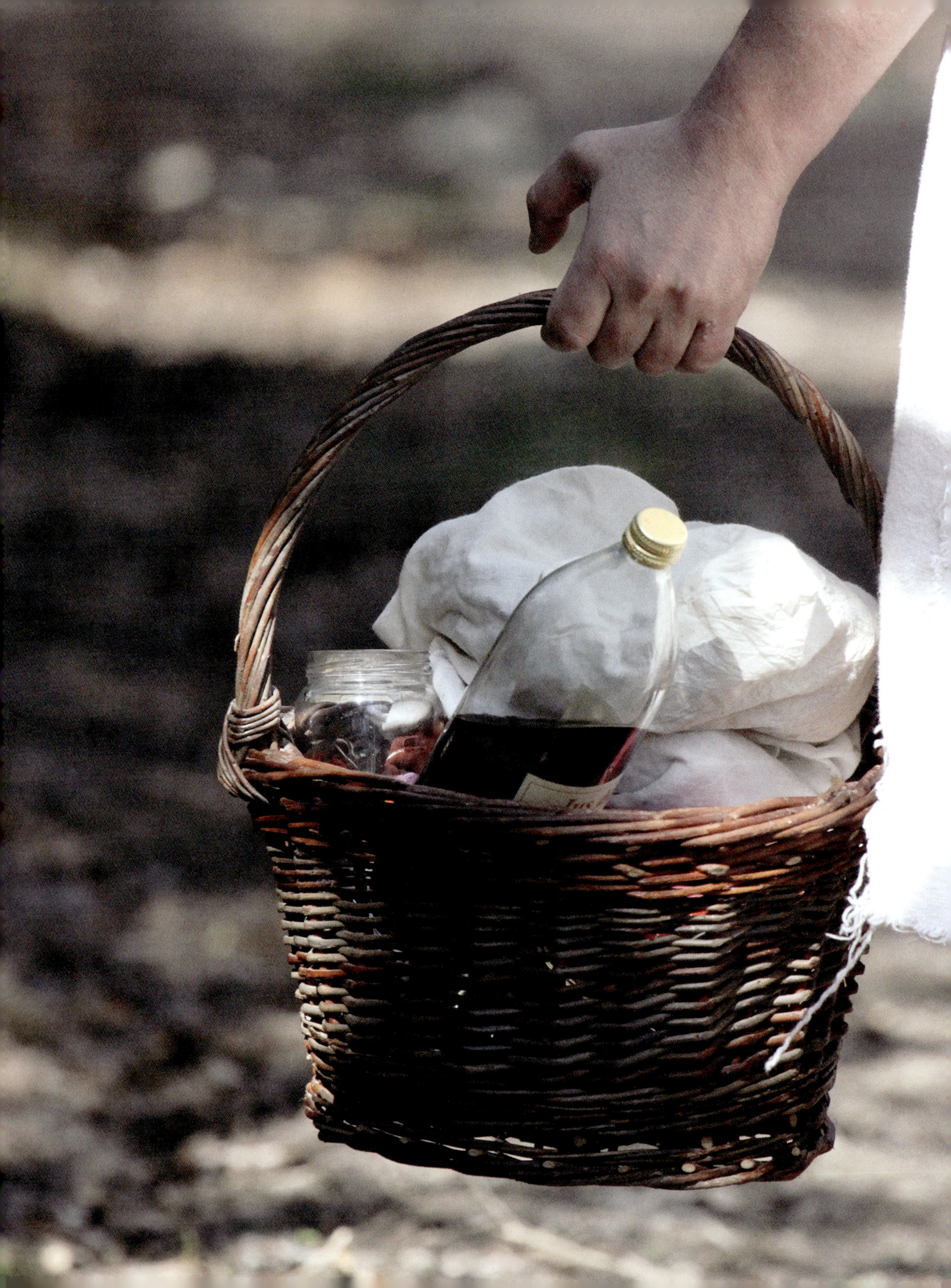

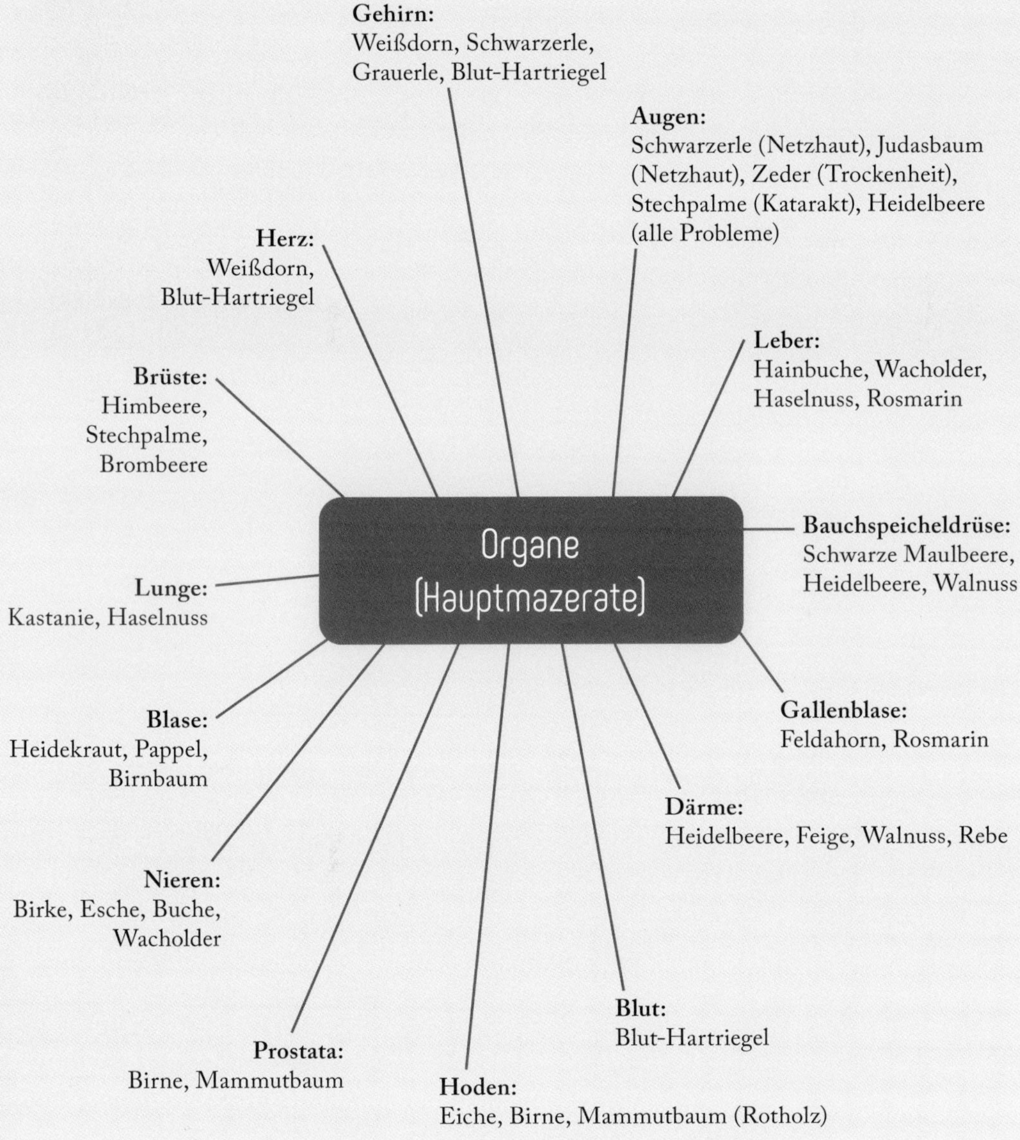

Organe (Hauptmazerate)
Gehirn: Weißdorn, Schwarzerle, Grauerle, Blut-Hartriegel
Augen: Schwarzerle (Netzhaut), Judasbaum (Netzhaut), Zeder (Trockenheit), Stechpalme (Katarakt), Heidelbeere (alle Probleme)
Herz: Weißdorn, Blut-Hartriegel
Leber: Hainbuche, Wacholder, Haselnuss, Rosmarin
Brüste: Himbeere, Stechpalme, Brombeere
Bauchspeicheldrüse: Schwarze Maulbeere, Heidelbeere, Walnuss
Lunge: Kastanie, Haselnuss
Gallenblase: Feldahorn, Rosmarin
Blase: Heidekraut, Pappel, Birnbaum
Därme: Heidelbeere, Feige, Walnuss, Rebe
Nieren: Birke, Esche, Buche, Wacholder
Blut: Blut-Hartriegel
Prostata: Birne, Mammutbaum
Hoden: Eiche, Birne, Mammutbaum (Rotholz)

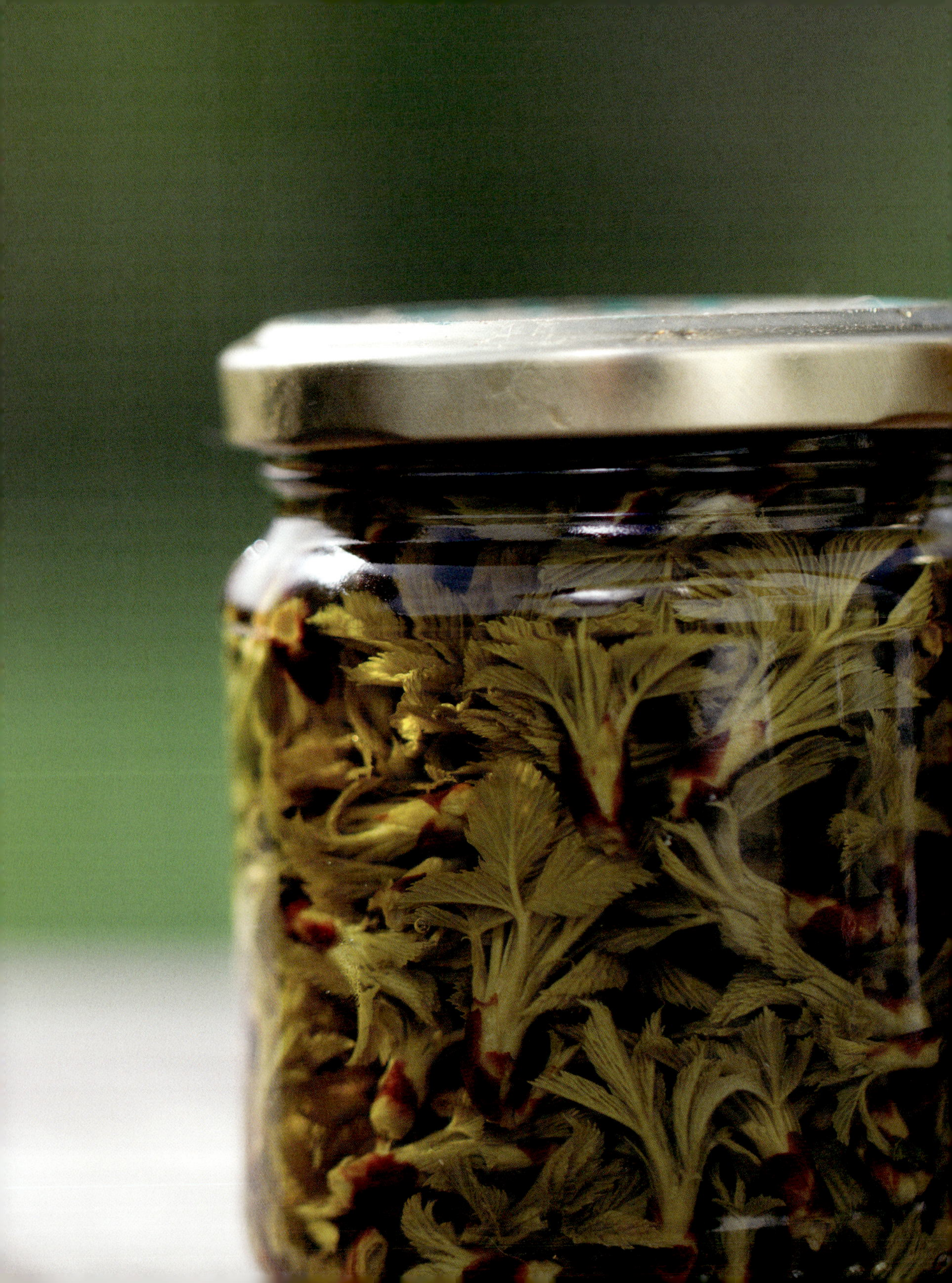

TEIL II
Monografien

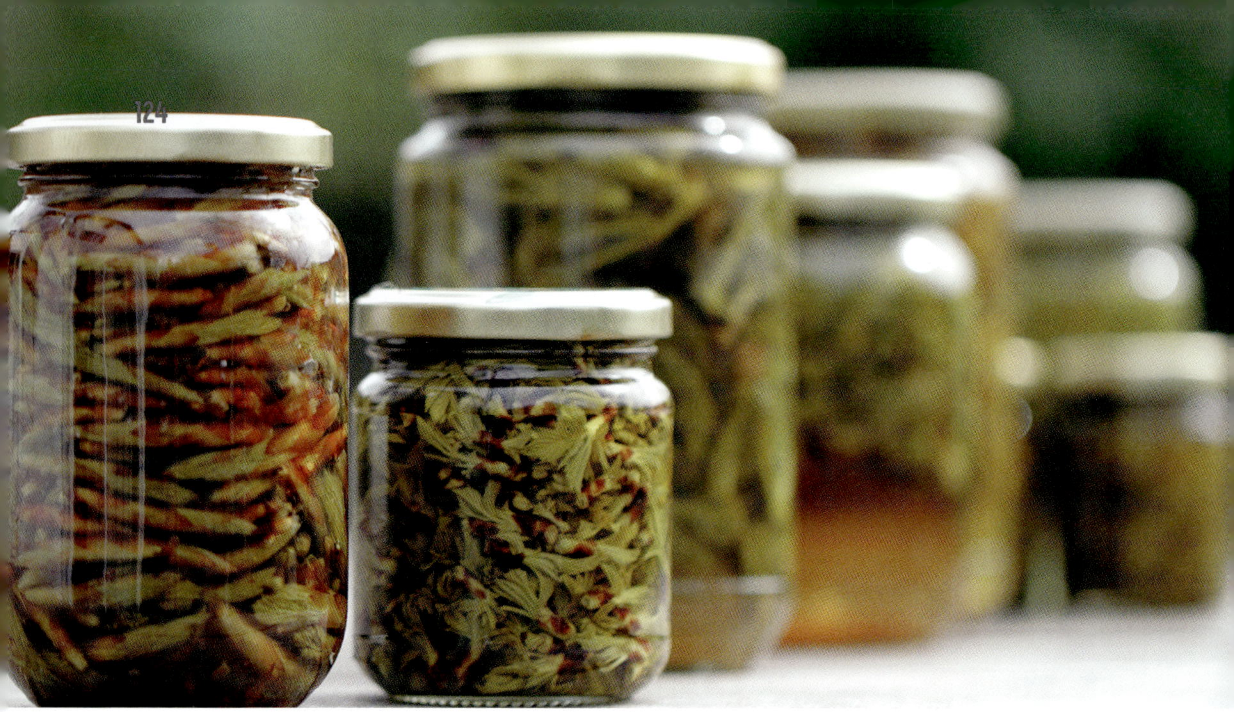

Hinweis

Die folgenden Monografien sind das Ergebnis aus etwa fünfzig Jahren Forschung über Heilpflanzen und insbesondere über die Gemmotherapie. Bei den zahlreichen Erfahrungsberichten wurden die Namen geändert, um die Identität der zitierten Personen zu schützen.

Den Text über *Kontraindikationen, unerwünschte Wirkungen, etc.* sollten Sie unbedingt durchlesen. Ein therapeutischer Index am Ende des Buches listet alle Tugenden der Gemmo-Mazerate auf.

Wie Dr. Tétau ausführte, handelt es sich bei der Gemmotherapie um eine Feldtherapie, die dazu beiträgt, Symptome zu verringern oder zu beseitigen, mit anderen Worten, sie hilft, dauerhaft gesünder zu sein. Sie ist kein Ersatz für medizinische oder pharmazeutische Behandlungen. Im Gegenteil, sie ergänzt sie auf wunderbare Weise.

Mögen diese Zeilen dazu beitragen, die Gesundheit derjenigen zu verbessern, die die Gemmotherapie anwenden, und mögen die Mazerate dazu beitragen, eine wohltuende Verbindung zwischen Natur und Mensch zu ermöglichen.

Apfelbaum

Malus communis

Knospen

Ebenen, Hügel und Berge in nicht bewaldeten (ländlichen) Gebieten, Kulturpflanzen (bestimmte Obstgärten mit unveredelten Sorten, aber keine Angabe von veredelten Sorten)

- Gehirn
- Cholesterin
- Rheumatismus
- Spannung
- Sexualität
- Menopause und Andropause

Der Apfelbaum ist ein Baum der Jugend, der für Männer und Frauen zu empfehlen ist.

Er wirkt auf verschiedenen Ebenen:

- **Gehirn**: Die Knospe des Apfelbaums beschleunigt den zerebralen Kreislauf und begünstigt die Sauerstoffzufuhr, was die zerebrale Lebendigkeit erhält: Gedächtnis, Schlafbedarf, Konzentration ...
- **Cholesterin**: Die Knospe trägt dazu bei, den Cholesterinspiegel und die Triglyceride im Blut zu beeinflussen, indem sie das LDL-Cholesterin (*schlechtes* Cholesterin) senkt und das HDL-Cholesterin (*gutes* Cholesterin) erhöht.
- **Rheuma**: Apfel reduziert die Harnsäure und wirkt harntreibend und entzündungshemmend, das lindert alters- und säurebedingte Gelenkschmerzen.
- **Anspannung**: hilft, sie zu regulieren und bringt Ruhe (Wirkung auf das Reptiliengehirn).
- **Sexualität**: hilft sowohl körperlich als auch geistig: bei sexueller Müdigkeit, Frigidität etc. Hormonelle Stimulation (Testosteron bei Männern und Östradiol bei Frauen).
- **Menopause**: die hormonelle Wirkung lindert Hitzewallungen und verlangsamt die Entwicklung von Osteoporose.

Der Apfelbaum ist für die Druiden ein Baum des Friedens und des Lebens. Inmitten der Apfelbäume werden Feuer entzündet und Zeremonien abgehalten, um den Mann oder die Frau in sein oder ihr Druidengewand

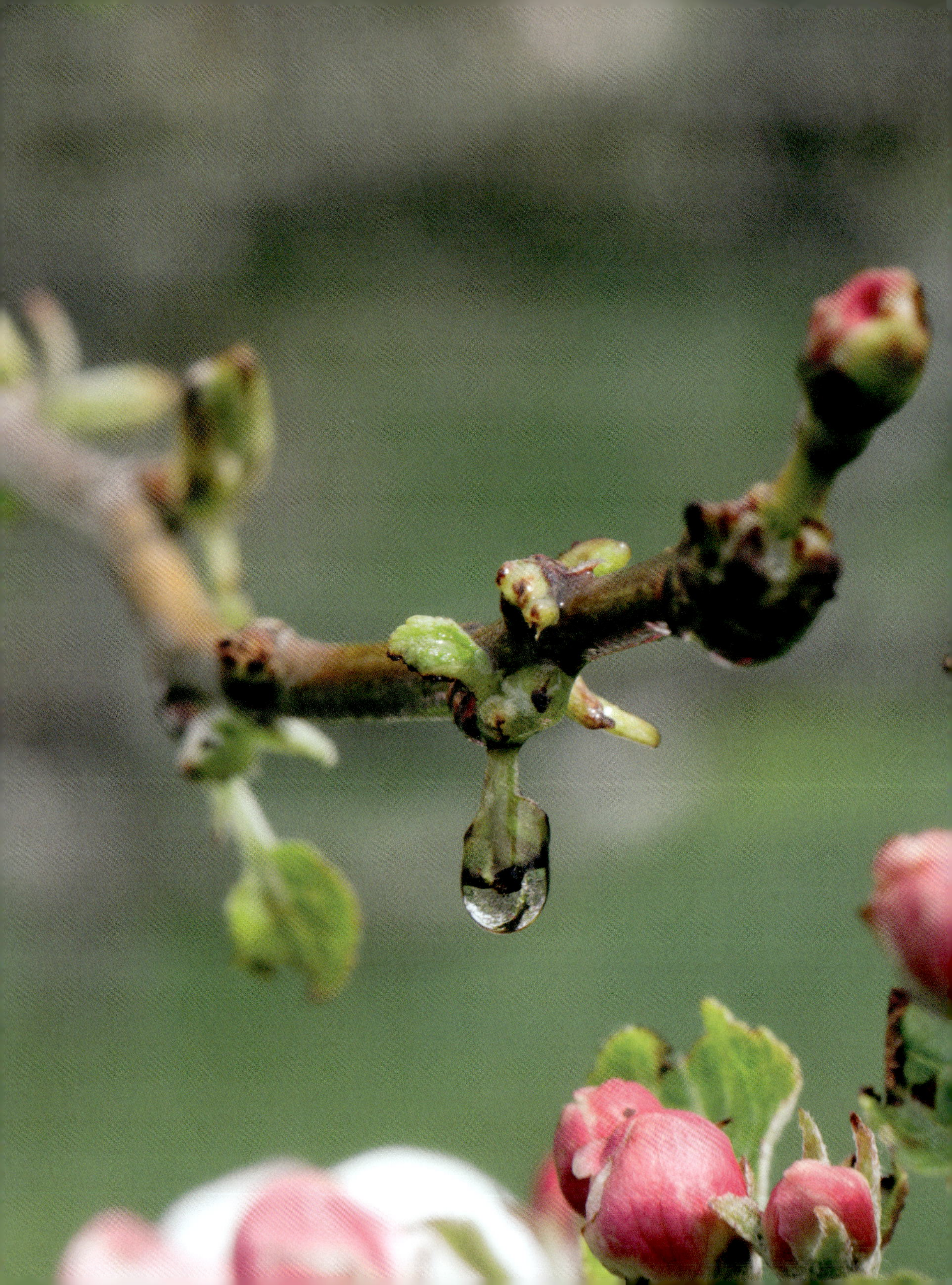

zu kleiden. Diese Zeremonie ist Menschen vorbehalten, die genug Erfahrung gesammelt haben, um Weisheit zu erlangen. Genau darauf scheint die Apfelknospe hinzudeuten: **Frieden, Langlebigkeit und Vitalität**.

Der Apfelbaum kanalisiert das Feuer, das Feuer des Lebens, das Feuer, das das Leben auf allen Ebenen erhält, und erhellt durch Weisheit und Güte.

VERWENDUNG

Eiche und Apfel haben Ähnlichkeiten, aber die Eiche eignet sich eher für müde Phasen (Hypotonie), während der Apfel dazu neigt, das Feuer (Hypertonie) zu kanalisieren und den Menschen wieder in einen ausgeglichenen Zustand zu bringen.

Wenn der Nutzer keine Blutdruckprobleme hat, scheint der Apfelbaum am besten geeignet zu sein.

Langfristige Einnahme: eine erste 21-tägige Behandlung, danach wenn es nötig ist. Die Wirkung dieses Mazerats ist langanhaltend, sanft und tief.

Der Apfelbaum ist ein kraftvoller Baum, ein **Begleiter**, ein Abgesandter des Friedens und des Lebens. Das Apfelbaummazerat wird zu einem **Begleitmazerat**, das ein Leben lang verwendet werden kann.

Tétau und Scimeca weisen darauf hin, dass das Mazerat ein „bemerkenswertes Mittel gegen Altersschwäche ist, das ab dem fünfzigsten Lebensjahr für Männer und Frauen häufig verschrieben wird".

Kurzform

KONTRAINDIKATIONEN: nicht empfohlen für schwangere Frauen und bei hormonabhängigen Krebsarten

NEBENWIRKUNGEN: keine

AUSWIRKUNGEN:
Wirkung auf die Psyche:
Lebendigkeit, Vitalität, Ausgleich
Allgemeiner Regenerator für Männer und Frauen (Verjüngung)
Regenerierung der Hirnfunktionen
Regenerierung der Sexualität
Erneuert körperliche Kraft
Sanfte Entwässerung (Harnsäure, Cholesterin)

KRANKHEITEN UND ZUSTÄNDE:
Hitzewallungen in den Wechseljahren, Cholesterin, Konzentrationsschwierigkeiten, Müdigkeit, sexuelle Müdigkeit, Frigidität, Gicht, Bluthochdruck, Osteoporose, Rheuma, Gedächtnisprobleme, Harnstoff

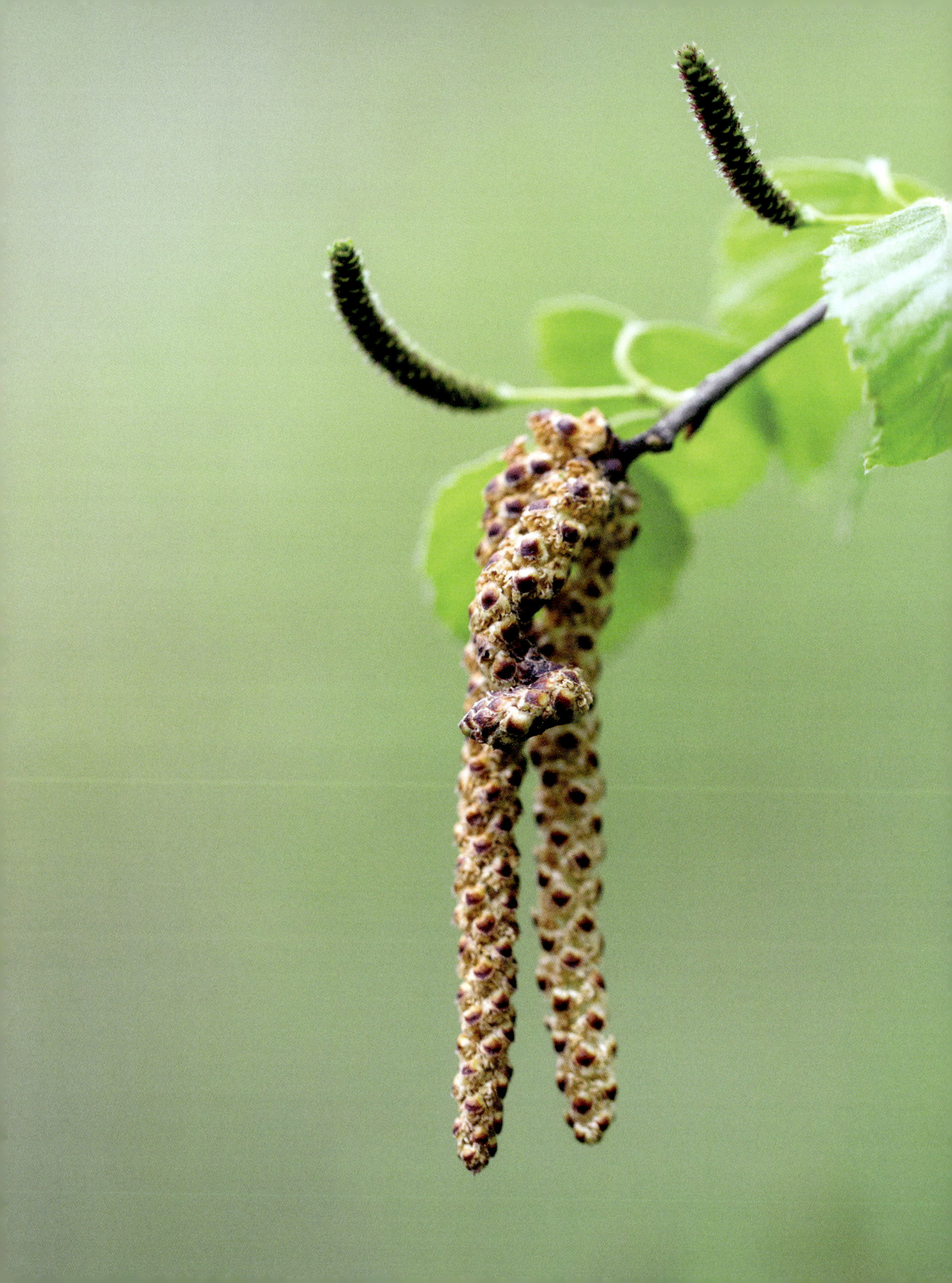

Birke

Betula pendula, Betula verrucosa, Betula pubescens

Knospen

Gebirge

- schonender Generalentwässerer
- Gelenke
- allgemeiner Regenerator
- stimuliert die Leber, die Milz und die Bauchspeicheldrüse
- bereitet den Boden für andere Heilmittel vor

Die Birke ist ein besonderer Baum; das Birkenmazerat ist daher ein besonderes Mazerat. Es wird nicht in Mischungen oder Komplexen verwendet ... es ist eine ganze Welt für sich. Es ist ein wichtiges Gemmotherapie-Mazerat, das mindestens ein Mal im Jahr angewendet werden sollte.

Gemmotherapie-Mazerate haben eine sanfte Wirkung ... das Birkenmazerat hat eine besondere Sanftheit, ohne Nebenwirkungen oder Kontraindikationen. Es wirkt auf den ganzen Körper. Es *weckt* ihn auf und scheint zu sagen: *Achtung, die Heilmittel der Natur werden folgen ... lass den ganzen Körper offen sein für die kommenden Wohltaten.* So *spricht* es mit den Nieren, der Leber, der Bauchspeicheldrüse und der Milz. Sowohl als sanftes Entwässerungsmittel als auch als Organstimulans hilft es, die Durchlässigkeit und Vitalität im Körper zu steigern.

Auf die **Gelenke** wirkt das Mazerat ebenfalls als sanfte Entwässerung und Regeneration. Es hilft bei der Beseitigung von Harnsäure und anderen Säurerückständen und fördert gleichzeitig die Regeneration der Gelenke (durch Stimulation der Osteoblasten).

Das Mazerat wird daher in allen Altersgruppen verwendet. Es hilft bei wachstumsbedingten **Knochenproblemen** (Rachitis, Wachstumsschmerzen) oder **Zahnproblemen** (wiederholte Karies, Zahnlockerung). Bei älteren Menschen wirkt es sich auch günstig auf **Gelenksteifigkeit**, **Arthritis** (Gicht, Schuppenflechte, Rheuma) und **Knochenprobleme** (Osteoporose) aus ... und hilft gleichzeitig den **Nieren**, besser zu funktionieren, die **Leber** weniger zu verstopfen, den **Cholesterinspiegel** zu senken, das Blut flüssiger zu machen, den Körper zu remineralisieren ...

Philippe Andrianne weist darauf hin, dass Birken (alle angegebenen Arten) auf Störungen des Phosphor-Kalziumstoffwechsels (wie bei Zahnkaries) wirken. Außerdem stimulieren sie **die Milz und die Bauchspeicheldrüse**, weshalb sie bei Milz- und Bauchspeicheldrüsenentzündungen eingesetzt werden. Darüber hinaus erklären ihre **hepatische Wirkung** (Stimulierung der Kupffer-Zellen) und ihre antiallergische Wirkung, ihre antitoxische Rolle für die Leber.

Bei Birke ist es notwendig, dass sie zirkuliert. Leben ist Bewegung, Energie, die sich auf harmonische Weise durch den Körper bewegt. Sie hilft, das aufzulösen, was den Körper blockiert und verknöchert, sei es eine Kristallisation in den Gelenken oder in den Nieren, eine Leberblockade, gutartige Fibrome in den Brüsten, Cellulite, *Kristallisationen* im Zusammenhang mit Übersäuerung ...

VERWENDUNG

Die Birke kann das ganze Jahr über als Heilmittel verwendet werden, ist aber besonders in der Nebensaison zu empfehlen.

Im Rahmen eines **Gemmotherapie-Programms** ist es ratsam, Erhaltungs-Kuren am Ende des Winters und am Ende des Sommers durchzuführen. Es ist die **erste Kur außerhalb der Saison**, eine sanfte Entwässerung. Sie bereitet den Körper vor und jede nachfolgende Kur ist günstiger. Sie informiert den Körper darüber, dass eine Leistungssteigerung nötig ist. Machen Sie eine 21-tägige Kur, dann eine 7-tägige Pause, gefolgt von Kuren mit anderen Naturheilmitteln.

Pierre, ein Heiler, sagt:

> *Die Birkenknospe hat eine Pionierfunktion, sowohl in der Natur als auch bei den Kräutertherapien. Die Verwendung der Birke in Kräutertees oder Mazeraten ist ein bisschen so, als würde man den Körper aufrütteln und ihn für zukünftige Behandlungen vorbereiten. Ich beginne jede Grundbehandlung gerne mit einer kleinen Birkenanwendung.*

Bei akuten oder sogar schmerzhaften Gelenkproblemen wird sie mit anderen, spezifischeren Knospen verbunden:

- Verformung der Knorpeln und Knochen: Jungfernrebe oder Esche
- Gelenkentzündungen, Schmerzen: Schwarze Johannisbeere, Weinrebe oder Kiefer

Die Birke kann auch als ergänzendes Heilmittel verwendet werden:

- für Myome in der Brust, mit Stechpalme verbunden
- bei Zahn- oder Knochenproblemen, wo auch Tanne helfen kann

Bei schmerzhaften Nieren- oder Leberproblemen, die schnellere und stärkere Effekte erfordern, sind Mazerate mit einer gezielteren Wirkung die erste Wahl.

Die Birke ist ein **Hintergrundbaum.**

Sie ist einer jener leuchtenden Bäume, die uns ein Leben lang begleiten können, ein Medium, das uns mit der Natur und anderen Bäumen, mit offenen Landschaften, mit leuchtenden Bergen, mit dem Sternenhimmel verbindet ... Die Birke ist in bestimmten Traditionen ein heiliger Baum. Sie kann daher als Mazerat (oder Elixier) nicht nur für ihre allgemeine wohltuende Wirkung der Entwässerung und Regeneration, für die regelmäßige Pflege des Körpers verwendet werden, sondern auch, um uns mit dem Baumvolk zu verbinden.

Das Mazerat kann bei *Bedarf* eingenommen werden. Der erste Schritt besteht darin, eine kurze (7 Tage) oder lange (21 Tage) Behandlung durchzuführen. Der Körper integriert die Informationen der *Birke.* Wenn man dann ein paar Tropfen Birke in den Körper gibt, bringt einen das zurück zum Baum ... und der Baum bringt einen zurück zur Verbindung mit der Natur.

Kurzform

KONTRAINDIKATIONEN: keine

NEBENWIRKUNGEN: keine

AUSWIRKUNGEN:
Wirkung auf die Psyche: wird untersucht
allgemeine Entwässerung
allgemeine Regeneration

KRANKHEITEN UND ZUSTÄNDE:
Azidose, Allergien, Arthritis, Karies, Zellulitis, Cholesterin, Zahnlockerung, Wachstumsschmerzen, gutartige Fibrome, Gicht, Lebervergiftung, Osteoporose, Pankreatitis, Rachitis, Steifheit der Gelenke, Milzentzündung, Störungen des Kalziumphosphat-Stoffwechsels

Birnbaum

Pyrus communis

Knospen

Ebenen, Hügel und Berge in nicht bewaldeten (ländlichen) Gebieten, Kulturpflanzen (bestimmte Obstgärten mit unveredelten Sorten)

- urogenital (Prostata, Gebärmutter, Blase)
- Rheumatismus

Birnbaum-Mazerat ist wenig bekannt und wenig erforscht.

Die Ärzte Max Tétau, Daniel Scimeca und ihre Kollegen, die sich mit der Gemmotherapie auskennen, wenden dieses Mazerat bei **allen Krebsarten** an, parallel zu den klinischen Behandlungen (Chemotherapie, Strahlentherapie ...), bei denen die Ergebnisse dann offenbar besser sind.

Der Birnbaum scheint unvermeidlich, sobald wir das Urogenitalsystem berühren. Er wirkt nämlich sowohl bei **Prostataproblemen** als auch bei **Gebärmutterfibromen, Blasenentzündungen, Inkontinenz, Polypen** usw.

Der Birnbaum hat Wirkung auf die **Harnsäure**, was ihn auch bei sauren oder rheumatischen Zuständen nützlich macht.

Der Birnbaum ist die Knospe des sauren Körpermilieus.

Birnbaum wird verwendet, sobald das Säure-Basen-Gleichgewicht gestört ist, denn dieser Zustand begünstigt Krebserkrankungen. Eine ausgewogenere Ernährung und die Begrenzung von Stressfaktoren sind notwendig, um Ruhe und Wohlbefinden zu entwickeln.

VERWENDUNG

Als Basisbehandlung oder parallel zur klinischen Behandlung kann der Birnbaum täglich über einen längeren Zeitraum angewendet werden. Es ist ein Feldmittel. Die Birne wirkt in die Tiefe und über einen längeren Zeitraum. Bei Bedarf ist eine *Steigerung* auf 10 bis 15 Tropfen pro Tag möglich. Als Präventivmaßnahme kann der Birnbaum allein verwendet werden, wenn es eine Vorgeschichte zur Erkrankung gibt.

Um die Wirkung des Birnbaum-Mazerats zu verstärken, kann man es mit einer Kur kombinieren:

- mit Mammutbaum (Rotholz) bei Adenom der Prostata
- Brombeere bei Gebärmuttermyomen
- Weinrebe bei wiederkehrenden Warzen oder Polypen
- Preiselbeere bei chronischer Blasenentzündung oder Harnverlust
- Mammutbaum, Brombeere und Preiselbeere, die eine hormonelle Wirkung haben, werden nicht langfristig verwendet. Kombinieren Sie zum Beispiel Birnbaum und Mammutbaum für 3 Monate und verwenden Sie in den folgenden 3 Monaten kein anderes Mazerat mit hormoneller Wirkung.

Kurzform

KONTRAINDIKATIONEN: keine

NEBENWIRKUNGEN: keine

AUSWIRKUNGEN:
Wirkung auf die Psyche: wird untersucht
Regeneration bei Übersäuerung
Regeneration des urogenitalen Systems
mildes Entwässerungsmittel (Harnsäure)

KRANKHEITEN UND ZUSTÄNDE:
Übersäuerung, Prostata-Adenom, Krebs, Blasenentzündung, Gebärmuttermyome, Urinverlust, Polypen, Rheuma, Harnstoff, Warzen

ERFAHRUNGSBERICHT

Ich erinnere mich an die Behandlung eines Artillerieoberst mit einer großen Prostata. Der unglückliche Soldat wurde zuweilen von einem dringenden Harndrang geplagt, der ihn sehr störte. Außerdem verursachte sein fortgeschrittener Prostatismus wiederholt Harnwegsinfektionen. Da er einen chirurgischen Eingriff ablehnte, wurde er vom Urologen an uns überwiesen, nachdem durch Biopsien und Bluttests (freies PSA/gesamtes PSA) nachgewiesen worden war, dass kein Krebsgewebe vorhanden war.

Der Wechsel von Birnbaum (Knospen) und Mammutbaum (junge Triebe), 100 Tropfen (verdünntes Mazerat D1) pro Tag, hat ihn in 3 Monaten von seinem Elend erlöst, und er kann wieder seine Truppen kontrollieren.

(Bericht von Max Tétau)

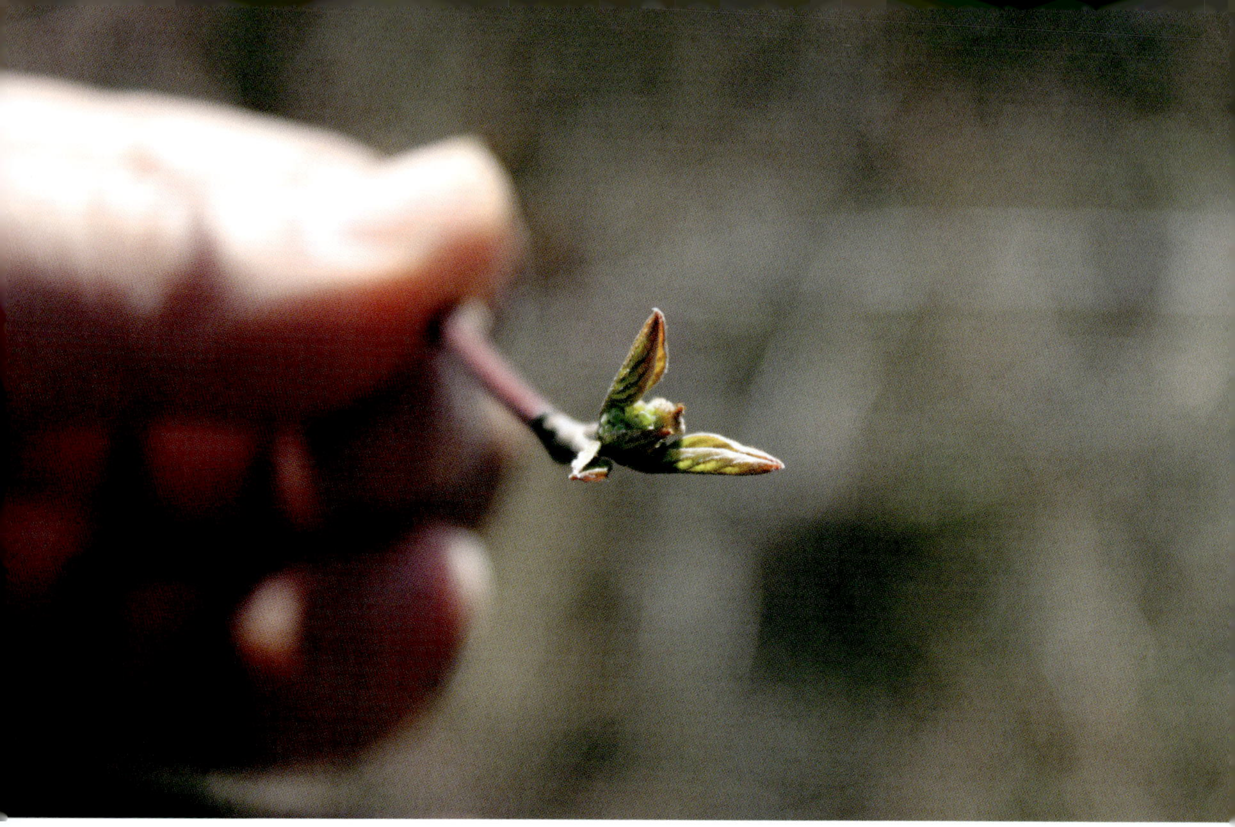

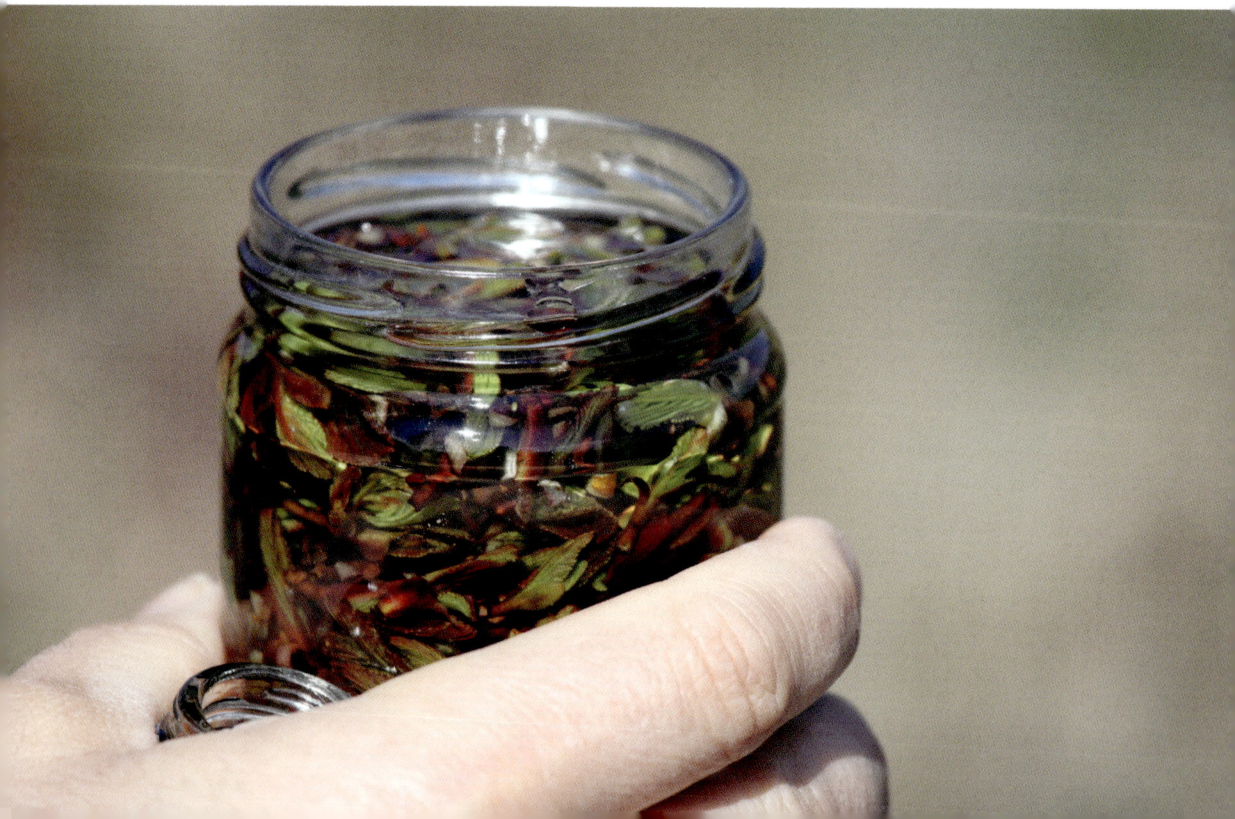

Blut-Hartriegel

Cornus sanguinea

Knospen

Straßenränder vom Mittelmeerraum bis zu den Hügeln, können angebaut werden (wählen Sie die nicht-ornamentale Sorte)

- Blut
- Herz
- Menopause (Hitzewallungen)

Der *Blut*-Hartriegel hat Wirkung auf das **Blut** auf allen Ebenen. Hartriegel ist eine wesentliche Knospe in der Gemmotherapie. Wie Philippe Andrianne erwähnt, haben einige Pflanzen eine „bipolare Wirkung je nach der auszuführenden Aktion". Das scheint unlogisch, und doch sind die Ergebnisse da: Einige Pflanzen passen ihre Tugenden an unsere Bedürfnisse an, manchmal antagonistisch. Im Falle des Blutdorns handelt es sich entweder um ein **Blutverdünnungsmittel** (Antikoagulans) oder um ein **Antihämorrhagikum** (Koagulans). Diese ambivalente Wirkung ist seit den Anfängen der Gemmotherapie in den 1960er Jahren bekannt.

Da das Mazerat das **Blut verflüssigt**, verhindert es die Bildung von Blutgerinnseln, die durch unseren Stoffwechsel entstehen oder nach einer Ruhigstellung (z. B. einem Bruch) auftreten. Diese beweglichen Gerinnsel (Thrombose) können zu einem Gefäßverschluss (Embolie) oder zu schweren Problemen im Herzen (Herzinfarkt), im Gehirn (Schlaganfall), in den unteren Gliedmaßen oder im Darm führen. Das Blut-Hartriegel-Mazerat wirkt im **venösen und arteriellen Kreislauf**.

Seltsamerweise hat es eine ***bipolare* Wirkung**.

Dr. Pol Henry arbeitete hauptsächlich mit seinem Freund Jean-Claude Leunis zusammen, einem Blutspezialisten und Vorreiter der Blutanalyse (die auch heute noch als Diagnoseinstrument verwendet wird). Gemeinsam konnten sie die außergewöhnliche Wirkung von Blut-Hartriegel auf die Blutplättchen bewerten. Sie entdeckten auch die **blutstillenden** Eigenschaften dieses Mazerats bei *geschlossenen* Traumata: „Die Blut-Hartriegel-Knospe zeichnet sich bei allen posttraumatischen kranialen, thorakalen oder abdominalen Blutungen aus (nicht chirurgisches Resorptionsmittel)".

Hartriegel wirkt auch auf das **Herz**, vor allem auf den Rhythmus, wo er die Schläge reguliert. Es wird empfohlen bei **Tachykardie**.

Das Mazerat reinigt das Blut und hat eine positive Wirkung auf alle Organe (die vom Blut ernährt werden).

Die Knospe trägt zu einer besseren allgemeinen Gesundheit bei.

Einige Autoren argumentieren, dass Blut, ebenso wie Wasser, ein Gedächtnis hat. Es ist interessant, dass der Blut-Hartriegel als großer Regenerator einen positiven Einfluss auf dieses Gedächtnis hat.

Blut ist auch ein Vehikel für unsere *heißen* Emotionen. Man muss sich nur ansehen, wie Wut das Gesicht rot, das Herz rasend und die Leber müde macht. Das Gleiche gilt für Hitzewallungen in den Wechseljahren, die auf die Emotionen und den *heißen* Aspekt im Körper einwirken.

Auch wenn sie keine identifizierte hormonelle Wirkung hat, **wirkt die Blut-Hartriegel-Knospe auf spektakuläre Weise auf diese Hitzewallungen der Wechseljahre.**

Wir haben viele Zeugnisse, die den Nutzen des Blut-Hartriegels bei prämenopausalen Hitzewallungen bescheinigen. Einige, ohne das Produkt einzunehmen, indem es einfach in der Nähe ist, was uns **neue therapeutische Möglichkeiten** erforschen lässt. Es gibt eine energetische, schwingende Wirkung, die wir nur beobachten, ohne sie erklären zu können.

ERFAHRUNGSBERICHT

Pascale ist noch nicht in den Wechseljahren, aber immer häufiger auftretende Hitzewallungen kündigen die bevorstehende Menopause an und bereiten ihr im Alltag Schwierigkeiten. Sie beginnt den Hartriegel zu verwenden und innerhalb weniger Tage hören die Hitzewallungen auf. Vorausschauend wird sie, sobald sie merkt, dass die Symptome wieder auftreten, einige Tage lang eine Minikur machen, um Hitzewallungen zu vermeiden.

VERWENDUNG

Wenn Sie Ihre Hartriegelmazerate zubereiten, verwenden Sie wilden oder kultivierten Blut-Hartriegel. Es gibt viele Ziergehölze, deren Tugenden oder sogar Giftigkeit nicht bekannt sind.

Außerdem handelt es sich in der Natur um den Blut-Hartriegel, nicht um *Cornus mas*, die Kornelkirsche.

Was die Wirkung des Hartriegels auf das Blut betrifft, so ist er für jedes Gerinnungsproblem geeignet, unabhängig davon, ob es altersbedingt ist (Alterung der Arterien, Cholesterinablagerungen an den Innenwänden) oder ob es pathologischer Natur ist (Takayasu-Krankheit, Buerger-Krankheit, Leriche-Syndrom ...).

Im Rahmen eines **Gemmotherapie-Programms** ist es ratsam, zusätzlich zu den Kuren für die Venenwände (Kastanie oder Eberesche) mindestens zwei 21-Tage-Kuren pro Jahr durchzuführen. Gleichzeitig sollten die Ernährung und die körperliche Aktivität angepasst werden, um die schädlichen Auswirkungen des Cholesterins zu begrenzen.

Als gezielte Blutbehandlung kann der Blut-Hartriegel eingenommen werden (mehrere Monate), mit einer angepassten Dosierung.

Bei Hitzewallungen in den Wechseljahren und der Prämenopause sind die Ergebnisse oft schnell und spektakulär. Wenn innerhalb einer Woche keine Ergebnisse erzielt werden, ist die Behandlung (oder die Dosierung) nicht geeignet. Wenn die Behandlung anschlägt, verwenden Sie sie, bis die Symptome verschwinden. Verwenden Sie das Mazerat über einige Tage hinweg erneut, wenn die Hitzewallungen zurückzukehren scheinen.

Kurzform

KONTRAINDIKATIONEN: nicht empfohlen für schwangere Frauen und im Falle von hormonabhängigen Krebsarten

NEBENWIRKUNGEN: Hämorrhoiden

AUSWIRKUNGEN:
Wirkung auf die Psyche: bislang keine bekannt
unterstützt das Blut (antihämorrhagisch)
und venösen und arteriellen Kreislauf
Regulierung des Herzrhythmus
Regulierung von Hitzewallungen der Menopause
Blutentwässerungsmittel, wirkt auf die Bildung von Blutgerinnseln (Thrombose)

KRANKHEITEN UND ZUSTÄNDE:
Schlaganfall, abdominale Blutung, kraniale Blutung, posttraumatische Blutung, Brustkorbblutung, Tachykardie, Thrombose

Brombeere

Rubus fruticosus

Knospen

Ebenen, Hügel und Berge

- Knochen (Osteoporose, Frakturen)
- atmungsaktiv
- Fibrome

Um die Brombeere zu verstehen, muss man sich mit ihrem Wachstum und *Lianen*-Charakter auseinandersetzen. Sie wächst unaufhörlich.

Wird sie geschnitten oder gespalten, zum Beispiel für Korbwaren, haben wir es mit Fasern und Mark zu tun.

In der Gemmotherapie hat die Brombeerknospe einerseits Wirkung auf das Knochenmark und andererseits auf das Gewebe.

Das **Knochenmark** beteiligt sich aktiv an der Befeuchtung und damit an der Gesundheit des **Knochens.** Die Brombeere fördert den Knochenaufbau (osteoblastische Wirkung).

Das Mazerat ist daher bei **Osteoporose** und **Knochenbrüchen**, zur Festigung und Wiederherstellung des Knochens und bei bestimmten Arten von **Arthritis** (insbesondere im Knie) angezeigt.

Die elastischen Fasern des Körpers sind dehnbar (Auge, Haut, Arterien) Dieses Bild ermöglicht es uns, die Wirkung der Brombeere auf die *Fasern* auf verschiedenen Ebenen zu verstehen: in der Lunge zum Beispiel, wo das Mazerat bei Verstopfung, **Emphysem** oder **chronisch destruktiver Bronchitis** hilft.

Die Brombeerknospe wirkt auch auf **Myome** in den Brüsten oder der Gebärmutter.

Einige Gärtner erinnern sich daran, dass getrocknete und pulverisierte Brombeerknospen als Schnitthormon verwendet werden. Sie haben auch eine **hormonelle Wirkung** auf den Menschen, eine **leicht östrogene Wirkung** (Phytoöstrogene). Diese Eigenschaft spricht für Brombeermazerat bei postmenopausalen Frauen in respektablem Alter, wo dieser hormonelle Aspekt die schützende Wirkung auf die Knochen bei einer Osteoporose verstärkt.

VERWENDUNG

Bei einem **Gemmotherapie-Programm** wird die Brombeere in lange Kuren für ältere Frauen integriert: Sie ist eine Pflege- und Schutzblüte. Sie wird auch in Gemmotherapie-Programmen für Menschen mit einer familiären Disposition für Osteoporose-Erkrankung eingesetzt.

Die Brombeere ist eine *verbindliche* Knospe. Wir verwenden immer ein paar Tropfen in jeder Gemmotherapie-Mischung oder einem Komplex, ob männlich oder weiblich, um die Wirkung der anderen Knospen zu unterstützen.

Kurzform

KONTRAINDIKATIONEN: nicht empfohlen für schwangere Frauen und bei hormonabhängigen Krebsarten

NEBENWIRKUNGEN: keine

AUSWIRKUNGEN:
Wirkung auf die Psyche: bislang keine bekannt
osteoartikuläre Regeneration
regenerierend für ältere Frauen mit einer leicht östrogenen Wirkung

KRANKHEITEN UND ZUSTÄNDE:
Arthritis, chronische Bronchitis, Lungenemphysem, Brustmyome, Gebärmuttermyome, Knochenbrüche, Osteoporose

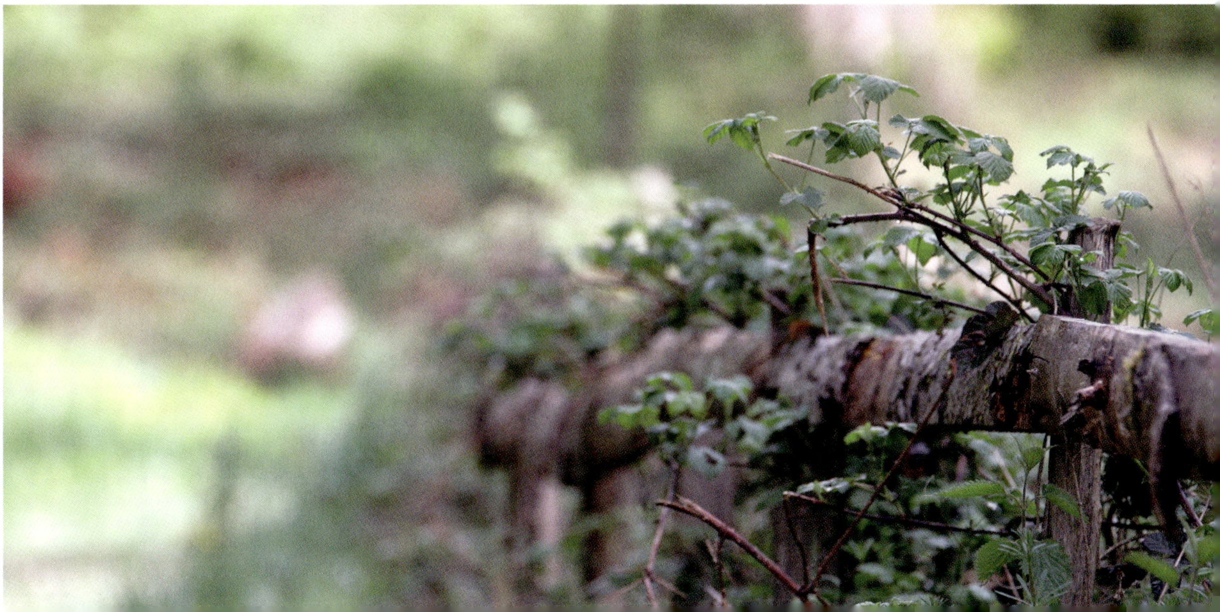

Buche

Fagus sylvatica

Knospen

Hügel und Berge

- Nieren
- wiederholte Stöße

Die Buche ist eine *Joker*-Knospe. Sie wirkt auf die Nieren auf physischer und subtiler Ebene. Diese Knospe hat eine regenerierende und energetisierende Funktion.

Regenerierend stellt sie die Mobilität und Aktivität der Niere wieder her, die blockiert ist bzw. eingefroren.

Sie ist daher bei **Nierensteinproblemen** (Nierenlithiasis) angezeigt.

Die Ärzte Tétau und Scimeca betonen, dass diese Knospe „die Phänomene der **Nierensklerose** bekämpft. Sie wird eingesetzt, um die gefürchtete Glomerulonephritis zu verlangsamen, die die Niere zerstört und zur Dialyse führt".

Als Stimulans hilft sie den Nieren, ihre Reinigungsprozesse zu aktivieren. Sie fördert also die **Urinsekretion, die Ausscheidung von Harnsäure, Harnstoff** und **Kreatinin.** Dieser Effekt auf den gesamten Körper wirkt sich positiv auf die durch überschüssige Harnsäure verursachten Gelenksbeschwerden (*Gicht*) aus.

Die Buchenknospe hilft, überschüssiges Wasser und Cellulite zu beseitigen. Sie ermöglicht die Rückkehr zu einem besseren Wasserkreislauf im Körper, damit die Funktionen normal bleiben.

Aber diese Knospe wirkt auch auf einer subtileren Ebene. Aus diesem Grund wird sie manchmal auch als *Joker*-Knospe bezeichnet.

Pol Henry beschrieb das Mazerat als wirksam bei „einem fibrosklerotischen Zustand, der sich durch übertriebene Schocks, die die Gammaglobuline sowohl auf Nieren als auch auf Lungenebene ausüben, schleichend verschlechtert".

Auch wenn der Einfluss auf die Psyche noch nicht gut erforscht ist, die Buche ist eine heilende Knospe für seelische und physische Schocks, Missverständnisse, Ärger ...

Die Wiederholung von Schocks macht uns manchmal unbeweglich. Wir versinken in einer *Hölle*, in der wir Beziehungsstrategien entwickeln, die aus dieser Enge resultieren, Starrheit, Festigkeit ..., Notfallstrategien, um ein wenig Lebenskraft zu bewahren.

Der Körper wird verstopft, sklerotisiert, diese Prozesse sind wenig lebensfreundlich. Es muss sich etwas anderes entfalten. Auch wenn ich die andere Person nicht verstehe, auch wenn ich ihre Einstellung nicht erkenne, gibt es einen Weg für uns, auf diesem Planeten zusammenzuleben, es gibt sogar einen Weg für uns, zu lernen, einander zu akzeptieren.

Die Buche hilft uns, diese Phasen des beschädigten Individualismus zu überwinden. Wunder entstehen, wenn das Ideal zusammenbricht und wir eine offene Sicht auf die Welt in uns wachsen lassen. Wir staunen dann nicht mehr über eine Welt, wie wir sie gerne hätten, sondern über eine Welt, wie sie ist.

In **Phasen des Schocks, der Trauer, der Immunschwäche**, der sich anbahnenden Depression ... ist die Buchenknospe angezeigt.

VERWENDUNG

Die Buchenknospe kann als eigenständige Behandlung oder im Rahmen einer Kur eingesetzt werden.

Bei Nierensklerose kann das Mazerat ohne Probleme langfristig eingenommen werden, 5 bis 10 Tropfen pro Tag, aufgeteilt auf eine oder zwei Gaben.

Im Rahmen eines Gemmotherapie-Programms wird sie am besten zu Beginn des Winters verwendet. Am Ende des Herbstes ist es üblich, die Nieren zu entleeren, zum Beispiel mit Hilfe von Eschen- oder Wacholdermazerat. Danach folgt mit der Buche eine Phase der Regeneration und Dynamisierung.

Die reparierende Funktion des Buchenmazerats ist Teil der laufenden Forschung über die Auswirkungen von Knospenmazeraten auf die Psyche.

Auf jeden Fall hat sich gezeigt, dass diese Knospe hilft, nach wiederholten Schocks wieder in die Spur zu kommen. Je nach Fall wäre es ratsam, sie in Verbindung mit Eiche oder Feige zu testen.

Kurzform

KONTRAINDIKATIONEN: keine

NEBENWIRKUNGEN: keine

AUSWIRKUNGEN:
Wirkung auf die Psyche: wiederherstellend (aktuelle oder alte Schocks und Traumata)
Regenerierung und Energetisierung der Nieren

KRANKHEITEN UND ZUSTÄNDE:
Allergien (nach Nervenschocks), Nierensteine, Cellulitis, Cholesterin, Nervenzusammenbruch, Erschöpfung, Glomerulonephritis, Gicht, Nierenlithiasis, Wasserretention, Nierensklerose, Harnstoff

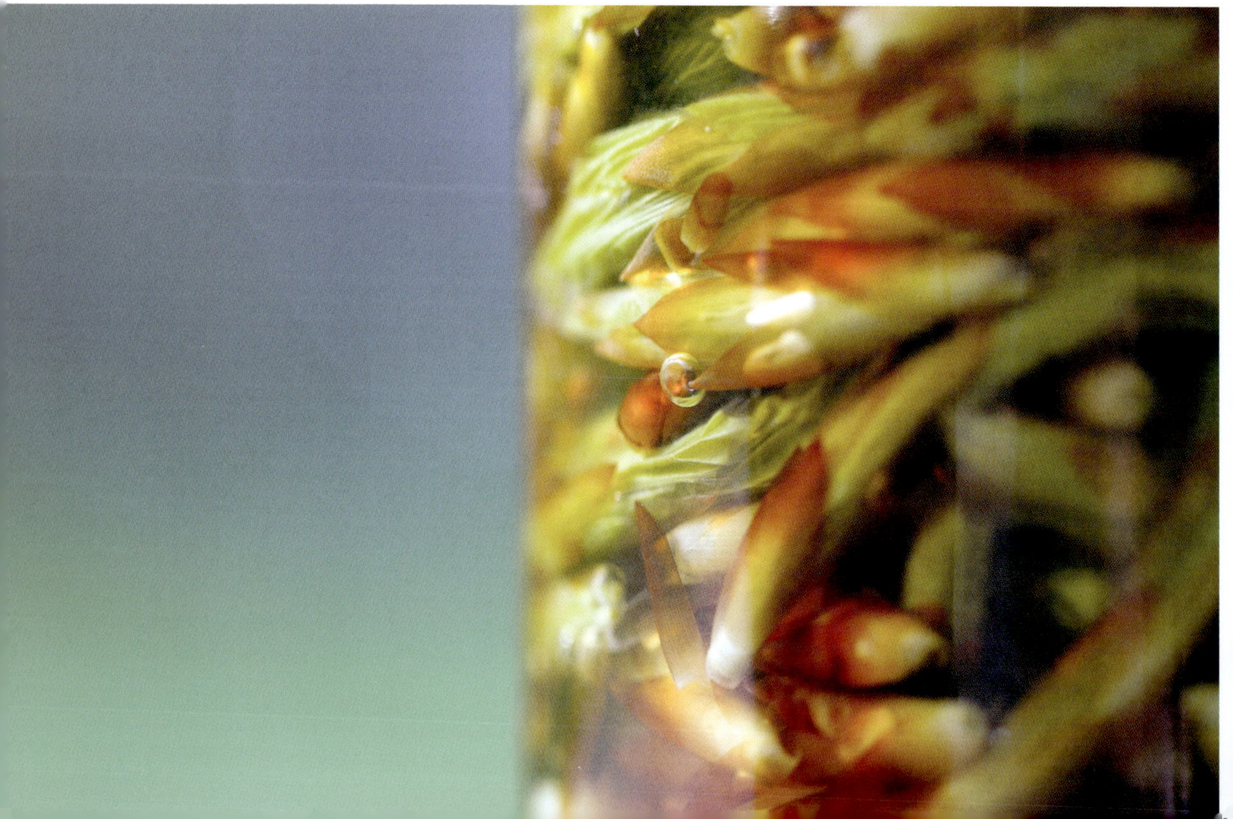

Eberesche

Sorbus domestica

Knospen

Ebenen und Hügel, alle Arten

- Adern
- Blut

Die heimische Eberesche hat eine regenerierende Wirkung auf das **Blut**.

Wie Max Tétau und Daniel Scimeca erwähnen, hat sie eine tonisierende, entzündungshemmende und regenerierende Wirkung auf die Venen und verringert die Viskosität des Blutes (Verflüssigung).

Die Indikationen der Eberesche betreffen daher Probleme mit **Krampfadern, Hämorrhoiden, varikösen Geschwüren, Migräne und Bluthochdruck.**

VERWENDUNG

Die Eberesche kann im Rahmen einer Gemmotherapie zur Reinigung des Blutes und zur Stärkung der Venen eingesetzt werden. Es wird empfohlen, mehrere Kuren pro Jahr durchzuführen oder dieses Mazerat sogar langfristig zu verwenden,

Im Allgemeinen 1 bis 5 Tropfen pro Tag.

Kurzform

KONTRAINDIKATIONEN: keine

NEBENWIRKUNGEN: keine

AUSWIRKUNGEN:
Wirkung auf die Psyche: wird untersucht
Regenerierung der Venen und des Blutes (Verflüssigung)

KRANKHEITEN UND ZUSTÄNDE:
Migräne, Hämorrhoiden, Hyperviskosität des Blutes, variköse Geschwüre

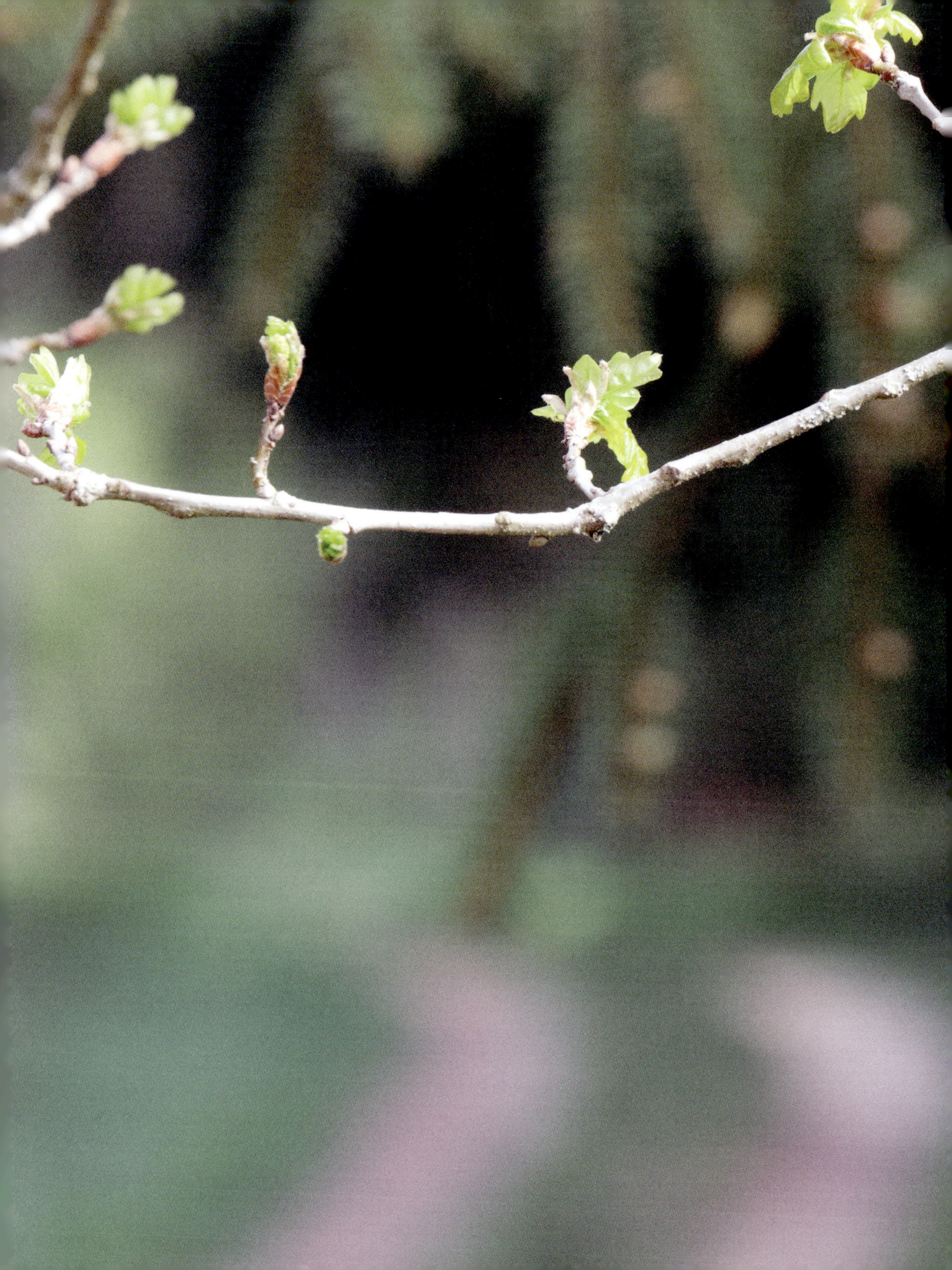

Eiche

Quercus sp.
(Quercus robur, Quercus petraea, Quercus sessiliflora, Quercus pubescens)

Knospen

Wälder und Alleen

- Hypotension
- Müdigkeit, Überarbeitung
- Sexualität
- Persönlichkeitsstörung

Bei den für die Gemmotherapie untersuchten Eichen handelt es sich um die sommergrünen Eichen der gemäßigten Zone, die Stiel- und Traubeneichen.

Aber es gibt keinen Grund, warum andere Eichen nicht die gleichen Tugenden haben sollten.

Die Eiche ist dank ihrer **hormonell stimulierenden** Wirkung eine Knospe der Jugend. Sie ist hauptsächlich eine männliche Knospe, *Yang*, aber sie kann auch von Frauen verwendet werden.

Sie wirkt auf die Nebennieren und versorgt den Körper mit Energie im Allgemeinen. Durch die Stimulierung der Hoden (Sekretion von Testosteron) hat sie auch eine energetisierende Funktion.

Die Eiche ist bei allen Arten von **Müdigkeit** wirksam: Überarbeitung, Rekonvaleszenz, leichte Unterernährung, sexuelle Müdigkeit, hormonelle Müdigkeit, Erschöpfung ...

Es ist die Knospe der Aktion.

Keine Ruhe für den Krieger!

Die Eichenknospe bringt Kraft, wenn man sie nicht zu haben scheint. Ihre tonisierende Wirkung wird bei **Hypotonie** oder **Verstopfung** empfohlen. Für all diese Zustände **ist sie eine der Knospen der Jugend**.

Die Eiche ist der wichtigste Baum der westeuropäischen Zivilisation seit Anbeginn der Zeit. Sie ist ein heiliger Baum in heiligen Wäldern, dem in der Antike Tempel gewidmet waren und der bis in unsere Zeit auf dem Lande verehrt wurde. Es gibt eine magische, uralte Verbindung zwischen den Menschen und den Eichen, und dadurch die Verbindung zwischen Menschen und dem wilden Wald. Ein oder zwei Jahrhunderte können ein paar tausend Jahre Beziehung nicht wegfegen. Es gibt tiefe, unsichtbare Bande, die immer noch wirken.

Das Mazerat steht für Verwurzelung und Offenheit. Ich empfehle es bei Persönlichkeitsstörungen, bei Verlust von Bezugspunkten, wie bei bestimmten Krisen nach Drogenkonsum.

Max Tétau förderte parallel zu den physischen und symptomatischen Tugenden der Gemmotherapie die Entwicklung des sensiblen Aspekts dieser Baumheilmittel, die auf die Psyche und die Emotionen einwirken und vor allem zu einem harmonischen Wohlbefinden beitragen. Bislang wurde dieser sensible Aspekt der Mazerate nur wenig erforscht es wurde ein rein symptomatischer Ansatz gewählt.

VERWENDUNG

Die Eichenknospe ist vor allem eine Heilknospe, ein Mazerat, das wir verwenden, wenn wir sehr müde sind, wenn die Erschöpfung einsetzt.

Das Mazerat wird daher in monatlichen Kuren (21 Tage) verwendet, dann eine 7-tägige Pause. Wiederholen Sie den Vorgang über 2 bis 3 Monate, wenn nötig, auch länger.

Wie bei anderen Mitteln zur Stimulierung der Nebennieren gibt es eine Pause zwischen dem Ende einer Behandlung und der nächsten. Wenn Sie also eine Serie von Kuren über 3 Monate machen, lassen Sie Ihre Nebennieren in den nächsten 3 Monaten ruhen, indem Sie kein Mazerat einnehmen, das sie stimuliert (wie Eiche, Rosmarin ...).

Der Körper wird dann nicht mehr in Müdigkeit oder Erschöpfung verfallen. Die Aufgabe des Mazerats besteht darin, durch die Veränderung der Lebensgrundlagen ein inneres Gleichgewicht herzustellen. Es ist also keine Stütze, keine gelegentliche Krücke, sondern ein Mittel, das hilft, Ausgewogenheit und Harmonie wiederherzustellen.

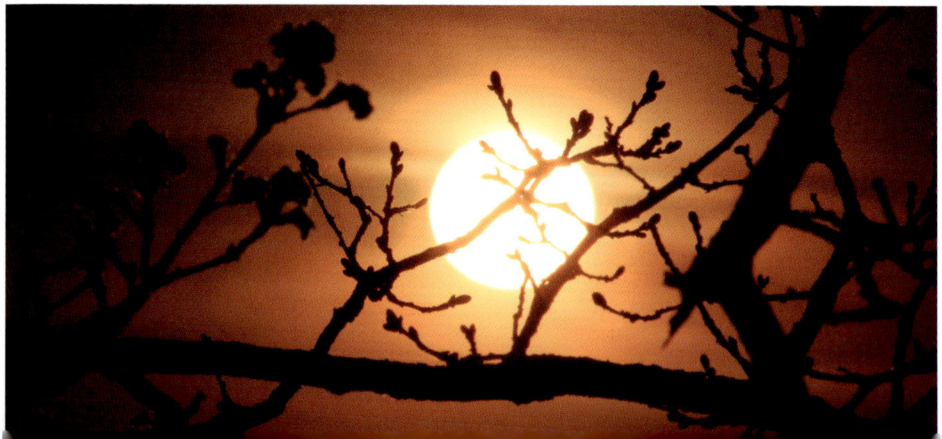

ERFAHRUNGSBERICHT

Aus Sorge über die lange Abwesenheit eines Freundes beschloss ich, ihn in der Stadt zu suchen, wo er auf eine Party gegangen war. Ich fand ihn ohne Hemd auf einem Parkplatz, er hatte seine Schuhe, sein Telefon und einen Teil seiner Kleidung verloren. Er war sehr aufgeregt und wusste nicht, wer er war. Es war, als hätte er LSD genommen. Ich brachte den jungen Mann zurück zu seinen Eltern.

Er war mehrere Tage lang auffällig und verwirrt, hatte Identitätsprobleme und stand etwa eine Woche lang unter ständiger Aufsicht. Während dieser Zeit war er von der Liebe seiner Familie umgeben, erhielt Energiebehandlungen, Bachblüten und Eichenmazerat. Es dauerte 10 lange Tage, bis er diese Krise überwunden hatte.

Ein paar Monate später sprachen wir darüber. Er gestand mir, dass er inmitten all dieser Verwirrung die wertvolle Hilfe des Eichenmazerats gespürt hatte, wie einen Faden, der ihn zum inneren Selbst und zur Vernunft führte.

Kurzform

KONTRAINDIKATIONEN: nicht für schwangere Frauen empfohlen

NEBENWIRKUNGEN:
Nebennierenstimulans

AUSWIRKUNGEN:
Wirkung auf die Psyche: anregend, verankernd
hormonelles Stimulans, Tonikum, allgemeiner Energiespender

KRANKHEITEN UND ZUSTÄNDE:
Andropause, Burn-out, Verstopfung, Rekonvaleszenz, leichte Unterernährung, Erschöpfung, Müdigkeit, hormonelle Müdigkeit, sexuelle Müdigkeit, Hypotonie, Überarbeitung, Hoden (Stimulation)

Esche

Fraxinus excelsior

Knospen

Ebenen, Hügel und Berge, Feuchtgebiete

- Cholesterin
- Gelenke

Die Esche ist ein hervorragender Entwässerer, der Pflanzenliebhabern gut bekannt ist.

Die Gemmotherapie hat neue therapeutische Tugenden ans Licht gebracht, die in der klassischen Phytotherapie unbekannt sind. Knospenmazerate der Esche haben Vorzüge, wie man sie aus der Phytotherapie kennt, und zusätzliche.

Das Eschenmazerat wirkt in erster Linie auf die Nieren, die es anregt. Bei Nierenmüdigkeit ist es sehr gut geeignet. Indem es die Nieren unterstützt, stimuliert es die körpereigenen Reinigungsprozesse, vor allem von **gelenkschädigender Harnsäure**.

Durch die Stimulierung der Nieren wird auch der Wasserkreislauf im Körper aktiviert, was Esche bei **Wassereinlagerungen** und **Cellulite-Problem** geeignet macht.

Esche hat eine reinigende Wirkung auf die Gelenke. Allgemeine Körperübersäuerung und Harnsäure wirken als Kristallablagerungen in den Gelenken. Esche wirkt auf diese Ablagerungen wie eine Welle, die die Kristalle wegspült. Sie wird daher allgemein bei allen Gelenkproblemen empfohlen, die durch überschüssige Harnsäure verursacht werden: **Gicht, Gelenkentzündungen** usw.

Esche wirkt auch bei **Verformungen kleiner Gelenke** (Füße, Hände). Es hat jedoch keine Wirkung auf den Verschleiß von Knorpeln und Gelenken im Allgemeinen.

Laut Pol Henry ist Esche ein **Cholesterinsenker**.

VERWENDUNG

Für kurze Kuren wird Esche im Allgemeinen mit Schwarzer Johannisbeere kombiniert.

Bei langwierigen Kuren, z. B. bei Gelenkverformungen, wird Esche über mehrere Monate hinweg an 21 Tagen im Monat und Schwarze Johannisbeere jeden zweiten Monat angewendet.

Wegen ihrer anregenden und entwässernden Wirkung auf die Nieren sollte Esche nicht in der kalten Jahreszeit, vom Spätherbst bis zum Frühlingsanfang, verwendet werden. In der Tat *entwässert sie die Niere.* Die populären westlichen Traditionen (Gewebe um die Nieren im Winter) stimmen mit den Ratschlägen der östlichen medizinischen Traditionen überein, dass die Niere warm gehalten werden muss, um HNO-Erkrankungen oder Rückenschmerzen (Lumbago u. a.) zu vermeiden.

Wenn Sie Esche verwenden, entsteht eine Art Kühle, die durch die Wasserströme im Körper aktiviert wird. Aus diesem Grund wird es in heißen Perioden empfohlen und in kühleren Perioden durch ein anderes Mittel (z. B. Weinrebe) ersetzt.

Kurzform

KONTRAINDIKATIONEN: nicht empfohlen für schwangere Frauen

NEBENWIRKUNGEN: eingeschränkte Nutzung im Winter

AUSWIRKUNGEN:
Wirkung auf die Psyche: wird untersucht
starkes Nierenstimulans
Drainage von schmerzhaften oder deformierten Gelenken

KRANKHEITEN UND ZUSTÄNDE:
Übersäuerung der Gelenke, Cellulite, Cholesterin, Verformungen der kleinen Gelenke, Gicht, Gelenkentzündung, Nierensteine, Wassereinlagerungen, Rheuma, Harnstoff

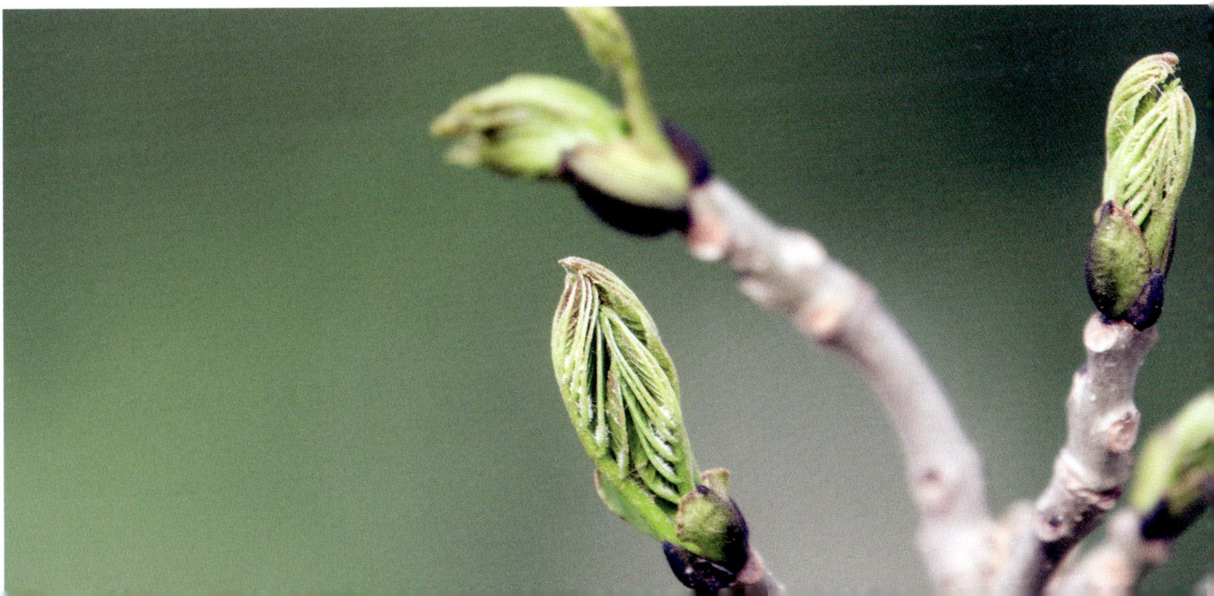

Feige

Ficus carica

Knospen

Weinbaugebiete, verträgt mäßige Kälte in Gärten

- Nerven (Stress, Depression, Nervosität ...)
- Verdauung (Übersäuerung und Magenreflux, Kolopathie ...)
- Polyarthritis
- Kopftrauma
- Borreliose

Der Feigenbaum hat eine ausgleichende Wirkung. Es ist ein wichtiges Mazerat in der Gemmotherapie.

Es wirkt vor allem bei **Stress**. Tétau und Scimeca erwähnen seine regulierende Wirkung auf „die cortico-hypothalamische Achse, die die gesamte Sphäre der Emotionen, Ängste, Obsessionen kontrolliert". Es wird oft gesagt, dass wir zwei Gehirne haben: das Großhirn und das Bauchhirn. Das Mazerat wirkt auf das *erste* Gehirn. Der Feigenbaum hat Einfluss auf verschiedene **Neurosen**: Phobien, Zwangsstörungen (OCD), Nervenzusammenbrüche, Schlaflosigkeit, Epilepsie ... und verschiedene Stresssituationen. Ich empfehle es vor einem Gespräch, an das Erwartungen geknüpft sind, sei es im beruflichen, schulischen, sozialen oder familiären Bereich. In Verbindung mit Weißdorn (für die Gedächtnisleistung) wirkt es bei Schülern und Studenten während der Prüfungen wahre Wunder.

Pol Henry empfiehlt es auch für alle Fälle von **Schädeltrauma**, wenn Schwindel, Kopfschmerzen, leerer Kopf, Erschöpfung auftreten ...

Außerdem hat es eine physikalische Wirkung auf das Gehirn, indem es die Resorption von intrakraniellen Hämatomen begünstigt.

Der Feigenbaum wirkt auf das, was neuere Studien als *zweites Gehirn* bezeichnen, den Bauchraum, der ebenfalls empfindlich ist und dem Fluss der Gefühle und Gedanken folgt, die uns durchströmen und *sauer machen*.

„In Frankreich sind Millionen Menschen von Übersäuerung betroffen, die trotz des iatrogenen Risikos auf die berühmten Protonenpumpenhemmer (PPI) zurückgreifen, die von der Ärzteschaft häufig verschrieben werden", so Max Tétau.

Erfahrungsbericht

Zu bestimmten Zeiten meines Lebens, insbesondere nach Schocks, habe ich depressive Phasen erlebt, in denen sich das ganze Wesen zurückziehen muss, um sich zu regenerieren. Aber eine Regeneration scheint unmöglich zu sein, denn das Trauma hat uns anscheinend über unsere Grenzen belastet. Die Emotionen kochen hoch, vor allem Traurigkeit, Angst, Verzweiflung und etwas Wut.

Johanniskraut-Tinktur (morgens eingenommen) und Feigenbaum-Mazerat, das tagsüber nach Belieben eingenommen wird, haben mir in diesen depressiven Momenten gut getan.

Ich hatte auch Borreliose. Dabei spürte ich den Stress, den jedes Treffen, jedes Gespräch mit anderen Menschen für mich bedeutete. Die Erschöpfung durch die Krankheit und die Müdigkeit nach jeder Anstrengung haben meine sozialen Beziehungen auf ein Minimum reduziert. Aber ich erlebte die beruhigende Wirkung des Feigenbaums. Er hat die Müdigkeit nicht beseitigt, aber er hat mir eindeutig geholfen, jeglichen Stress abzubauen (der toxisch ist, besonders während einer Krankheit). Danach erhielt ich viele Berichte von Borreliose-Patienten, die parallel zu spezifischen Behandlungen ihrer Schmerzen den Feigenbaum langfristig und zu verschiedenen Tageszeiten einnahmen, wenn der Körper dies zu benötigen schien. Die Rückmeldungen waren ausnahmslos positiv.

Der Feigenbaum ermöglicht die Entwöhnung von schmerzstillenden Medikamenten. Das Mazerat wirkt harmonisierend auf den Verdauungsbereich.

Es ist ein Mittel zur Behandlung von **Hiatushernien, Sodbrennen, Übersäuerung, Verbrennungen, Magenkrämpfen, chronischer** oder **erosiver Gastritis**. Der Feigenbaum wirkt auch auf den Darm, wo er eine wertvolle Hilfe bei **Colitis, Colitis ulcerosa** und **Morbus Crohn** ist.

Auch die **Ösophagusmotorik** wird durch dieses Mazerat begünstigt.

Laut Pol Henry hat der Feigenbaum eine regenerierende Wirkung bei **Anämie**.

Es wird auch erwähnt, dass es sich um *ein sehr wirksames Mittel gegen Polyarthritis bei Heranwachsenden* handelt.

Feigenbaummazerat wird von bestimmten auf Kinderheilkunde spezialisierten Labors bei Regurgitation von Säuglingen verwendet.

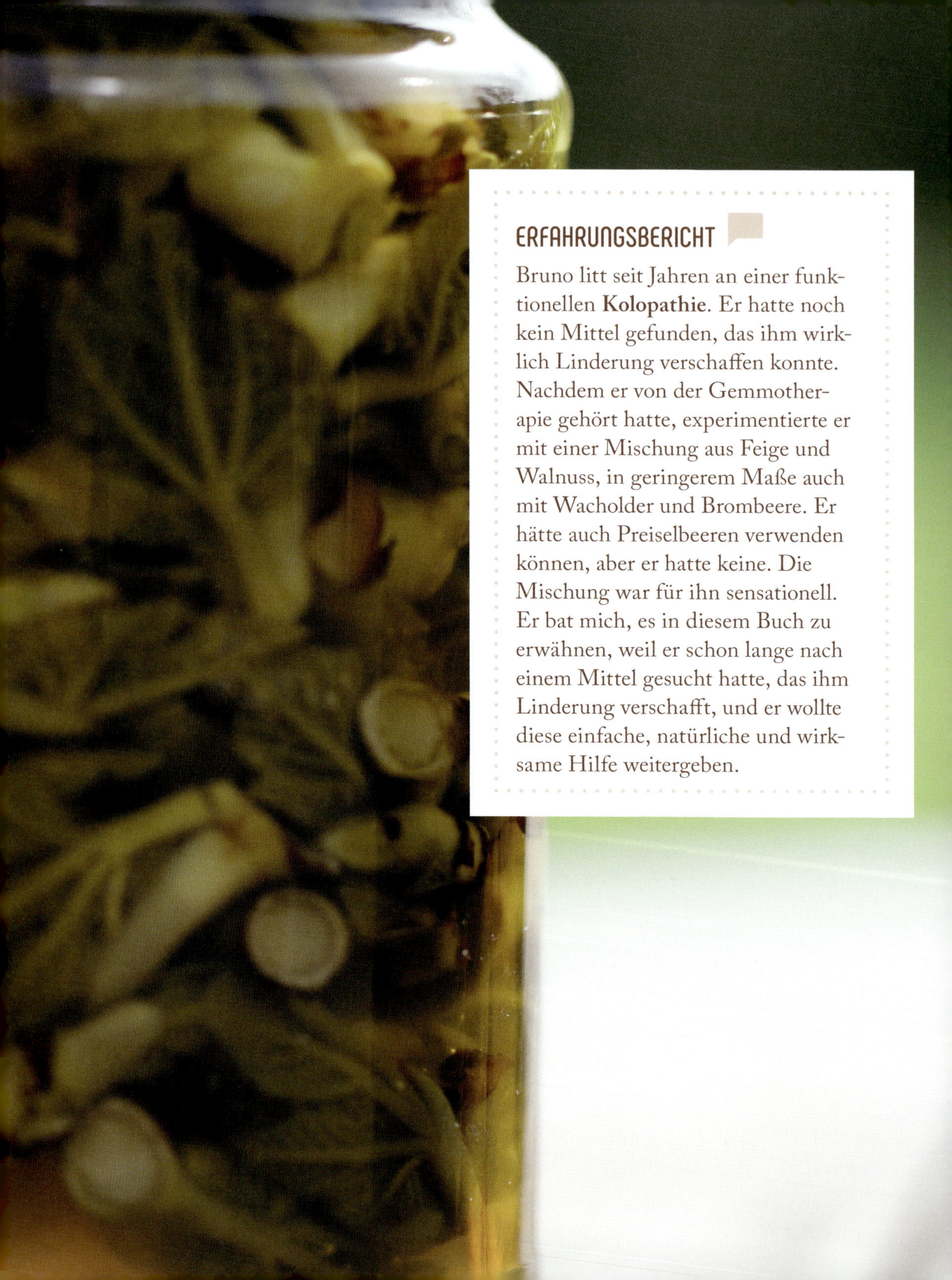

ERFAHRUNGSBERICHT

Bruno litt seit Jahren an einer funktionellen **Kolopathie**. Er hatte noch kein Mittel gefunden, das ihm wirklich Linderung verschaffen konnte. Nachdem er von der Gemmotherapie gehört hatte, experimentierte er mit einer Mischung aus Feige und Walnuss, in geringerem Maße auch mit Wacholder und Brombeere. Er hätte auch Preiselbeeren verwenden können, aber er hatte keine. Die Mischung war für ihn sensationell. Er bat mich, es in diesem Buch zu erwähnen, weil er schon lange nach einem Mittel gesucht hatte, das ihm Linderung verschafft, und er wollte diese einfache, natürliche und wirksame Hilfe weitergeben.

VERWENDUNG

Der Feigenbaum wird nicht für spezielle Gemmotherapie-Programme verwendet. Aus ihm entsteht ein begleitendes Mazerat, es wird kaum gebraucht für Kuren. Es bleibt in der Nähe, in der Tasche oder in der Handtasche. Es wird *bei Bedarf* eingesetzt, wenn der Körper es benötigt.

Für besonders gestresste Menschen ist es dennoch ratsam, mit einer 21-tägigen Kur zu beginnen, wobei täglich eingenommen wird, dann bei *Bedarf*. Das Fläschchen in der Tasche gehört ausgestattet mit einem Spraykopf. Es kann täglich eingenommen werden und hilft Ihnen, Ihren Stress zu bewältigen.

Eine angepasste Ernährung und therapeutische oder spirituelle Unterstützung werden Ihnen helfen, weniger zu leiden und *besser* zu leben. Der Feigenbaum kann in beliebiger Menge verwendet werden (Vorsicht bei schwangeren Frauen, maximal 5 Tropfen pro Tag).

Kurzform

KONTRAINDIKATIONEN: allopathische entzündungshemmende Behandlung, Aspirin, Blutverdünner (Risiko von *Gerinnungsstörungen* aufgrund von bestimmter Verbindungen in diesem Mazerat: Cumarin und Eugenol)

NEBENWIRKUNGEN: keine

AUSWIRKUNGEN:
Wirkung auf die Psyche: beruhigend, besänftigend, ausgleichend
Regulierung der Symptome von Stress
Ausgleich von Magen-Darm-Störungen
Balancieren nach einem Schädelhirntrauma

KRANKHEITEN UND ZUSTÄNDE:
Übersäuerung des Magens, Sodbrennen, Angstzustände, Kopfschmerzen, Kolitis, funktionelle Kolopathie, Magenkrämpfe, Nervenzusammenbruch, Epilepsie, Erschöpfung, chronische Gastritis, erosive Gastritis, Hiatushernie, Schlaflosigkeit, Morbus Crohn, Borreliose, Neurosen, Obsessionen, Ängste, Phobien, jugendliche Polyarthritis, Prostration, Colitis ulcerosa, saurer Reflux, Stress, Kopftrauma, Zwangsneurosen, Schwindel

Feldahorn

Acer campestre

Knospen

an warmen Standorten, auf Hügeln (mögliche Verwechslung mit anderen Ahornen)

- Gallenblasenentleerer
- Cholesterin
- Diabetes

Er ist ein ausgezeichnetes **Drainagemittel für Leber und Gallenblase,** der die *Ablagerungen* beseitigt, die die Gallengänge verstopfen, und so für einen besseren Transport der Fette im Blut sorgt.

Die Knospe des Feldahorns könnte bei **Gallenbeschwerden**, bei schmerzhaften Gallensteinen und Gallengrieß, bei **Lithiasis**, aber auch bei **Hypercholesterinämie, Hypertriglyceridämie, Leberinsuffizienz** angezeigt sein.

In den 50er Jahren ist sie bei Diabetes als eine Ergänzung zur Walnuss empfohlen worden.

VERWENDUNG

Das Feldahorn-Mazerat hat seinen Platz in den Programmen der Gemmotherapie zur **Reinigung der Gallenblase**, zur Reinigung des Blutes **(Cholesterin)** und zur **Vorbeugung von Diabetes.**

Es wird in einer Menge von 5 bis 10 Tropfen am Morgen verwendet. Wie Max Tétau rät, ist ein Glas Zitronensaft mit warmem Wasser eine gute Ergänzung während der Kur.

Führen Sie zweimonatige Kuren durch, die ein oder zwei Mal im Jahr wiederholt werden. Achten Sie darauf, Ihre Ernährung anzupassen und Sport zu treiben, um Ihren Körper gesund zu halten.

Das Mazerat wird aus den Knospen des Feldahorns hergestellt. Die Vorzüge und die Verträglichkeit anderer Ahorne sind nicht oder nur in geringem Maße erforscht, so dass Sie beim Pflücken auf die Knospen dieses speziellen Ahorns achten sollten.

Zum Glück hat die Natur die Knospen farblich gekennzeichnet: grün für den Bergahorn, rot für den Spitz-

ERFAHRUNGSBERICHT

Eine Patientin, 50 Jahre alt, konnte nicht essen, ohne schreckliche Beschwerden zu haben. Schon nach wenigen Bissen litt sie unter Übelkeit und Erbrechen von grünlicher Galle, was zu starker Müdigkeit und dem Verlust der Lebensfreude führte. Viele Behandlungen waren erfolglos geblieben.

Die klinische Untersuchung war negativ. Eine Ultraschalluntersuchung des Abdomens zeigte jedoch eine geschwollene Gallenblase mit Ablagerungen, ein Zeichen für eine zukünftige Lithiasis. Die biologische Analyse ergab einen hohen Cholesterinspiegel mit einem besorgniserregenden Anteil an schlechtem Cholesterin (LDL). Die Situation war nicht gut und es drohte Arteriosklerose.

Die Verschreibung von Acer campestre hat die verstopfte Gallenblase in einem Monat hervorragend gereinigt. Die Ablagerungen verschwanden. Der Cholesterinspiegel im Blut sank, war aber immer noch zu hoch. Meine unglückliche Patientin stellte ihre Ernährung um. Der gute Zustand wurde durch zwei zweimonatige Kuren mit Acer campestre pro Jahr perfekt aufrechterhalten.

Ihr Cholesterinspiegel sank langsam auf 2,20 g, die Triglyceride auf 0,50 g. Das HDL, das gute Cholesterin, stieg an, das schlechte Cholesterin sank und die Werte stabilisierten sich. Kein Unbehagen mehr, der Horizont wurde klarer.

(Bericht von Dr. Tétau)

ahorn und braun für den Feld- und den Spitzahorn. Der Feldahorn hat oft Korkleisten auf den Zweigen und seine Blätter sind eingeschnitten, im Gegensatz zum Bergahorn mit zusammengesetzten Blättern und ohne Kork an den Zweigen.

Kurzform

KONTRAINDIKATIONEN: keine

NEBENWIRKUNGEN: keine

AUSWIRKUNGEN:
Wirkung auf die Psyche: bislang keine bekannt
Drainage der Gallenblase und der Leber

KRANKHEITEN UND ZUSTÄNDE:
Gallensteine, Cholesterin, Diabetes, biliäre Dyskinesie, Hypercholesterinämie, Hypertriglyceridämie, Leberversagen, Gallensteine

Feldulme

Ulmus minor, Ulmus campestris

Knospen

Ebenen und Hügel, Straßenränder

- sanfte allgemeine Drainage (Rheuma, Cholesterin, Haut ...)

Die Ulmenknospe ist ein **sanftes Entwässerungsmittel.** Sie wirkt mild und effektiv in langen Kuren (2 bis 3 Monate).

Auf der Ebene der Gelenke lindert sie **Rheuma**, indem sie zum Abbau der Harnsäure (Gicht) beiträgt. Auf der Ebene des Blutes hilft sie bei der Senkung des **Cholesterinspiegels.**

Auf der Ebene der Haut hilft sie bei **Akne, Ekzemen und Erkrankungen wie Herpes.**

VERWENDUNG

Im Rahmen einer **Gemmotherapie** sollten Sie sich 1 bis 2 Monate pro Jahr für Ulme entscheiden, wenn Sie eine Vorgeschichte mit Cholesterin und Harnsäure haben.

Die Feldulme kann auf blasige, nässende oder infizierte **Ekzeme** wirken. Sie kann mit Schwarzer Johannisbeere kombiniert werden. Bei einem trockenen Ekzem wird Zeder der Ulme vorgezogen.

Wenn die Behandlung angemessen ist, werden Sie schon nach wenigen Tagen Ergebnisse sehen. Sie können dann die Behandlung fortsetzen, damit diese auch in der Tiefe wirkt, für 1 bis 2 Monate. Wenn keine Veränderung eintritt, erhöhen Sie die Dosis täglich. Wenn sich mit 10 Tropfen pro Tag über einige Tage hinweg keine Veränderungen ergeben, ist die Behandlung nicht geeignet.

Die Behandlung soll mit einer geeigneten Diät verbunden werden, bei der Alkohol, Kaffee, Tee und Zucker ausgeschlossen sind, ebenso Käse.

Das Mazerat kann gegen **Herpes** wirken, allein oder in Verbindung mit Schwarzer Johannisbeere und Hagebutte. Es verhindert im Lauf der Zeit Ausbrüche (Haut und Augen) und bringt Veränderung. Im Gegensatz zu Ekzemen, bei denen die Wirkung schnell sichtbar ist, muss man bei Herpes Geduld haben.

Es ist nicht sinnvoll, bei Herpes eine hohe Dosis einzunehmen. Es handelt sich um ein präventives Mazerat, das uns sanft und tiefgründig verändert, wenn nötig in einer mehrmonatigen Kur (21 Tage pro Monat).

Kurzform

KONTRAINDIKATIONEN: keine

NEBENWIRKUNGEN: keine

AUSWIRKUNGEN:
Wirkung auf die Psyche: bislang keine bekannt
mildes allgemeines Entwässerungsmittel

KRANKHEITEN UND ZUSTÄNDE:
Akne, Cholesterin, Ekzem, Gicht, Herpes, Rheumatismus

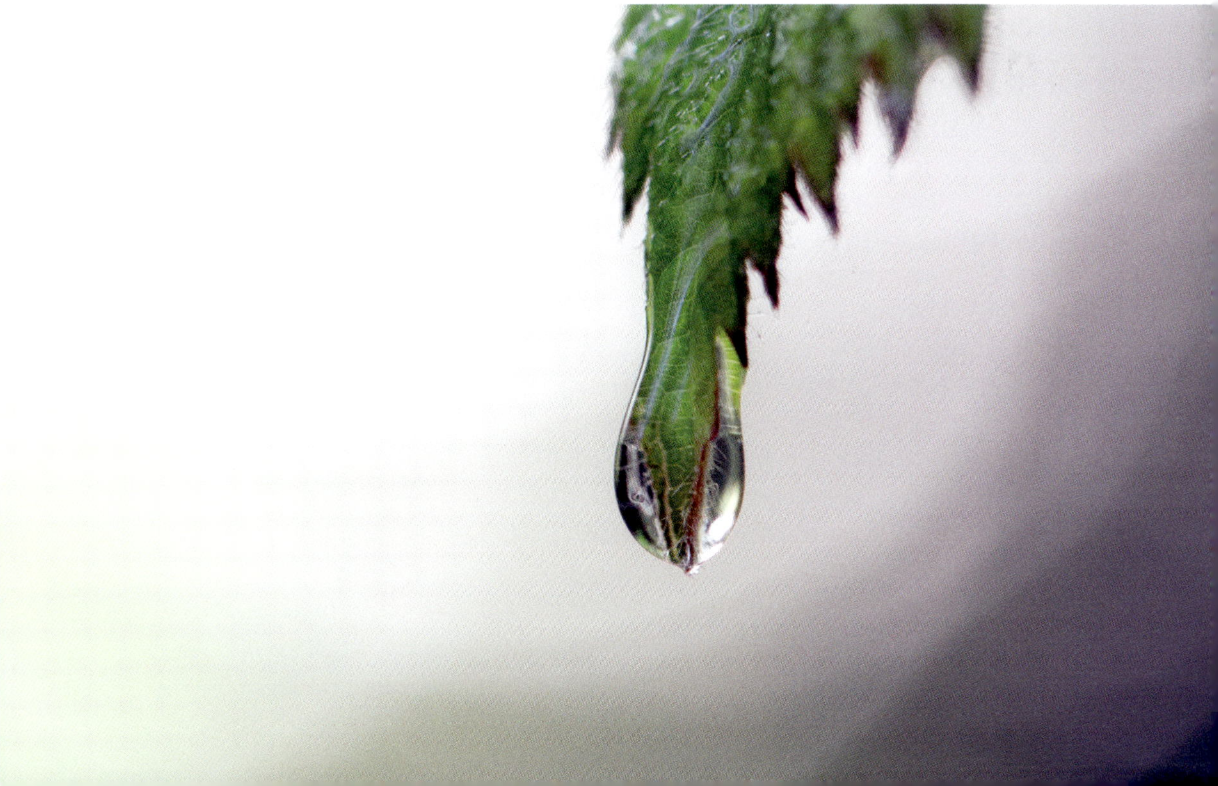

Flieder

Syringa vulgaris

Knospen

in Gärten angebaut

- Arterien
- Herzinfarkt

Flieder ist eine wenig bekannte Knospe, die erst spät genutzt und erforscht wurde. Die Ärzte Tétau und Scimeca beschreiben sie so: „Wirkt gezielt auf die Koronararterien, die kleinen Arterien, die das Herz durchspülen. Menschen, die zu Cholesterinproblemen neigen, haben eine Verstopfung dieser Arterien, die sogenannte Atherosklerose". Dies sind Vorboten für einen möglichen **Herzinfarkt**, der kurzfristig zu Herzversagen oder Tod führen kann.

Die Knospenmazerate werden bei **Vorinfarkten** (*Angina pectoris* mit Brustschmerzen bei Anstrengung, prädisponiertes Gelände ...) empfohlen, indem man sie mit den Knospen des Blut-Hartriegels verbindet, da sie eine regenerierende Wirkung auf das Herz haben. Sie werden auch in der Zeit **nach dem Infarkt** eingesetzt, um diesen *Risikobereich* zu säubern und Rezidive zu vermeiden. Fliederknospen werden dann allein oder mit Blut-Hartriegel- oder Maiswurzelmazerat (in diesem Buch nicht beschrieben) verwendet.

VERWENDUNG

Die Wirkung von Fliederknospen setzt erst nach einer langen Behandlung ein, 21 Tage pro Monat, für 2 bis 6 Monate, 1 bis 5 Tropfen pro Tag. Auch wenn die Aktion nicht spektakulär ist, so ist sie doch wirksam und nützlich.

Kurzform

KONTRAINDIKATIONEN: keine

NEBENWIRKUNGEN: keine

AUSWIRKUNGEN:
Wirkung auf die Psyche: bislang keine bekannt

KRANKHEITEN UND ZUSTÄNDE:
Angina pectoris, Cholesterin, Herzinfarkt, Präinfarkt, Postinfarkt

Grauerle

Berg- oder Weißerle

Alnus incana

Knospen

Gebirge

- Erinnerung
- Menopause, Andropause
- Krebsarten

Wenig bekannt ist, dass die Grauerle erst spät in der Gemmotherapie untersucht wurde. Sie war für die Phytotherapie nie von besonderem Interesse, hat jedoch große Qualitäten in ihren Knospenmazeraten.

Da sie auch auf stark geschädigten Böden wächst, scheint es, dass ihre Heilmittel auch auf die am stärksten geschädigten Menschen wirken, und zwar in Form einer restaurativen Wirkung. Was das **Gedächtnis** und den Abbau der Nerven angeht, wirkt sie dann, wenn die Schwarzerle ihre Grenzen erreicht hat. Die Bergerle wird häufig als Ergänzung zur Behandlung von Alzheimer, Parkinson und Multipler Sklerose verwendet, um die laufenden Therapien zu unterstützen. Sie wirkt allein oder in Kombination mit Schwarzer Johannisbeere und Lärche.

Sie ist eine gute Ergänzung zu den verwendeten Knospen bei **Menopause** und **Andropause**. Für Frauen bietet sie Hilfe für die Genitalschleimhaut. Das Mazerat bekämpft die vaginale Atrophie und Trockenheit. Bei Männern zielt die Wirkung auf abgebaute, sogar krebsartige Bereiche von Prostata-Adenomen. Sie hat eine anhaltende Wirkung auf die Prostata.

Neben dem geschwächten Nervensystem ist die Erle aber auch eine gute Hilfe, wenn der Organismus ein **krebsartiges System** aufweist. Unabhängig davon, ob es sich um ein *gutartiges* (Fibrom, Prostata-Adenom) oder *bösartiges* Problem handelt, ist Tétau der Ansicht, dass es bei all diesen Krebsarten zusätzlich zu den Medizin-Therapien ein hervorragendes Mittel ist, ein Revitalisierer und Immununterstützer.

VERWENDUNG

Je nach Art der Krebserkrankung oder des Tumors ist es ratsam, die Grauerle mit anderen Gemmotherapie-Mitteln zu kombinieren. Bei der Prostata zum Beispiel wird sie mit Mammutbaum (Rotholz) gemischt, bei Gebärmuttermyomen mit Brombeere oder Heidelbeere, und als Ergänzung immer mit Schwarzer Johannisbeere.

Max Tétau und Daniel Scimeca empfehlen es für „alle schweren Erkrankungen an der Grenze unserer Möglichkeiten“.

Kurzform

KONTRAINDIKATIONEN: nicht empfohlen für schwangere oder stillende Frauen

NEBENWIRKUNGEN: keine

AUSWIRKUNGEN:
Wirkung auf die Psyche: bislang keine bekannt
hilft bei nervösem, körperlichem und physischem Verfall
Unterstützung bei Menopause und Andropause

ANGEFÜHRTE KRANKHEITEN UND ZUSTÄNDE:
Prostatakrebs, Myome, Alzheimer-Krankheit, Parkinson-Krankheit, Multiple Sklerose, Scheidentrockenheit

ERFAHRUNGSBERICHT

„Ich erinnere mich an eine schöne Patientin mit Morbus Kahler, einer schweren Form von Knochenkrebs. Nach der Diagnose haben wir sie natürlich an die Spezialabteilung des Krankenhauses überwiesen. Eine intensive Chemotherapie, Bestrahlung und Knochenmarktransplantation wurden durchgeführt.

Der Zustand dieser unglücklichen Frau war nach wie vor besorgniserregend, sowohl was die biologischen Analysen als auch die tiefe Müdigkeit, die unendliche Traurigkeit und die fehlende Zuversicht betraf. Die Situation änderte sich, als wir drei Knospen und junge Triebe verschrieben: Brombeere (*Rubus fruticosus*), Schwarze Johannisbeere (*Ribes*) und vor allem Grauerle, wobei die Krankenhausbehandlung fortgesetzt wurde. Der Patientin ging es besser und sie war weiterhin unter Kontrolle.

Dieses Beispiel zeigt, dass die Gemmotherapie, wie auch andere Biotherapien Hahnemann'scher Prägung, durchaus mit aggressiven Therapien kombiniert werden können.“

(Max Tétau)

Hainbuche

Carpinus betulus

Knospen

Steppen und Hügel

- Blut
- Cholesterin
- Leber
- Allergien

Die Hainbuche hat eine komplexe Knospe mit einer intensiven Wirkung.

Sie beeinflusst das Blut und hat eine blutstillende Wirkung. Wie Philippe Andrianne erwähnt, „normalisiert sie die Blutungszeit, erhöht die Anzahl der Blutplättchen und deren zytologische Qualität (Agglutination)".

Die Hainbuche hat auch eine positive Wirkung auf die Leber, indem sie den Cholesterinspiegel senkt und die Transaminasen normalisiert.

Ihre krampflösende Tugenden für das Atmungssystem zeigt diese Knospe bei allergischen Problemen der Atemwege: Rhinitis, Rhinopharyngitis, Sinusitis, Tracheitis, Bronchitis ...

Dies gilt für chronische Beschwerden und akute Probleme. In akuten Phasen ist es üblich, die klassische Dosierung zu erhöhen (bis zu einer Gesamtzahl von zehn Tropfen pro Tag).

VERWENDUNG

Die Hainbuchen-Knospe wird häufig in Kombination verwendet.

Wegen ihrer Wirkung auf die Qualität des Blutes wird sie im Allgemeinen mit Blut-Hartriegel kombiniert, und zwar als mittelfristige Kur, bis sich der Thrombozytenspiegel normalisiert hat. Diese beiden Mazerate können gemischt oder abwechselnd genommen werden.

Was die Wirkung auf den HNO-Bereich und die Atemwege betrifft, so wird Hainbuche im Allgemeinen mit der Schwarzen Johannisbeere gemischt. Die beiden Knospen energetisieren den Körper (gemeinsame Wirkung auf die Nebennieren).

Kurzform

KONTRAINDIKATIONEN: nicht für schwangere Frauen empfohlen

NEBENWIRKUNGEN: kann anregend sein, nicht am Abend verwenden

AUSWIRKUNGEN:
Wirkung auf die Psyche: belebend, euphorisierend
Wirksame Hilfe bei HNO-Problemen und Allergien
Das Gleichgewicht des Blutes
Regenerierung der Leber

KRANKHEITEN UND ZUSTÄNDE:
Allergien, Bronchitis, Cholesterin, Hämophilie, Hämorrhagie, Rhinitis, Nasopharyngitis, Sinusitis, Tracheitis

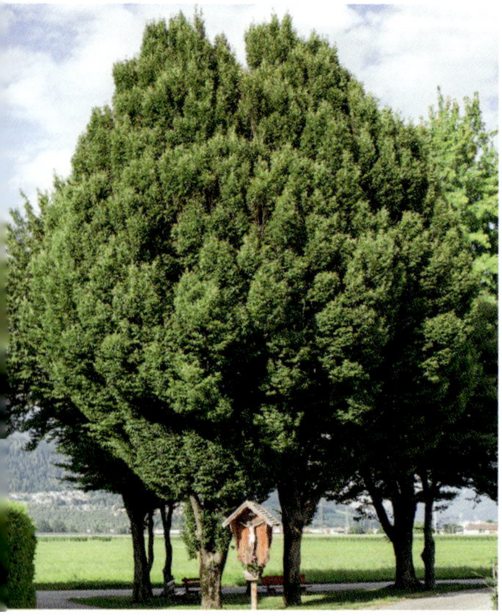

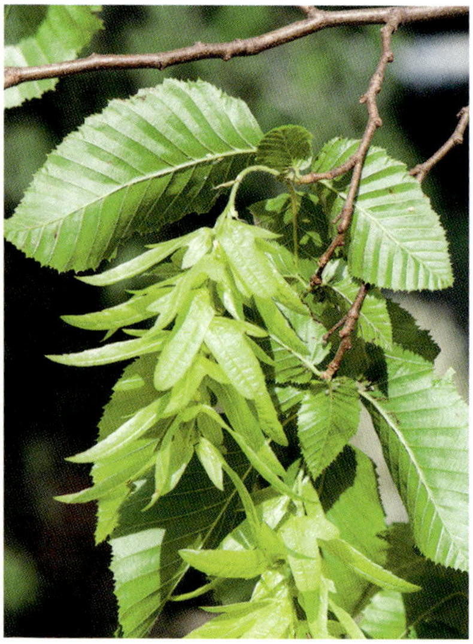

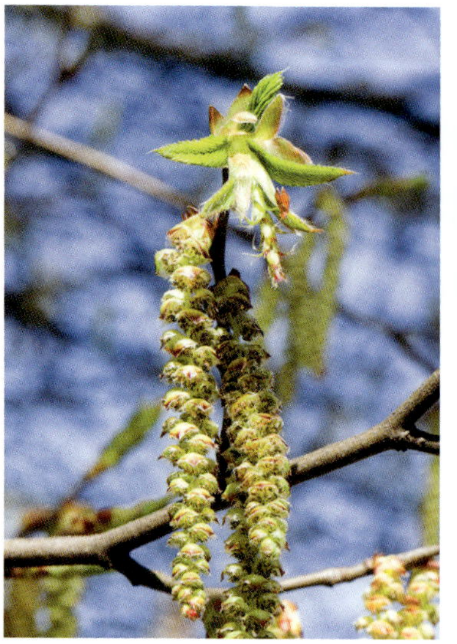

Haselnuss

Corylus avellana

Knospen

Ebenen, Hügel und Berge

- Lunge, Atemwegserkrankungen (Mensch und Tier)
- Leber
- Anämie verdauungsbedingter Herkunft
- Geschwüre (varikös und nekrotisch)

Der Haselnussstrauch scheint wenig Nutzen als Heilmittel zu bieten ... und doch ist er eine große Hilfe.

Bei **Atemwegsproblemen**, emphysematösen Problemen ist Haselnuss souverän. Wie Tétau sagt, „wir können nicht wiederherstellen, was zerstört wurde, aber wir können bewahren, was noch existiert".

Sobald die Atmung schwierig wird, ist Haselnuss zu empfehlen. Sie ist sowohl für Menschen als auch für Tiere geeignet, insbesondere für **Pferde**, die zu **Emphysemen** (im Stall lebend oder mit Heu gefüttert) neigen.

Die Hasel wirkt sich auch günstig auf die **Leber** aus, unterstützt sie und damit die wichtigsten Funktionen des Körpers. Die Leber ist sowohl mit dem Blut (das sie reinigt) als auch mit den Hormondrüsen (die für das richtige Funktionieren des Körpers sorgen) verbunden.

Die Haselnuss hat also eine doppelte Wirkung: Sie unterstützt die Atemwege und die Lunge, während sie gleichzeitig der Leber und dem gesamten Organismus hilft.

Diese doppelte Wirkung macht sie empfehlenswert bei **Allergien, chronischer Bronchitis, Asthma**, in Verbindung mit Schwarzer Johannisbeere (entwässernde und entzündungshemmende Wirkung), Hagebutte (Immunabwehr) oder Schneeball (Asthma).

Pol Henry weist darauf hin, dass die Haselnuss auch für zwei spezifische Verwendungszwecke empfohlen werden sollte.

Bei **Blutarmut** infolge von Verdauungsstörungen, Zirrhose oder Blutungen im Verdauungstrakt kann sie mit dem Hauptmittel gegen Blutarmut, der Urtinktur der Brennnessel, in einem Glas Wasser oder in einem speziellen Komplex kombiniert werden.

Dr. Henry weist auch auf die Besonderheit der Haselnuss hin, den Stoffwechsel zu fördern, um Bewegung und Flüssigkeit in das zu bringen, was stagniert. Das Mazerat wirkt daher bei **Lungenstauungen**, **Beinödemen**, **varikösen Geschwüren** und **nekrotischen Geschwüren**. Das Knospenmazerat wird mit einer Blatt-Tinktur oder Tee kombiniert.

VERWENDUNG

Haselnuss kann über lange Zeiträume hinweg verwendet werden.

Die Knospe ist eher eine Hintergrundknospe für Menschen mit Atembeschwerden oder diagnostiziertem Emphysem.

Das Mazerat wird morgens, mittags oder abends außerhalb der Mahlzeiten eingenommen und kann mit anderen Mitteln in einem Glas Wasser gemischt werden, um gemeinsam zu wirken.

Nehmen Sie es jeden Tag und machen Sie Pausen, wenn Ihr Körper es Ihnen sagt.

Bei Atemwegsproblemen asthmatischer Herkunft könnte Haselnuss wirksam sein, obwohl in der Regel der Schneeball empfohlen wird.

Kurzform

KONTRAINDIKATIONEN: keine

NEBENWIRKUNGEN: keine

AUSWIRKUNGEN:
Wirkung auf die Psyche: bislang keine bekannt
Regenerierung der Lunge
Regenerierung der Leber
Abfluss von *Gestautem*

KRANKHEITEN UND ZUSTÄNDE:
Allergien der Atemwege, Anämie, Asthma, Lungenblockaden, chronische Bronchitis, Lungenemphysem, Beinödeme, nekrotische Geschwüre, variköse Geschwüre

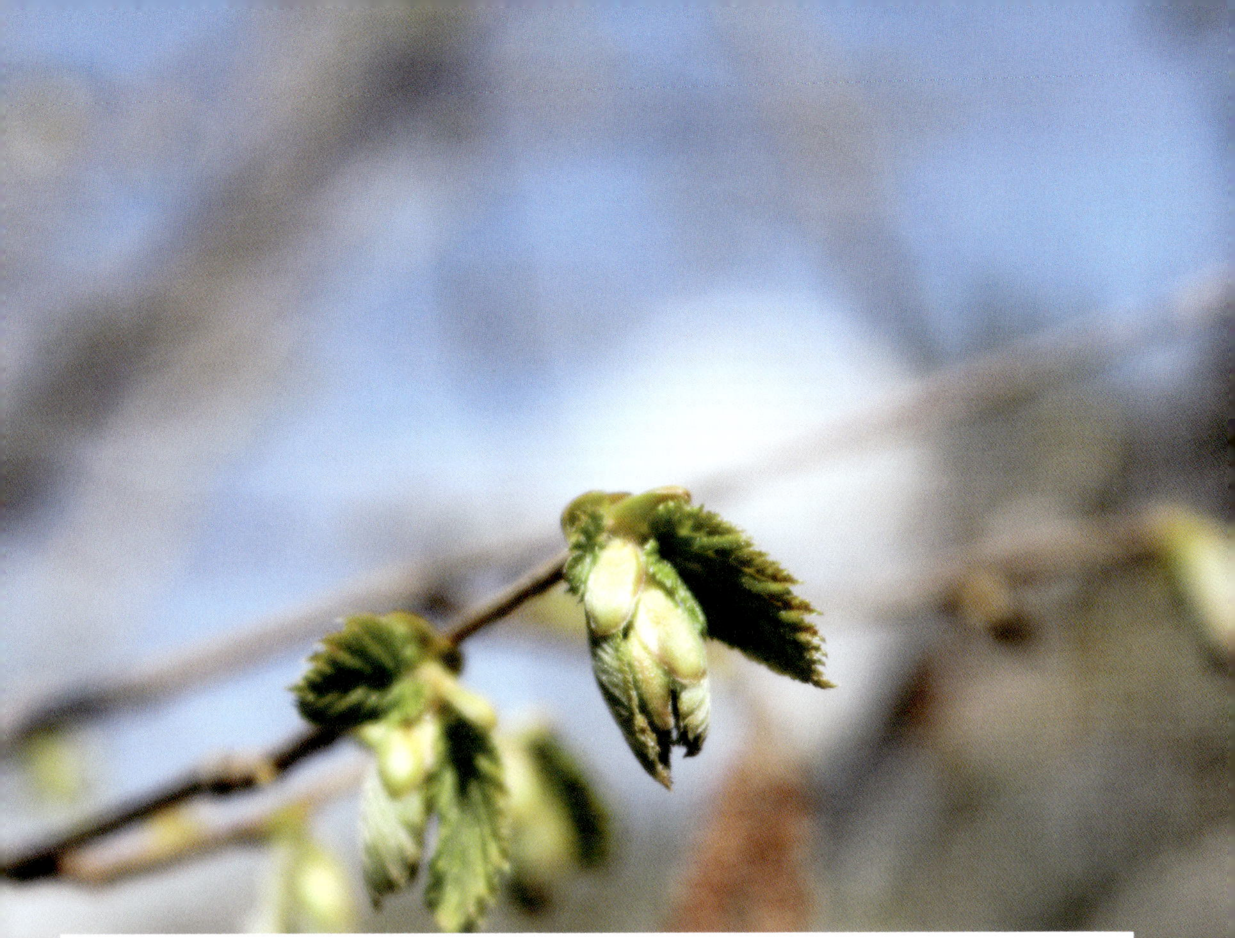

ERFAHRUNGSBERICHT

Der Fall der Stute von Frau F. Eine Freundin von mir fragte mich nach ihrer Tochter. Deren Stute hatte, obwohl sie noch jung war, eine Atemwegserkrankung. Sie hatte das Tier aus der Reitschule geholt, um es zu Hause zu pflegen. Die gängigen Medikamente schienen keine Wirkung zu haben. Das Mädchen und die Mutter waren verzweifelt. Ich habe ihnen etwas Haselnussmazerat gegeben. Zwei Wochen später riefen sie mich an und bedankten sich bei mir. Der Stute ging es immer besser, sowohl körperlich als auch mental. Nach einer einmonatigen Behandlung kehrte die Stute schließlich wieder in die Reitschule zurück und nahm allmählich wieder an Wettkämpfen teil. Seitdem sind zwei Jahre vergangen, und die Stute hat keine Anzeichen eines Emphysems mehr gezeigt. Das Tier und seine junge Besitzerin genießen ihre gemeinsame Zeit.

ERFAHRUNGSBERICHT

Fall von Herrn L. M., berichtet von Dr. Tétau

Nach der klinischen Untersuchung und den Labortests wird die Diagnose vorgeschlagen: generalisiertes Emphysem als Folge einer chronischen Bronchitis.

Herr L. M. hatte sich bereits zahlreichen Behandlungen mit gängigen Lungenantiseptika und Antibiotika unterzogen. Er hat Jod, Kortikosteroide und Theophyllin erhalten. Trotz all dieser Medikamente wird seine Dyspnoe immer schlimmer, was ihn beunruhigt.

Es wird beschlossen, eine Behandlung mit einer Kombination aus Haselnuss (spezifisch für emphysematöse Lungen) und Schwarzer Johannisbeere zu beginnen, deren stimulierende Eigenschaften auf die Nebennierenrinde sie zu einem Medikament mit einer ähnlichen Wirkung wie Kortikoide machen, ohne gefährliche Nebenwirkungen.

November: Nach einem Monat Behandlung kehrt der Patient zurück und berichtet von einer leichten Besserung seiner Dyspnoe, wobei insbesondere die nächtlichen Anfälle gelindert wurden. Der Husten ist weniger beschwerlich, der Auswurf weniger ergiebig. Wir stellen auch eine Verbesserung des allgemeinen Gesundheitszustandes fest, der sich in einem deutlichen Gefühl der Euphorie niederschlägt. Der Patient sagt uns, dass er sich viel besser fühlt. Die Asthenie hat nachgelassen, der Appetit kehrt zurück und die Nächte sind besser. Die gleiche Behandlung wird fortgesetzt.

Januar: Drei Monate nach Beginn der Behandlung ist die Verbesserung der Atemfunktion des Patienten spektakulär. Gleichzeitig verschwand auch das bronchiale Syndrom.

April: Sechs Monate nach Beginn der Behandlung setzt sich die Verbesserung der Atmungsfunktion fort. Die Dyspnoe verschwand. Die funktionellen Atmungstests zeigen eine schrittweise Rückkehr zur physiologischen Elastizität des Lungengewebes. Der Allgemeinzustand ist ausgezeichnet, alle Ermüdungserscheinungen sind verschwunden. Der Patient sagt uns, dass er sich „verjüngt“ fühlt. Aus Sicherheitsgründen wird die Behandlung an 20 Tagen pro Monat fortgesetzt. Bislang hat dieser Patient noch keinen Rückfall erlitten.

Heckenrose

Rosa canina

junge Triebe

Ödland und Weiden, Waldsäume und Berghänge

- HNO-Probleme bei Kindern
- Immunabwehr, Defizitbereiche
- Osteoarthritis

Die Hagebutte ist die Urform der Rose. Wenn man die jungen Triebe pflückt, werden die Finger von einer Art duftendem Harz geschwärzt. Hagebutten wachsen in der Natur auf Wiesen und schützen junge Bäume und Sträucher mit ihren Stacheln. Es ist diese **Schutzfunktion**, die die Pflanze und ihre Vorzüge in der Gemmotherapie ausmacht.

Sie liefert die Knospe für **anfällige Bereiche** von Erwachsenen und Kindern, die häufig wiederkehrende HNO-Probleme, Ohrenentzündungen, Mandelentzündungen, Rachenentzündungen, Bronchitis, etc. haben.

Sie ist kein *natürliches Antibiotikum* wie die Erle. Bei der Hagebutte ist die Wirkung langsam und tiefgehend. Sie hilft dem Körper, wieder zu Kräften zu kommen. Sie wirkt als allgemeiner Regenerator und hat eine positive Auswirkung auf das Immunsystem und **chronische Beschwerden**, insbesondere im HNO-Bereich.

Nach Tétau und Scimeca ist die Hagebutte entzündungshemmend in einem **geschwächten, anämischen oder demineralisierten Körper**. Sie eignet sich daher für müde Kinder, demineralisierte, spasmophile Erwachsene oder Personen, die sich von körperlichen oder psychischen Krankheiten erholen sollen.

VERWENDUNG

Hagebutte wird in mehrmonatigen Kuren verwendet, um einen geschwächten Gesamtzustand zu verändern. Keine spektakulären Ergebnisse. Aufmerksam sein, dass das Mazerat in der Tiefe wirkt und dass man sich in jedem Fall regeneriert.

Es gehört nicht zu jenen Mazeraten, die für Einzel-Behandlungen empfohlen werden.

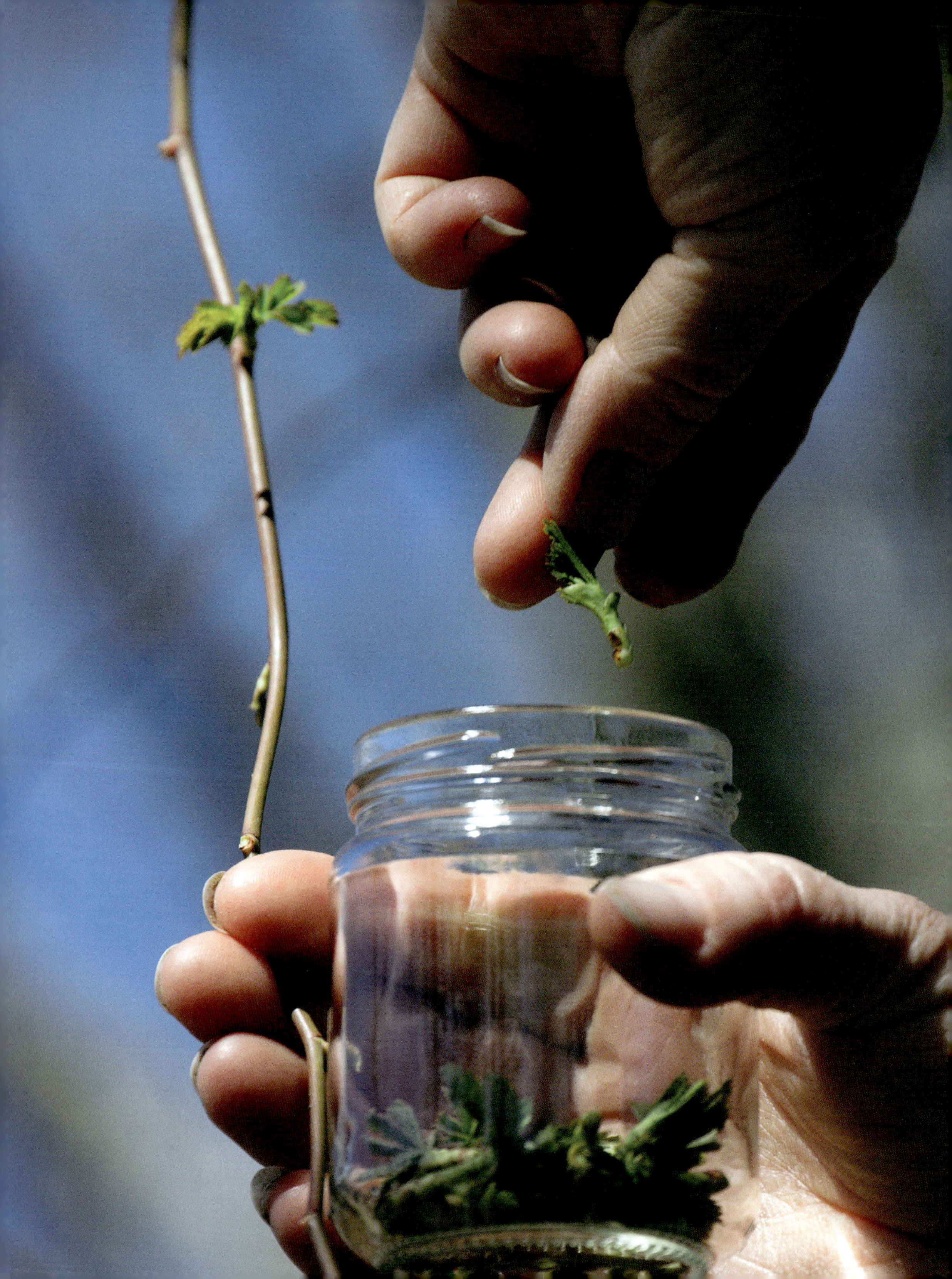

Es kann parallel zu anderen chemischen oder natürlichen Behandlungen in einer 3 bis 4 Monate dauernden Kur mit einer Kombination aus Schwarzer Johannisbeere über 1 bis 2 Monate verwendet werden.

Kinder und Erwachsene sollten maximal 1 Tropfen/10 kg Körpergewicht pro Tag einnehmen.

Von Pol Henry vorgeschlagene Zuordnungen:

Hagebutte + Blut-Hartriegel bei euthyreoter Struma (Adenom)

Hagebutte + Kiefer bei postmenopausaler Osteoporose (ohne hormonelle Wirkung)

Hagebutte + Feldulme bei rezidivierendem Herpes (Gesicht, Nase, Mund, Auge, Genitalien); Schwarze Johannisbeere kann ebenfalls kombiniert werden.

Kurzform

KONTRAINDIKATIONEN: keine

NEBENWIRKUNGEN: keine

AUSWIRKUNGEN:
Wirkung auf die Psyche: bislang keine bekannt
mildes Regenerationsmittel für mangelhafte Böden
stärkt das Immunsystem, insbesondere für den HNO-Bereich

KRANKHEITEN UND ZUSTÄNDE:
Tonsillitis, Anämie, Bronchiolitis, Rekonvaleszenz, Demineralisierung, palmoplantares pustulöses Ekzem, euthyreote Struma, rezidivierender Herpes, postmenopausale Osteoporose, Otitis, Pharyngitis, Spasmophilie

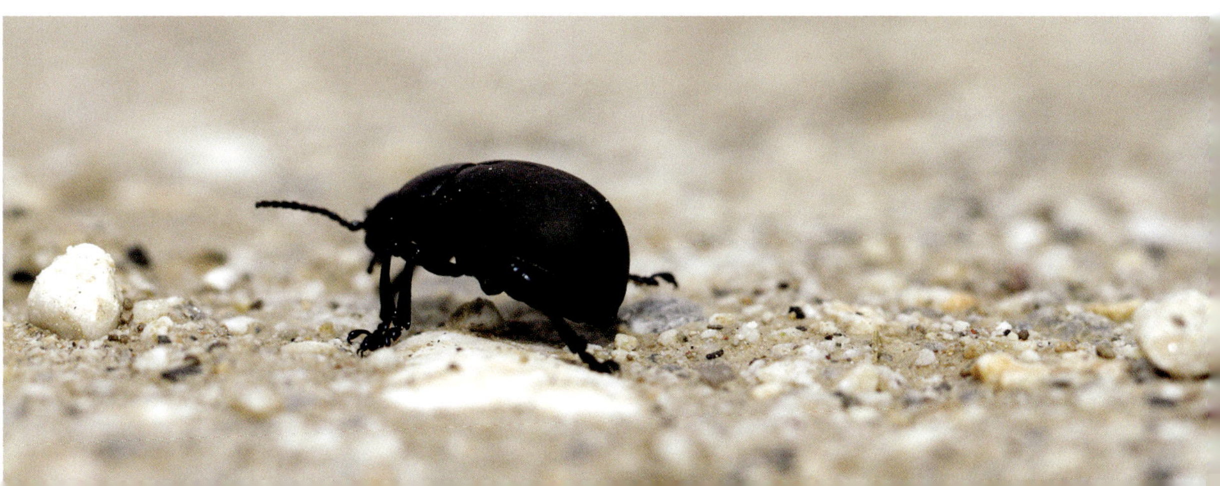

Heidelbeere

Vaccinium myrtillus

Knospen

Berg (nicht zu verwechseln mit der amerikanischen Blaubeere, die zur Obstproduktion angebaut wird)

- Augen, Sehkraft (Mensch und Tier)
- sanfter Revitalisierer
- Sanfte Drainage (Verdauung und Urogenitaltrakt)
- Diabetes

Die Heidelbeere weist eine Besonderheit auf: Sie ist in der Phytotherapie unentbehrlich bei Problemen mit den Augen und der Sehkraft, wurde aber von den Vorläufern der Gemmotherapie in den letzten zwei Jahrzehnten etwas vernachlässigt.

Die Heidelbeere ist die Knospe der **Augen**. Philippe Andrianne beschreibt ihre Vorzüge im Detail: „Die Heidelbeere ist außergewöhnlich bei inneren Augenproblemen (**Glaukom, Uveitis, Photophobie**), **verschiedenen Retinopathien** (**Netzhautablösung, Retinitis pigmentosa, senile, hypertensive, diabetische, Tagesretinopathie, Netzhautblutung**) sowie bei verschiedenen **Sehstörungen** (**Nachtblindheit, Hemianopie, Nyktalopie, Myopie**).

Bei äußeren Augenkrankheiten wird die Heidelbeere bei Entzündungen und Schmerzen, **Bindehautentzündung, Augentrockenheit, Sehnervenentzündung** usw. eingesetzt. Darüber hinaus ist eine Augenspülung auf Heidelbeerbasis sehr wirksam.

Die Heidelbeerknospe wirkt nicht nur auf die Augen, sondern hat auch eine allgemeine ausgleichende Wirkung.

Obwohl sie nicht wie die Walnussknospe gezielt auf die Bauchspeicheldrüse wirkt, ist die Heidelbeere ein sanftes **Entwässerungsmittel**, das bei der Bekämpfung von **Diabetes** hilft.

Das Mazerat wirkt als sanftes Entwässerungsmittel mit **entzündungshemmender Wirkung auf den Verdauungs- und Urogenitalbereich.** Es hilft also bei der Vorbeugung von **Harnwegsinfektionen, Blasenentzündungen, Nierenentzündungen, Dickdarmentzündungen, Durchfall, Gastritis** usw. und bei der Beseitigung von *Blasensteinen*.

Was wir von dieser wenig bekannten Knospe lernen können, ist, dass die Pflege der Augen, der Sehkraft, zu einer besseren Gesundheit und mehr **Vitalität** führt. Es ist zu beachten, dass die Leber eine Wirkung auf das Sehvermögen hat. Sehstörungen gehen also manchmal von den Augen und/oder von einer Leber- oder Milz-Störung aus.

VERWENDUNG

Bei der verwendeten Heidelbeere handelt es sich um die *gemeine Heidelbeere*, eine kleine Wildpflanze. Bei den Kulturheidelbeeren haben die Baumschulen eine strauchartige amerikanische Art in der Größe von Schwarzen Johannisbeeren verbreitet. Es ist nicht sicher, dass diese schnell wachsende Sorte die gleichen Eigenschaften hat wie ihr Vetter aus den Bergen.
Erwägen Sie im Rahmen eines **Gemmotherapie-Programms** für eine bessere Sehkraft und mehr Gesundheit eine oder mehrere Heidelbeer- und Leberkuren pro Jahr mit angepasster Ernährung.

Es wurden keine Studien über das Vorhandensein von Phytohormonen im Heidelbeermazerat veröffentlicht, obwohl einige Teile der Pflanze offenbar Pflanzenhormone enthalten.

Kurzform

KONTRAINDIKATIONEN: nicht empfohlen für schwangere Frauen und bei hormonabhängigen Krebsarten

NEBENWIRKUNGEN: keine

AUSWIRKUNGEN:
Wirkung auf die Psyche: bislang keine bekannt
Regenerierung der Augen
sanftes Mittel für Verdauungssystem und urogenitalen Trakt

KRANKHEITEN UND ZUSTÄNDE:
Blasenentzündung, Kolitis, Bindehautentzündung, Zystitis, Netzhautablösung, Diabetes, Durchfall, Gastritis, Glaukom, Nachtblindheit, Hämianopie, Netzhautblutung, Harnwegsinfektionen, Myopie, Nephritis, Sehnervenentzündung, Nachtblindheit, Photophobie, Retinitis pigmentosa, diabetische Retinopathie, hypertensive Retinopathie, senile Retinopathie, trockene Augen, Uveitis

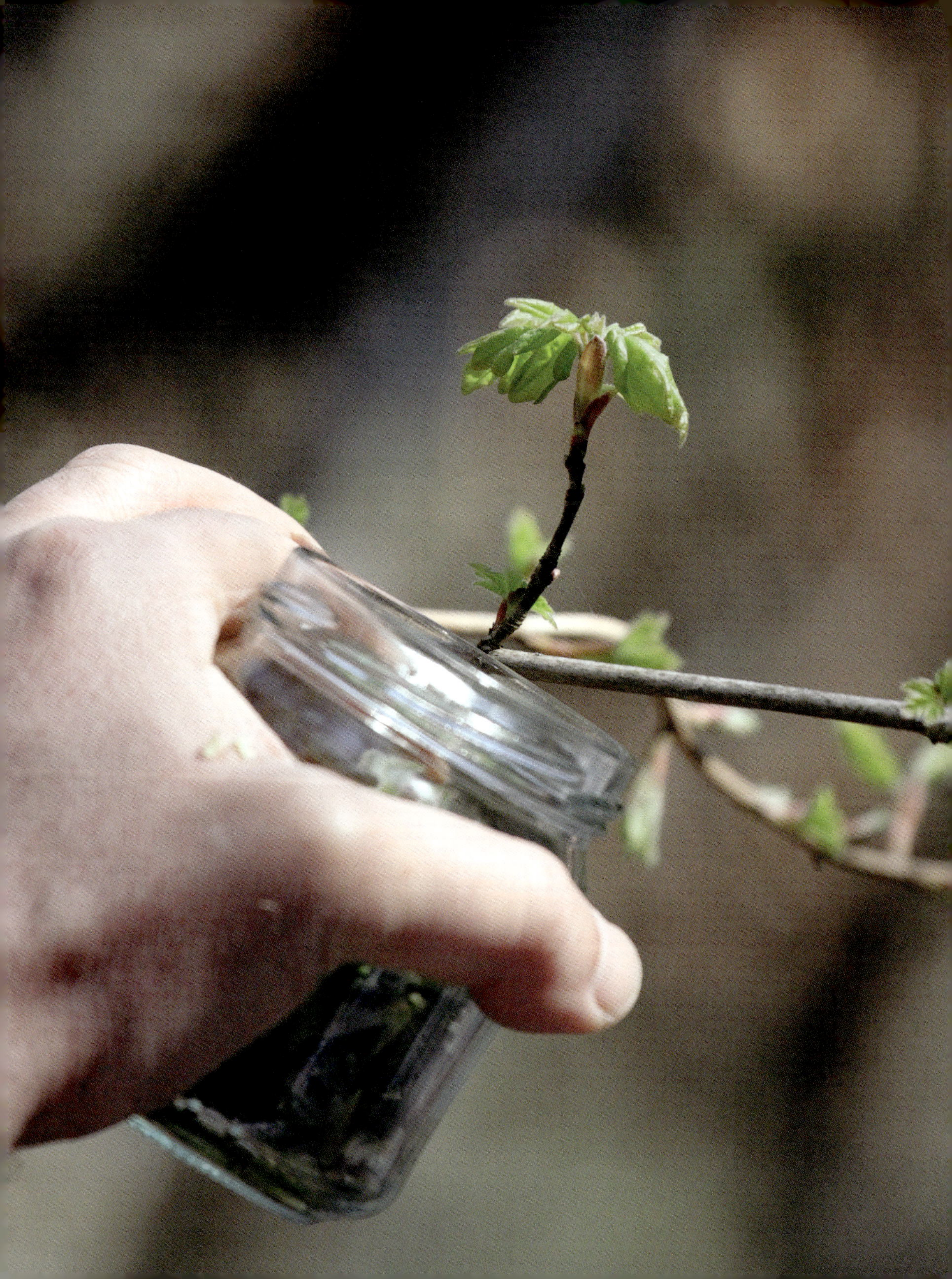

Himbeere

Rubus idaeus

junge Triebe

Ebenen, Hügel und Berge,
im allgemeinen in Gärten angebaut

- Hormonregler
- schmerzhafte Periode
- Menopause, Prämenopause (hormonelle Wirkung, Hitzewallungen)

Der junge Himbeertrieb ist die wichtigste Gemmotherapie für Frauen.

Seine Wirkung ist weitgehend auf seine Eigenschaft als **Hormonregulator** zurückzuführen. Wie andere Mazerate scheint es in die richtige Richtung zu wirken, als ob das Mittel mit der Intelligenz des Lebendigen, der Natur, ausgestattet wäre.

Christian Escriva stellt sie wie folgt dar: „Sie scheint keine östrogenähnliche Wirkung zu haben, sondern eher eine progesteronähnliche oder umgekehrt; ihre hormonelle ausgleichende Wirkung scheint in die gerade notwendige Richtung zu gehen."

Die Himbeere wirkt effektiv bei unregelmäßigen und vor allem schmerzhaften Monatsblutungen, wobei eine entspannende Wirkung auf die Zellen des Uterus zu spektakulären Ergebnissen führen kann.

Wie Max Tétau sagt: „Junge Himbeertriebe sind ein universeller weiblicher **Anti-Seneszent**. Ihr Einfluss wirkt sich auf alle Organe aus, sofern es sich um eine Frau handelt und sie sich in der herausfordernden Lage befindet, sich von ihrem Geburtsdatum zu entfernen".

Das Himbeermazerat wirkt gegen **Hitzewallungen** in der Prämenopause und Menopause. Es ist auch bei verschiedenen anderen Beschwerden der Frau angezeigt: **Gebärmuttermyome**, **Eierstockzysten**, **Endometriose**, **Mastose** und soll sogar bei Sterilität helfen.

VERWENDUNG

Im Rahmen einer **Gemmotherapie** ist die Himbeere ab den Wechseljahren unerlässlich. Dieses Mazerat oder seine Ergänzung, die Preiselbeere, sollte mindestens 3 Monate im Jahr eingenommen werden, idealerweise länger und regelmäßiger.

Vor den Wechseljahren wird der Himbeerstrauch vor allem zur Besserung von Frauenleiden eingesetzt.

Bei **schmerzhaften Regelblutungen** sollten Sie zunächst eine 21-tägige Kur durchführen. Der Körper lernt vom Himbeerstrauch. Nehmen Sie das Mazerat danach einige Tage vor Ihrer Periode ein.

Auch andere Hilfsmittel lindern diese Schmerzen, wie z. B. eine Wärmeflasche auf den Nieren oder dem Bauch oder eine Unterleibsmassage mit in Pflanzenöl (z. B. Olivenöl) verdünntem ätherischem Basilikumöl.

Kurzform

KONTRAINDIKATIONEN: nicht empfohlen für schwangere Frauen und bei hormonabhängigen Krebsarten

NEBENWIRKUNGEN: keine

AUSWIRKUNGEN:
Wirkung auf die Psyche: wird untersucht
hormonelle Regulierung

KRANKHEITEN UND ZUSTÄNDE:
Hitzewallungen vor der Menopause und in den Wechseljahren, Endometriose, Gebärmuttermyome, Eierstockzysten, Mastose, schmerzhafte Perioden, unregelmäßige Perioden, weibliche Unfruchtbarkeit

ERFAHRUNGSBERICHT

Cécile, die seit ihrer Jugend von schmerzhaften Regelblutungen geplagt wird, leidet so sehr, dass sie nicht mehr gehen kann, vor allem am ersten Tag ihrer Periode.

Mit 40 Jahren fürchtet sie sich immer noch vor dieser monatlichen Pein, wenn die Schmerzen sie zwingen, mindestens einen Tag lang im Bett zu bleiben. Nachdem sie viele Hilfsmittel ausprobiert hatte, versuchte sie schließlich die Himbeer-Gemmotherapie.

Eine erste Einnahme, bei den ersten Anzeichen von Schmerzen, brachte keine nennenswerte Wirkung. Ich schlug ihr vor, das Mazerat nicht als Heilmittel zu nehmen, sondern nur um die Lage zu verändern. Im darauf folgenden Monat nahm sie es regelmäßig 10 Tage lang vor ihrer Periode ein. Zum ersten Mal spürte sie keinen Schmerz.

Seit diesem Tag ist die Himbeere ihre Begleitpflanze, ihr *Fetischmazerat*. Sie nimmt es regelmäßig ein paar Tage vor ihrer Periode. Ihr Körper scheint die Information *Himbeere* aufgenommen zu haben. Cécile nimmt die Himbeere seit über einem Jahr ein und seitdem hat sie keine Probleme mehr.

Johannisbeere

Ribes nigrum

Knospen

Gebirgssorten oder allgemeine angebaute Sorten (Andega, Noir de Bourgogne, Téna)

- leistungsstarker Generalentleerer
- entzündungshemmend (Gelenke, Gedärme ...)
- Antioxidans

Das Mazerat der Schwarzen Johannisbeere ist das in der Gemmotherapie am häufigsten verwendete Mazerat.

Es ist ein starkes **entzündungshemmendes** Mittel und ein **universelles Drainagemittel,** das den ganzen Körper reinigen kann.

Die Knospen der Schwarzen Johannisbeere wirken auf alle Parameter der Entzündung und insbesondere der allergischen Entzündung. Sie sind wie natürliches Kortison. Die entzündungshemmende und antiallergische Wirkung erklärt sich aus der Stimulation der Nebenniere. Es ist nicht Noradrenalin, das stimuliert wird, wie bei Eiche, sondern Kortison (Schadensbegrenzungshormon nach einer übermäßigen Anstrengung des Körpers).

Die Knospe der Schwarzen Johannisbeere setzt den Zähler des Körpers auf Null zurück und sorgt für einen Neuanfang. Sie ist eine Knospe für Rekonvaleszente, weil die Stimulierung der Nebennieren alle Funktionen des Körpers aufweckt.

Sie ist für **Allergiker** (Heuschnupfen, chronischer Schnupfen, Asthma, Emphysem) sowie für Kinder, die wegen wiederholter Rhinopharyngitis mit Antibiotika zwangsernährt wurden und deren Immunabwehr zusammengebrochen ist, angezeigt. Sie kann mit *Rosa canina*, der Hagebutte, kombiniert werden.

Das Mazerat ist für die Basisbehandlung der **Arthrose** angezeigt, bei der es die Hauptrolle spielt. Es schützt und regeneriert aber auch den Knorpel.

Elastizität in den Gelenken:

Es reinigt das gesamte Gelenksystem von angesammelten Giftstoffen, insbesondere bei Gicht mit hohem Harnsäuregehalt.

Die Knospen der Schwarzen Johannisbeere haben diese allgemeine **regenerierende Wirkung** auf den Körper, einschließlich der Geschlechtsdrüsen (Hoden und Eierstöcke). Wir wissen, dass dadurch die **Leber** und die

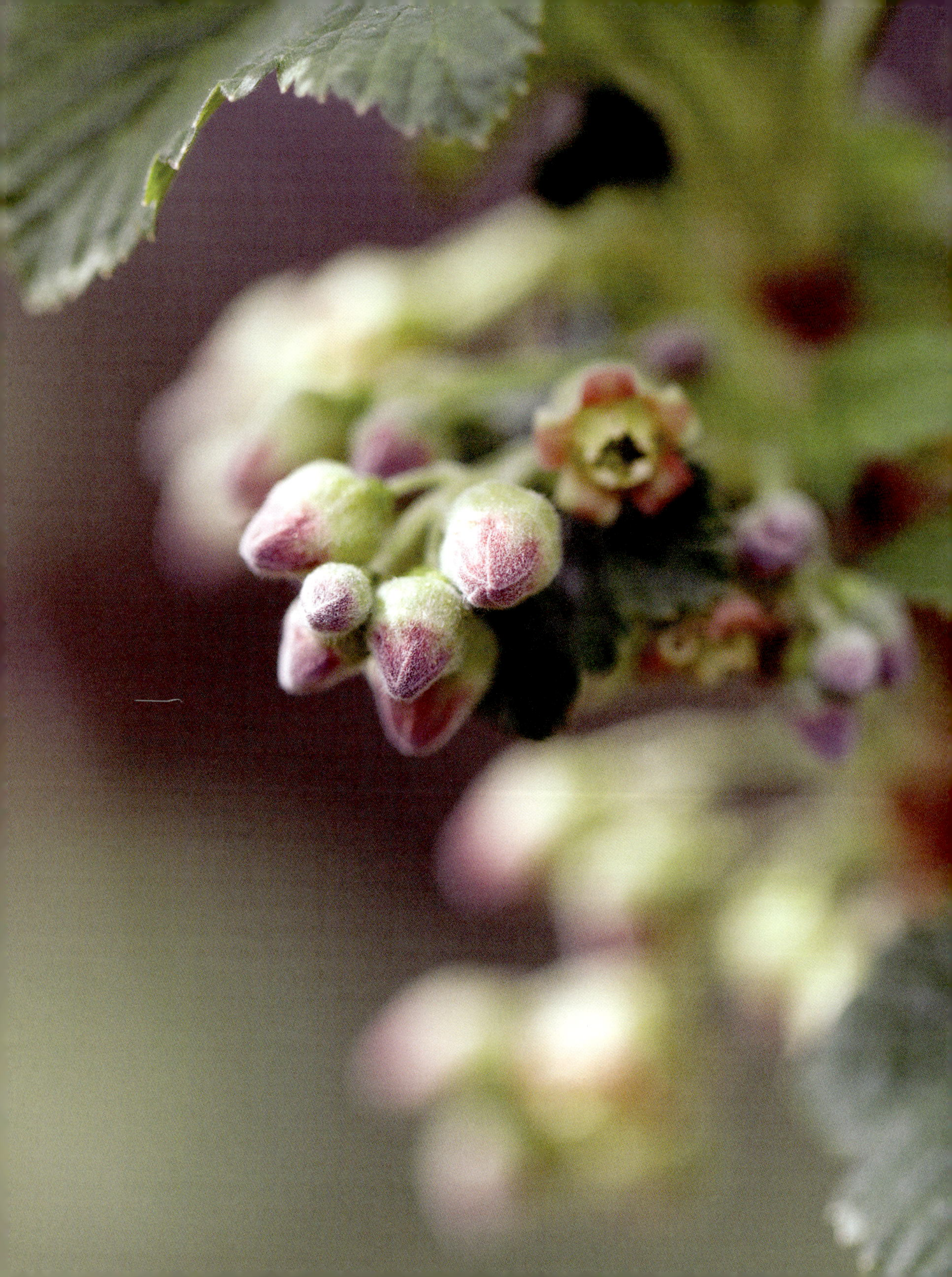

Schilddrüse besser funktionieren und alle Reinigungskreisläufe des Körpers regeneriert und gestärkt werden.

Indem sie auf die Nebennieren wirken, erhöhen die Knospen der Schwarzen Johannisbeere den allgemeinen Tonus, den sexuellen Tonus und sorgen für eine Entwässerung des Körpers von seinen Giftstoffen.

Es ist ein **energetischer Revitalisierer,** der durch die Stimulierung der Hypophysen-Rinden-Nebennieren-Aktivität wirkt. Diese tonisierende Wirkung auf die Nebennieren zeigt sich in einer euphorisierenden Wirkung und bestätigt seine Indikation bei Asthenie und bei Schläfrigkeit. Sie ist das ideale Mittel für Rekonvaleszente, müde Studenten und ältere Menschen.

Es ist auch ein Antioxidans, antibakteriell und antiviral. Es ist eines der wichtigsten entzündungshemmenden Mittel in der Gemmotherapie. Seine Wirkung trägt auch zur Regulierung des Säure-Basen-Gleichgewichts des Körpers bei.

Wenn Sie Ihre eigenen Johannisbeermazerate zubereiten möchten, sollten Sie wissen, dass sie im Allgemeinen aus Gartenpflanzen zubereitet werden. Sie können also problemlos Schwarze Johannisbeeren in den Garten pflanzen, wobei Sie vorzugsweise Sorten mit duftenden Knospen wählen sollten.

Schwarze Johannisbeeren mit nicht duftenden Knospen haben ebenfalls medizinische Eigenschaften, aber der sanfte Geschmack geht verloren.

VERWENDUNG

Bei chronischen Allergien hat die regelmäßige Einnahme über **3 Monate** eine desensibilisierende Wirkung. Das Mazerat reduziert die Intensität und Häufigkeit der allergischen Symptome.

In dieser Behandlungsphase wird es häufig mit Rosmarin kombiniert.

Wie die Eiche regt auch die Schwarze Johannisbeere die Produktion von Cortisol an, das natürlich am Morgen seinen Höhepunkt erreicht.

Aus chronobiologischen Gründen sollte der Extrakt aus Schwarzen Johannisbeerknospen daher am besten morgens eingenommen werden.

Manchmal wird empfohlen, morgens nach dem Aufstehen 5 bis 30 Tropfen des Knospenextrakts einzunehmen, um eine stärkende Wirkung zu erzielen und Asthenie zu bekämpfen, und zwar über einen Zeitraum von 3 Wochen.

Bei akuten Zuständen (z. B. bei Allergien) werden die Dosen über den Tag verteilt, wobei 30 Tropfen pro Tag nicht überschritten werden dürfen.

Bei Grippe kann die Kombination von Schwarzer Johannisbeere und Erle als Heilmittel eingesetzt werden: 12 Tropfen konzentriertes Mazerat in ⅛ l Wasser im Wechsel alle 2 Stunden, nach Pol Henry.

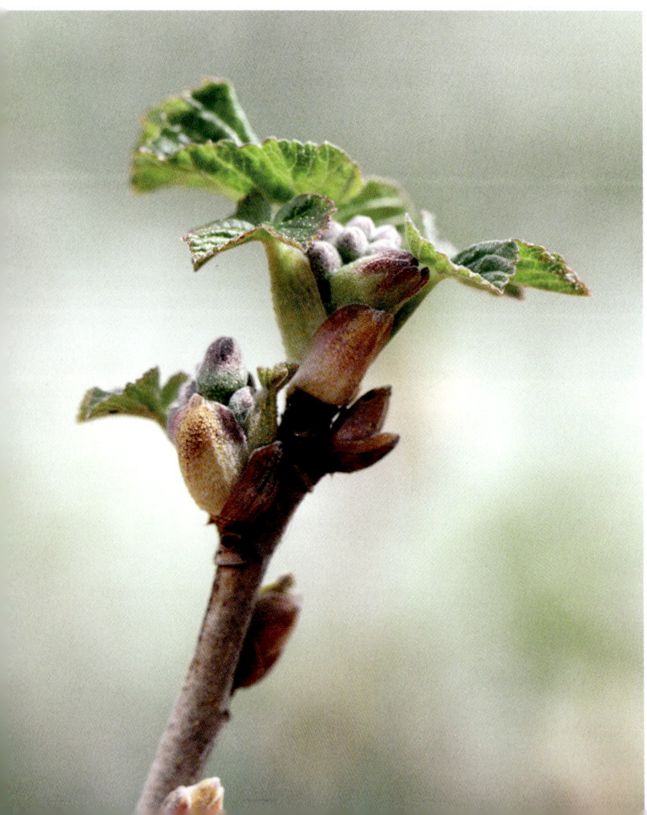

Kurzform

KONTRAINDIKATIONEN: nicht für schwangere Frauen empfohlen

NEBENWIRKUNGEN: kann anregend sein, nicht am Abend einnehmen

AUSWIRKUNGEN:
Wirkung auf die Psyche: belebend, euphorisierend
leistungsstarker Generalentleerer
entzündungshemmend
Antioxidationsmittel

KRANKHEITEN UND ZUSTÄNDE:
Nahrungsmittelallergien, Arzneimittelallergien, Allergien der Atemwege, Arthritis, Arthrose, Asthma, asthmatische Bronchitis, akute Bronchitis, chronische Bronchitis, Grippe, allergische Entzündungen, Gelenkentzündungen, Darmentzündungen, Infektionskrankheiten, Viruserkrankungen, Rhinitis, allergischer Schnupfen

Jungfernrebe

Wilder Wein

Parthenocissus tricuspidata

junge Triebe

auf Mauern und niedrigen Wänden in der Ebene und im Hügelland (andere Sorten sind hinsichtlich ihrer Toxizität nicht erforscht)

- Gelenke
- Verformungen der Hände und Füße
- Knötchen und Faserknötchen an Händen und Füßen (Dupuytrensche Krankheit, Bouchard-Knötchen ...)

Jungfernrebe wirkt effektiv bei schmerzhaftem, **deformierendem Rheuma**, insbesondere in den kleinen Gelenken: Hände und Füße (**deformierende entzündliche Arthritis**). Sie wirkt auf **Knorpel**, **Bänder** und **Sehnen** und hat eine entzündungshemmende und regenerierende Wirkung.

Wie Tétau und Scimeca erwähnen, „ist sie ein ausgezeichnetes rheumatologisches Medikament, das den Verdauungstrakt nicht angreift. Verdrehte, beulige, verkrüppelte und schmerzhafte Finger bessern sich langsam, aber sicher mit einer längeren Behandlung mit Jungfernrebe."

Jungfernrebe wirkt effektiv auf sklerotische Retraktionen und ist bei verschiedenen Krankheiten angezeigt: **Dupuytren-Krankheit**, **Peyronie-Krankheit**, **Morbus Ledderhose**, Bouchard-Knötchen, **Heberden-Arthrose**, kleine Gelenke, Hände und Füße.

Ein weiterer Hinweis erscheint derzeit sehr interessant: Fibromyalgie.

Die Behandlung von Jungfernrebe, die mit Schwarzer Johannisbeere kombiniert ist, hat eine **entzündungshemmende Wirkung**, lindert den Schmerz und ergänzt effizient Mittel, die schwer zu ertragen sind (Kortikoide und Immunsuppressiva). Diese Knospen ermöglichen es, die Wirksamkeit der chemischen Behandlung zu erhöhen oder sogar die Dosierung zu verringern.

Die Kombination aus Jungfernrebe und Schwarzer Johannisbeere ist besonders wirksam bei rheumatoider Arthritis, Spondylitis ankylosans, **rheumatischer Pseudoarthritis** und Psoriasis-Arthritis.

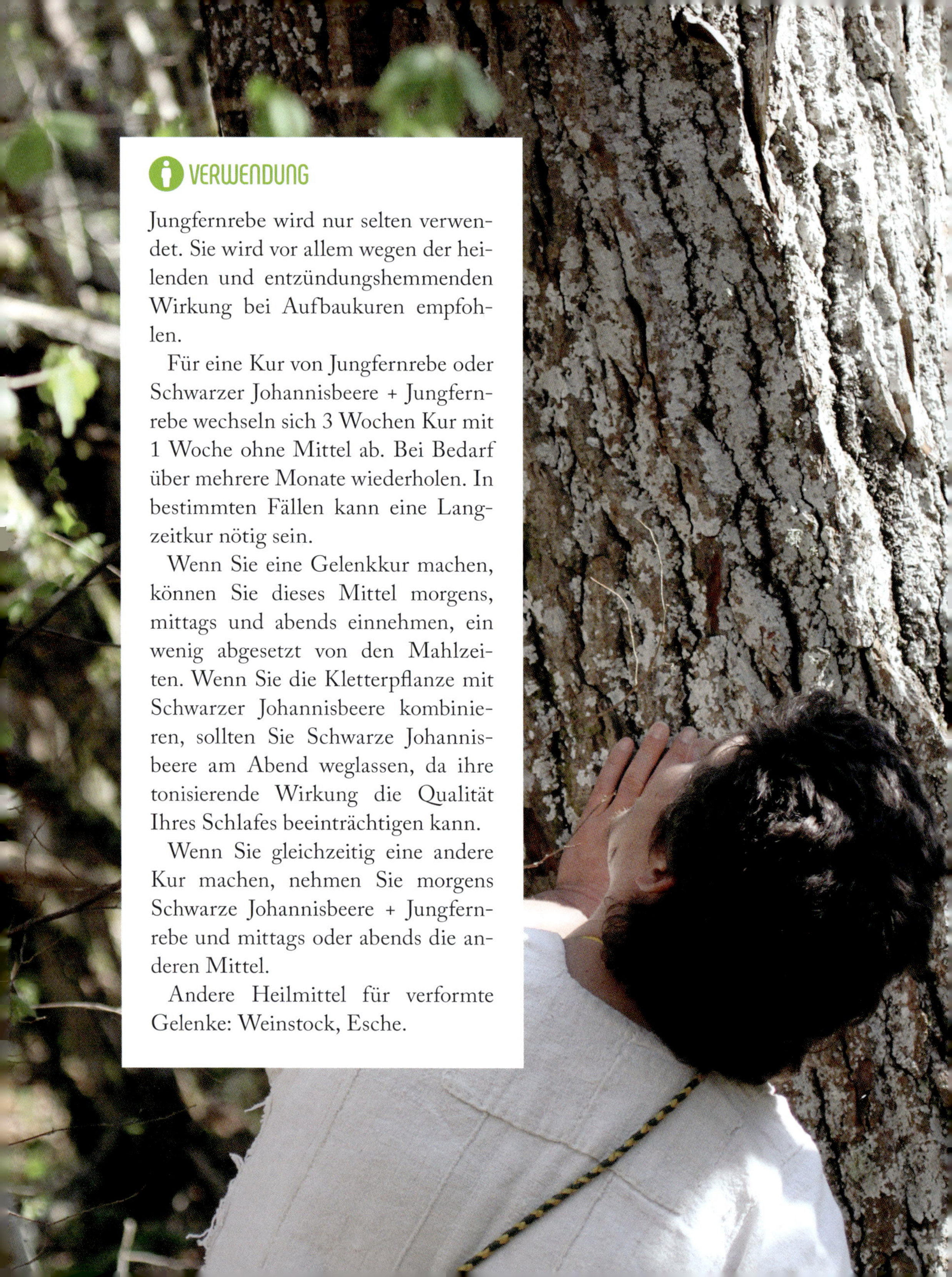

VERWENDUNG

Jungfernrebe wird nur selten verwendet. Sie wird vor allem wegen der heilenden und entzündungshemmenden Wirkung bei Aufbaukuren empfohlen.

Für eine Kur von Jungfernrebe oder Schwarzer Johannisbeere + Jungfernrebe wechseln sich 3 Wochen Kur mit 1 Woche ohne Mittel ab. Bei Bedarf über mehrere Monate wiederholen. In bestimmten Fällen kann eine Langzeitkur nötig sein.

Wenn Sie eine Gelenkkur machen, können Sie dieses Mittel morgens, mittags und abends einnehmen, ein wenig abgesetzt von den Mahlzeiten. Wenn Sie die Kletterpflanze mit Schwarzer Johannisbeere kombinieren, sollten Sie Schwarze Johannisbeere am Abend weglassen, da ihre tonisierende Wirkung die Qualität Ihres Schlafes beeinträchtigen kann.

Wenn Sie gleichzeitig eine andere Kur machen, nehmen Sie morgens Schwarze Johannisbeere + Jungfernrebe und mittags oder abends die anderen Mittel.

Andere Heilmittel für verformte Gelenke: Weinstock, Esche.

ERFAHRUNGSBERICHT

Eine Freundin zeigte mir einmal Knötchen, die wie Zysten aussahen, unter ihren Füßen, die beim Gehen schmerzten. Sie litt an der Dupuytren'schen Krankheit. Eine konventionelle Behandlung war fehlgeschlagen. Ich riet ihr, ihre Ernährung umzustellen, um den Säuregehalt zu reduzieren, und erzählte ihr von den Vorteilen der Schwarzen Johannisbeere und des wilden Weins. Sie machte eine gemischte Behandlung mit Schwarzer Johannisbeere und Jungfernrebe, indem sie diese beiden Mazerate morgens und am frühen Nachmittag in ein Glas Wasser gab.

Innerhalb einer Woche hatten sich die Knötchen stark zurückgebildet. Einen Monat später war von dem Problem nichts mehr zu spüren und sie konnte normal gehen. Es gab kein Wiederauftreten und keine Nebenwirkungen.

Kurzform

KONTRAINDIKATIONEN: nicht empfohlen für schwangere Frauen und bei hormonabhängigen Krebsarten

NEBENWIRKUNGEN: keine

AUSWIRKUNGEN:
Wirkung auf die Psyche: bislang keine bekannt
Regenerierung der Gelenke
Reparatur von deformierten und schmerzhaften Gelenken

KRANKHEITEN UND ZUSTÄNDE:
Entzündliche Arthritis deformans, Gelenkverformungen, Fibromyalgie, Sehnen- und Bänderentzündungen, Dupuytren'sche Krankheit, Peyronie-Krankheit, Ledderhose-Krankheit, Bouchard-Knötchen, Heberden-Knötchen, rheumatoide Arthritis, pseudorheumatoide Arthritis, Spondylitis ankylosans

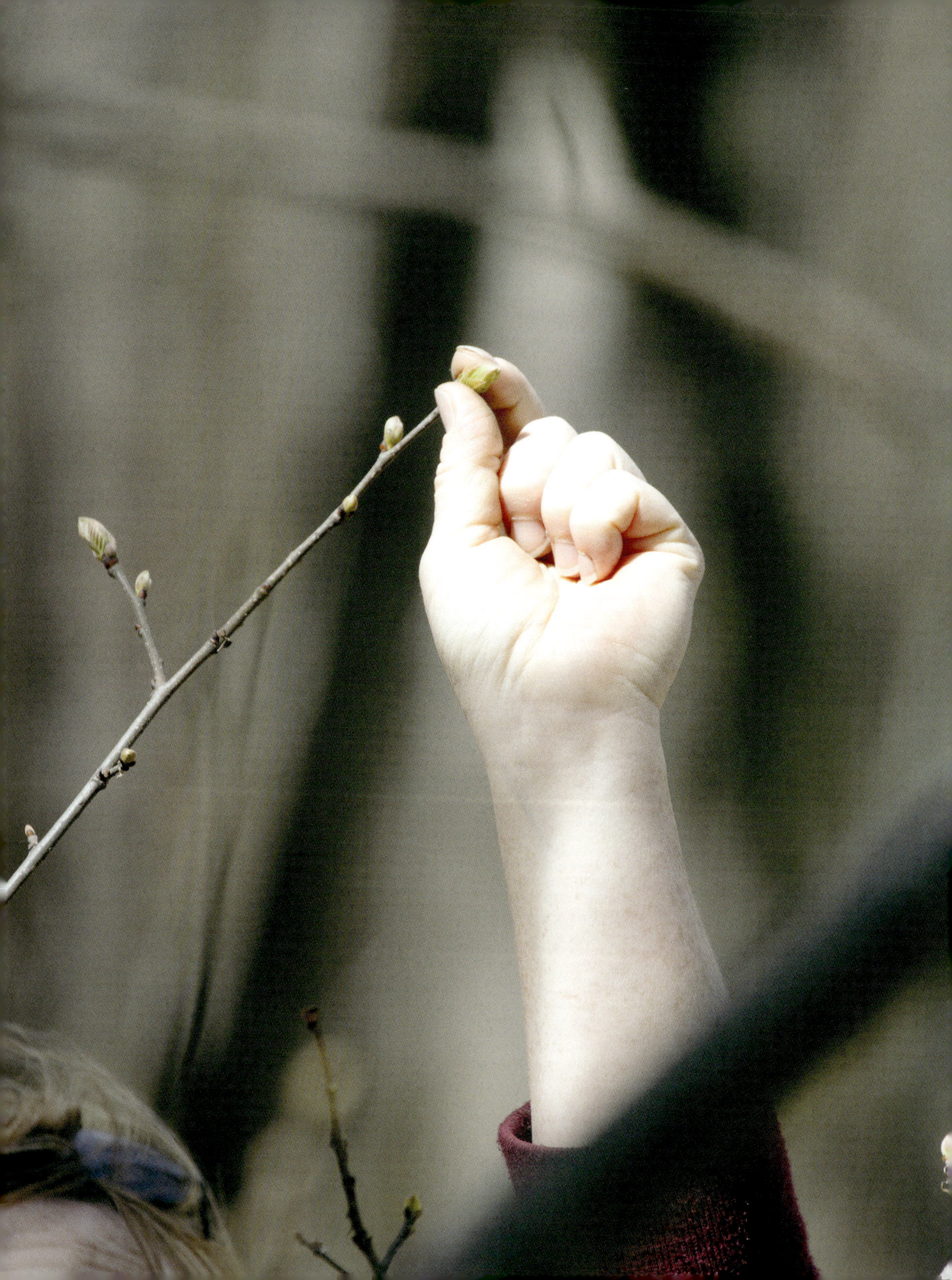

Kastanie

Maroni, Edelkastanie

Castanea sativa

Knospen

Weinbaugebiete

- Lymphfluss: schwere Beine, geschwollene Arme, Cellulite usw.
- Venen: kleine Krampfadern
- Ekzem: Beine und Füße

Die Edelkastanie hat die Knospe des **Lymphkreislaufs**. Außerdem ist die Kastanie, wie Tétau und Scimeca 2005 feststellten, „derzeit das einzige bekannte Arzneimittel, das in dieser Weise auf den Lymphkreislauf einwirken kann". Obwohl es auch auf geschwollene Arme wirkt, hat es eine elektive Wirkung auf die unteren Gliedmaßen. Das Kastanienknospen-Mazerat ist daher ein hervorragendes Mittel, um einen stagnierenden Lymphkreislauf wieder in Bewegung zu bringen: geschwollene Beine, geschwollene Knöchel oder Füße, geschwollene Arme ...

Zusätzlich zu ihrer lymphatischen Wirkung heilt die Kastanienknospe kleine Krampfadern und strafft die Venenwand.

Pol Henry erwähnt zwei sich ergänzende Eigenschaften. In Verbindung mit dem Blatt (Tinktur, Kräutertee), ist sie nützlich, um **Cellulite** zu bekämpfen. Darüber hinaus wurde sie für das **Ekzem der unteren Gliedmaßen** als heilsam erkannt.

VERWENDUNG

Kastanienknospen-Mazerat wird allgemein als **Heilmazerat** wahrgenommen. Da es in die Tiefe wirkt, kann es nicht von heute auf morgen helfen, wenn Beine und Arme anschwellen, insbesondere im Sommer. Wie schnell ein positives Ergebnis sichtbar wird, ist von Person zu Person verschieden. Wenn Sie mit dem Mazerat gute Ergebnisse erzielen, ist es geeignet. Wenn es nicht Ihren Erwartungen entspricht, könnten Sie die Dosierung erhöhen.

Andernfalls können Sie dieses Mazerat im Frühjahr über einen Zeitraum von mehreren Monaten als **vorbeugende** Maßnahme anwenden, um zu sehen, ob Veränderungen eintreten.

Es könnte den Lymphstau und ein Anschwellen der Beine oder Arme bei sommerlicher Hitze verhindern.

Das Kastanienmazerat kann langfristig eingesetzt werden.

Kurzform

KONTRAINDIKATIONEN: keine

NEBENWIRKUNGEN: keine

AUSWIRKUNGEN:
Wirkung auf die Psyche: wird untersucht
Regenerierung des Lymphkreislaufs
Regenerierung der Venenwand

KRANKHEITEN UND ZUSTÄNDE:
geschwollene Arme, Cellulite, langsame Lymphzirkulation, Ekzeme (Beine und Füße), schwere Beine, kleine Krampfadern

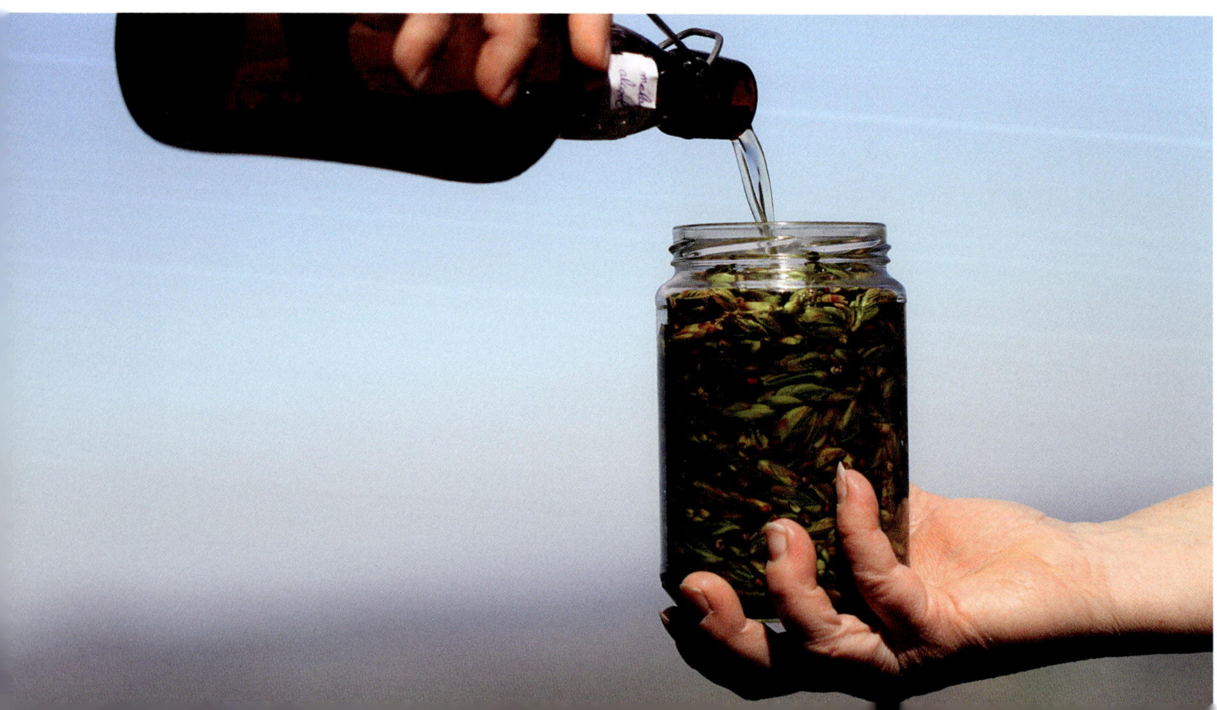

Kiefer

Pinus sp.
(Pinus montana, Pinus sylvestris)

Knospen

Ebenen, Hügel und Berge

- Gelenke (Arthrose, Rheumatismus)
- Knochen: Knochenbrüche, Osteoporose, Krebs
- Immunsystem

Eine in der Gemmotherapie häufig gebrauchte Kiefer ist die **Latschenkiefer**. Andere Bergkiefern (z. B. Waldkiefer) scheinen eine ähnliche Wirkung zu haben. Bis heute gibt es kaum Informationen über alle Kiefernarten.

Obwohl es sich um eine große Familie handelt, die bis zum Hochgebirge wächst, lässt sich nicht feststellen, warum bestimmte Eigenschaften bei den Arten manchmal stärker ausgeprägt sind. Ich bevorzuge die **Latschenkiefer**.

Es ist jedoch ratsam, Tests mit Kiefern durchzuführen, die in Ihrer Umgebung wachsen, wenn Sie diese sammeln. Sie haben mehr oder weniger ausgeprägte Wirkungen auf die Gelenke, die Knochen und das Immunsystem. Es geht darum, seiner Intuition freien Lauf zu lassen und zu experimentieren.

Welche Kiefer auch immer verwendet wird, sie ist in jedem Fall gut für den Körper. Denn die Kiefernknospe regeneriert. Das ist ihre erste Tugend: Sie regeneriert.

Wie Pol Henry angibt, hat z. B. die Knospe der Hakenkiefer eine „**regenerierende Wirkung** auf Hartgewebe, **Knochen** und **Knorpel**".

Das Kiefernmazerat ist also vor allem ein Regenerationsmittel. Seine beiden Hauptziele sind die **Gelenke** und die **Knochen**. Die **Gelenkwirkung**, die auf den Knorpel abzielt und durch entzündungshemmende Eigenschaften unterstützt wird, prädestiniert es für die Behandlung von **Arthrose** und **schwerem entzündlichem Rheuma (Arthritis)**.

Was die Knochen betrifft, so hat die Kiefernknospe eine breite Wirkung. Sie schützt und stärkt die Knochen.
Sie scheint sogar die **Remineralisierung** des Körpers zu fördern. Diese

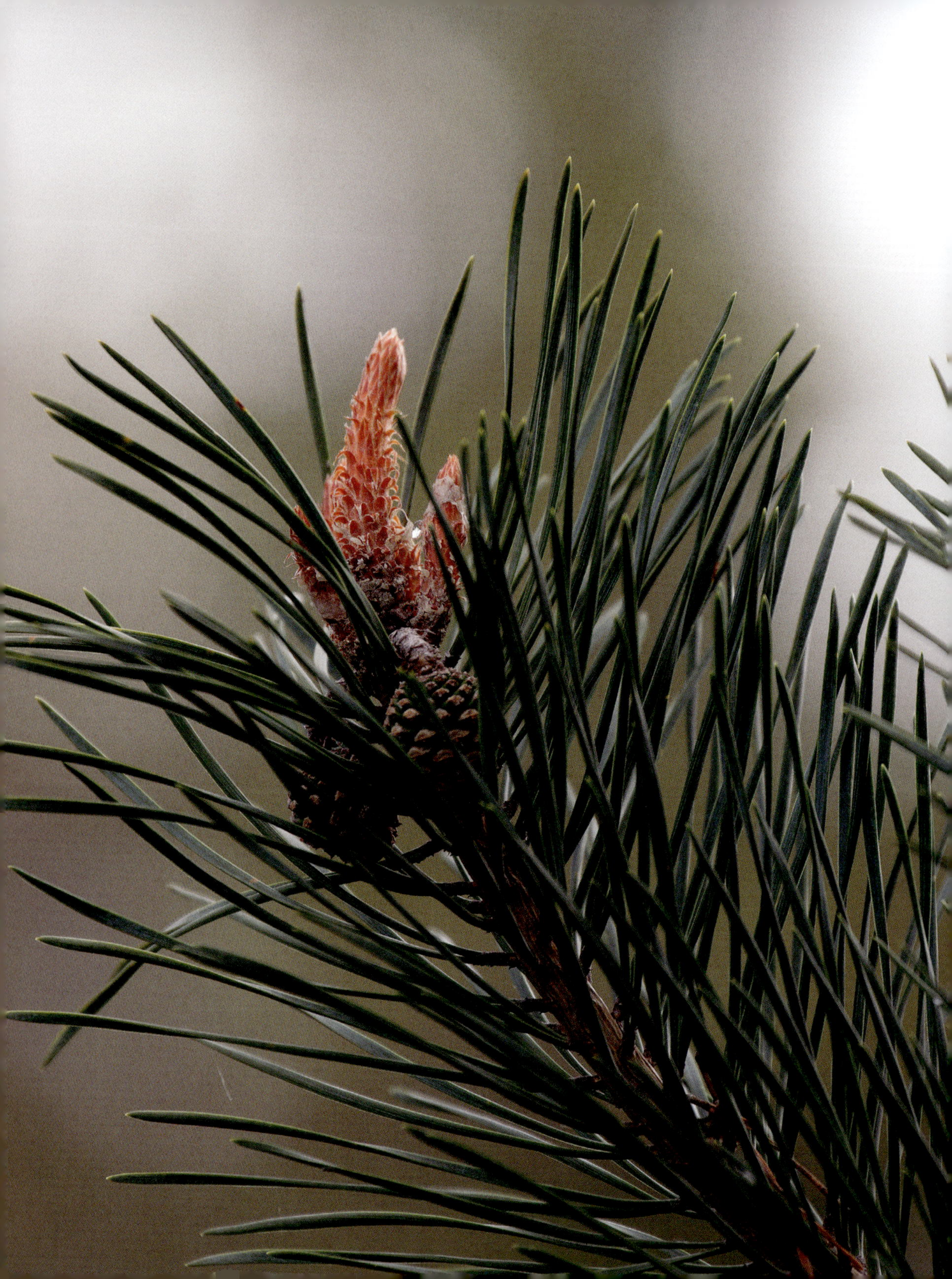

informative Wirkung wird durch eine angepasste Ernährung oder zusätzliche Nahrungsergänzungsmittel noch verstärkt. Solche regenerativen Funktionen machen sie zu einem wichtigen Mittel gegen **Osteoporose**.

Bei **Knochenbrüchen** hilft die Kiefer (wie die Tanne), die Heilung zu beschleunigen.

Tétau und Scimeca weisen darauf hin, dass das Kiefernknospenmazerat bei schweren Knochenerkrankungen wie **Krebsmetastasen** und **Morbus Kahler** als Ergänzung zu den klassischen Therapien wirkt.

Außerdem stimuliert das Kiefernknospenmazerat das **Immunsystem**. Auf diese Weise kann der Körper besser mit Viren und pathogenen Bakterien umgehen.

Im Rahmen eines **Gemmotherapie-Programms** ist es ratsam, die Kiefer 2 Monate im Jahr zu verwenden. Vorzugsweise im Winter, bevor im Frühjahr das *aktive Leben im Freien* wieder aufgenommen wird. Es kann auch im Herbst verwendet werden, um das Gewebe nach der Frühjahr-Sommer-Periode zu regenerieren. Eine jährliche Kur regeneriert und stärkt Knochen und Gelenke und stimuliert sanft das Immunsystem.

VERWENDUNG

Als Heilmittel bei **Arthrose** oder **Arthritis** wird es mit Schwarzer Johannisbeere und Weinrebe kombiniert, über einen Zeitraum von 2 bis 3 Monaten.

Wie von Tétau und Scimeca erwähnt, lässt die Kiefer oder die Behandlung mit Kiefer + Schwarzer Johannisbeere + Wein die radiologischen Verformungen der Arthrose nicht verschwinden, aber sie verlangsamt ihre Entwicklung und stoppt ihre Verschlimmerung. Sie hilft vor allem bei schmerzhaften Entzündungen der Sehnen und Gelenkbänder und ist somit schmerzlindernd.

Die allgemeine Wirkung ist auf die Regeneration ausgerichtet und ist entzündungshemmend. Andererseits hat das Mazerat keine Wirkung auf Gelenkverformungen (Esche oder Weinrebe sind hier vorzuziehen) oder auf den Säuregehalt, der die Gelenke schmerzen lässt (hier besser Birke, Schwarze Johannisbeere, Ulme usw.).

Dieses Mazerat ergänzt eine Ernährungsumstellung oder thermische Kuren.

Bei der Behandlung von Osteoporose ist es ein Referenzmittel, insbesondere bei Osteoporose vor den Wechseljahren. Nach der Menopause wird es mit der Brombeere (die eine hormonelle Wirkung hat) abgewechselt oder mit ihr kombiniert.

Kurzform

KONTRAINDIKATIONEN: keine

NEBENWIRKUNGEN: keine

AUSWIRKUNGEN:
Wirkung auf die Psyche: wird untersucht
Regenerierung von Knochen und Knorpel
stimuliert das Immunsystem

KRANKHEITEN UND ZUSTÄNDE:
Arthritis, Osteoarthritis, Frakturen, Kahler-Krankheit, Krebs-Knochenmetastasen, Osteoporose, entzündlicher Rheumatismus

ERFAHRUNGSBERICHT

Wenn ich auf steilen oder steinigen Wegen ging, bekam ich Schmerzen in den Kniegelenken. Zunächst war ich besorgt und beschloss, das Knie mit einer Kur aus Kiefer und Schwarzer Johannisbeere zu verwöhnen, die ich jeden Morgen in einem Glas Wasser anrührte. Nach 3 Wochen hatte ich keine Schmerzen mehr. Nach einer Woche Pause begann ich eine neue Behandlung mit kurzen Spaziergängen auf ebenem Gelände.

Nach einer dritten Behandlung fühle ich mich wie früher. Ich werde meine Knie weiterhin schonen und besonders auf die Wege achten, die ich gehe, aber ich habe eine echte Erleichterung gespürt. Schwimmen, Radfahren oder Radfahren auf unebenem Gelände sind ebenfalls eine gute Unterstützung, um die Gelenke und Muskeln zu regenerieren.

Linde

Tilia sp. (Tilia argentea, Tilia cordata, Tilia grandifolia, Tilia platyphyllos, Tilia sylvestris, Tilia tomentosa, Tilia vulgaris)

Knospen

Ebenen, Hügel und Mittelgebirge

- Stress, Nervosität
- Schlaflosigkeit
- TOC

Die Linde ist ein starker, kraftvoller und schützender Baum, der eine unbestreitbare Unterstützung für nervöse und ängstliche Menschen darstellt. Sie besänftigt, man kehrt zur **Ruhe** zurück. Sie wirkt leicht hypnotisch und fördert den Schlaf. Bei einer Langzeitbehandlung hilft sie, die Schlafmuster wiederherzustellen und Stress abzubauen. Sie wirkt ein bisschen wie das *Sandmännchen*-Mazerat.

Die Hauptwirkung ist jedoch eine reparierende und regenerierende.

Die Knospe hilft nämlich Menschen, deren **Nervensystem** stark belastet ist. In den Prüfungen des Lebens, den sozialen oder beruflichen Anforderungen, werden die Nerven geschädigt und es entstehen bestimmte Störungen: Konzentrationsschwierigkeiten, Schlaflosigkeit, verschiedene Obsessionen ... Die Linde hilft, das zu reparieren, was tief in uns kaputt zu sein scheint. Allmählich kehren Ausgeglichenheit und Gelassenheit wieder.

In ähnlicher Weise wirkt es bei **Zwangsstörungen** als Ergänzung zu einer angepassten Therapie.

Es wäre zu einfach, Linden nur auf den psycho-emotionalen Bereich zu beschränken. Die Lindenknospe wirkt nicht nur beruhigend, sondern auch auf den gesamten Körper. Sie hilft, **Herzklopfen** nervösen Ursprungs zu regulieren (ggf. mit Weißdornknospe). Sie hat eine beruhigende Wirkung auf den Verdauungstrakt und wird bei **Gastritis, gastroösophagealem Reflux, Kolitis** usw. eingesetzt.

Gleichzeitig hilft das Lindenmazerat, den **Harnsäure-** und **Cholesterinspiegel** zu senken.

Die Lindenknospe wirkt auf das Nervensystem und auf die allgemeinen Funktionen des Körpers, wie z. B. die Ausscheidungsfunktionen, und kann die Bemühungen um eine Gewichtsabnahme unterstützen.

Die Lindenblüte ist daher ein wichtiger Baum in der Gemmotherapie. Es handelt sich um ein Pflegemazerat. Im Laufe des Lebens hat jeder seine Prüfungen und Leiden, und das Lindenmazerat hilft, diese verschiedenen Erschütterungen zu meistern.

Es gibt keine Kontraindikationen oder Nebenwirkungen, außer bei einer Überdosierung. Eine Überdosierung äußert sich schnell durch eine gegenteilige Wirkung.

VERWENDUNG

Die Linde ist ein **Baum des Lebens**.

Sie kann gelegentlich verwendet werden, um ein Problem zu behandeln (Schlaflosigkeit, vorübergehender Stress ...).

Aber wenn Ihnen dieses Mazerat einmal hilft, dann deshalb, weil es Ihrem Temperament entspricht, Sie können es dann Ihr ganzes Leben lang anwenden. Die Linde wird zu Ihrem Lebensbaum, Ihrem Lebensmazerat. Die schützende Kraft der Linde ist Ihr Verbündeter.

Oft wird die Linde wegen ihrer **Anti-Stress-Wirkung** mit dem Feigenbaum in Verbindung gebracht. Diese beiden Mazerate wirken aber auf unterschiedliche Weise.

Die **Linde** hat eine aufbauende und schützende Wirkung. Sie hilft, an Nervenmustern zu arbeiten, die gestört sind. Sie hilft, sich zu regenerieren. Sie ist auch schützend. Sie ist ein bisschen wie ein Schutzbaum für Ihre Nervosität oder Angstzustände.

Der **Feigenbaum** wirkt eher in der Gegenwart. Er funktioniert nicht bei vergangenen Mustern. Er wirkt auf den Stress des Augenblicks, d. h. auf all die Einflüsse, all die kleinen Geschichten, die wir hören oder uns selbst erzählen und die unser Leben schwierig machen. Der Feigenbaum ist die Knospe für sensible oder hypersensible Menschen. Bei gastroösophagealem Reflux wird bei Unschlüssigkeit zwischen Feigenbaum und Linde in erster Linie der Feigenbaum gewählt.

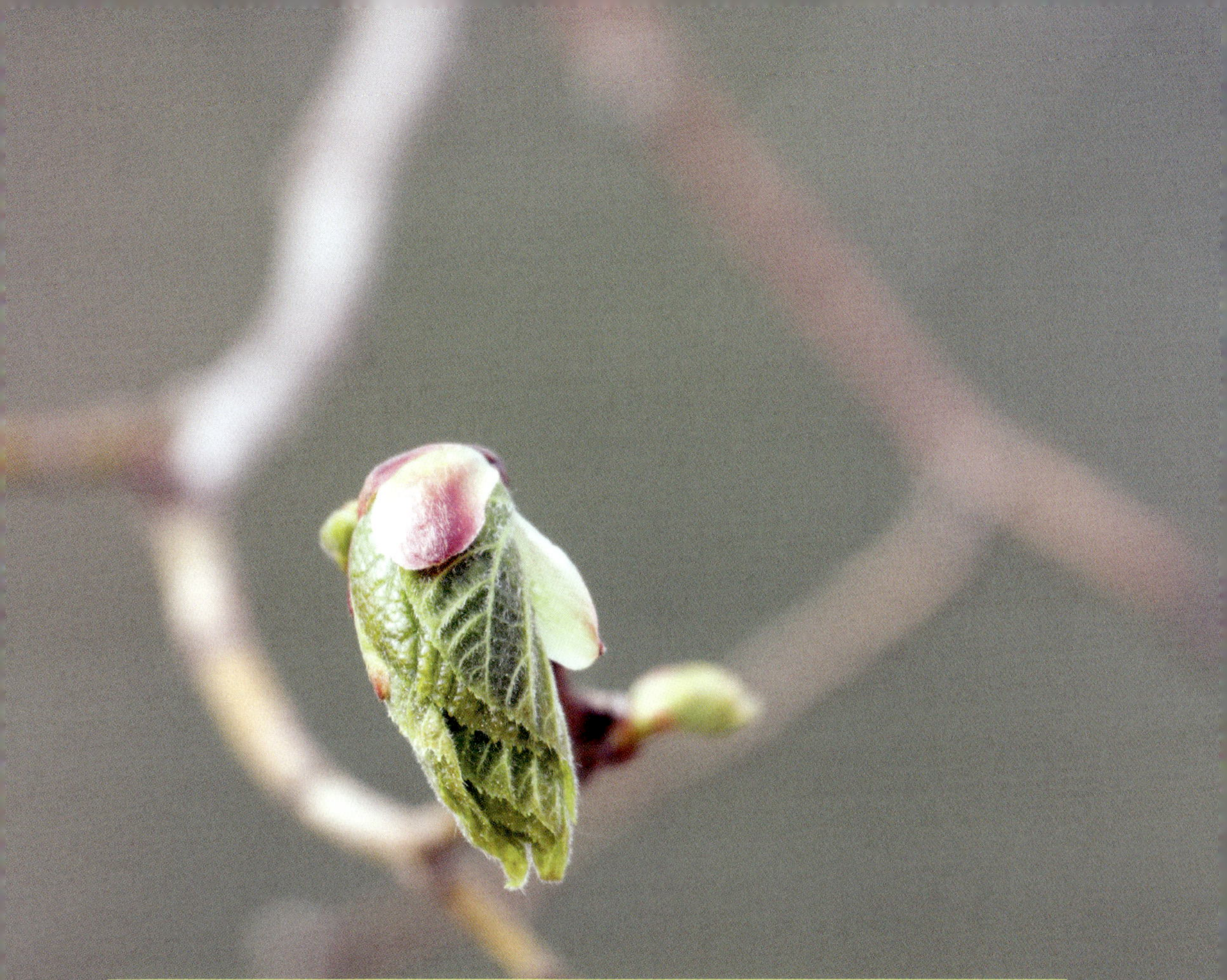

Kurzform

KONTRAINDIKATIONEN: keine

NEBENWIRKUNGEN: Erregung und Schlaflosigkeit im Falle einer Überdosierung

AUSWIRKUNGEN:
Wirkung auf die Psyche: beruhigend, besänftigend
Ausgleich von nervösen Zuständen

KRANKHEITEN UND ZUSTÄNDE:
Angstzustände, Cholesterin, Kolitis, Konzentrationsschwierigkeiten, Gastritis, Schlaflosigkeit, Obsessionen, Herzklopfen, gastroösophagealer Reflux, Rheuma, Zwangsstörungen, Harnstoff

ERFAHRUNGSBERICHT

Eine Mutter bat mich um Hilfe für ihre 14-jährige Tochter, die in der Schule gestresst war und immer müder wurde. Sie entwickelte eine Form von Schlaflosigkeit. Ich habe ein konzentriertes Mazerat aus Lindenblüten vorgeschlagen. Dieser Teenager war sensibel und reagierte sehr schnell auf jede Phase der Anpassung der Dosierung.

Vom ersten Tag an hatte die Einnahme des Mazerats den gegenteiligen Effekt als den gewünschten: Sie war gereizter und schlief kaum. Sie hatte am Abend 3 Tropfen eingenommen. Ich verwendete die Lindenblüte weiterhin, weil es keine Reaktion gab. Ich riet der Mutter, die Dosis am nächsten Abend auf 1 Tropfen zu reduzieren. Das Ergebnis war das gleiche.

Am dritten Abend schließlich riet ich der Mutter, 1 Tropfen in einem Glas Wasser zu verdünnen. Und zu meiner Überraschung gab es keine Veränderung: Der einzelne Tropfen hatte so gewirkt, als ob er nicht verdünnt worden wäre.

Am nächsten Tag bereitete ich einen neuen Test mit demselben, auf ein Zehntel verdünnten Mazerat (D1) vor. Carine nahm 3 Tropfen vor dem Schlafengehen und schlief wie ein Baby. Die über mehrere Wochen andauernde Behandlung half ihr, ihren Schlafrhythmus wiederzufinden, und sie benutzte die Linde nur noch in besonders stressigen Zeite. Einige Tropfen reichten dann aus, um wieder zur Ruhe zu kommen.

Fazit: Wenn ein einziger Tropfen des Muttermazerats bei einigen Menschen oder Tieren, die besonders empfänglich für die Gemmotherapie sind, die Wirkung einer Überdosis zeigt, ist es ratsam, in D1 (Zehntel) zu verdünnen.

Mammutbaum
Rotholz

Sequoia gigantea

junge Triebe

Parks und Gärten (nicht zu verwechseln mit Sequoia sempervirens, die „Eibenblätter" hat)

- Männliche Verjüngung: Prostata, Sexualität, Müdigkeit, Osteoporose
- Frauenprobleme: Myome, Osteoporose
- Glasknochenkrankheit

Der Mammutbaum hat zwei wesentliche Funktionen.

Die erste besteht darin, eine **Kategorie von Nebennierenhormonen** (17-Ketosteroide) **zu stimulieren.** Diese Stimulierung trägt zur Bekämpfung von **Osteoporose** bei Männern und Frauen bei.

Vor allem **bei Frauen** können die Hormone auch bei der Heilung von **Myomen helfen.** Bei **Männern** wirken sie auf die Hoden (Anregung der Spermienproduktion) und bei **sexueller Antriebslosigkeit.** Darüber hinaus wirkt die Knospe in der Langzeitbehandlung auf die Prostata (führen Sie parallel eine Krebsvorsorgeuntersuchung durch). Für eine Erhaltungsbehandlung ist sie sehr gut geeignet. Für eine spezifische Wirkung auf die Prostata kann es zusätzlich zu anderen Mitteln, wie z. B. Birnbaummazerat, verwendet werden ... Mammutbaum ist eines der verjüngenden Mazerate für Männer.

Es wirkt auf die Nebennieren und verhilft zu mehr Vitalität.

Seine zweite Funktion wurde in den 1960er Jahren von Dr. Henry Pol erkannt: Das Mazerat würde die halbspontanen Brüche der Glasknochenkrankheit reduzieren.

VERWENDUNG

Das Mammutbaum-Mazerat wird als Heilmittel für altersbedingte Probleme bei Männern und Frauen in einer mehrmonatigen Kur von 21 Tagen pro Monat eingesetzt.

Es ist eines der verjüngenden Mazerate für Männer, während Frauen sich anderen zuwenden (Himbeere, Heidelbeere, Apfelbaum ...). Für Männer wird es zu einem *Basis*-Mazerat, das mehrere Monate im Jahr verwendet wird, um die Gesundheit zu erhalten und Prostataprobleme zu begrenzen.

Nach maximal 21 Tagen/Monat sollten Sie die Nebennieren ausruhen lassen. Nach einer energetisierenden Behandlung sollten für einen entsprechenden Zeitraum keine Mazerate mit adrenaler Wirkung (Eiche, Rosmarin, Schwarze Johannisbeere ...) verwendet werden.

Es ist möglich, Mammutbaum mit anderen Mazeraten zu kombinieren, um bestimmte Wirkungen zu erzielen, wie z. B. Birnbaum oder Erle für eine Wirkung auf Prostata-Adenome.

Kurzform

KONTRAINDIKATIONEN: nicht empfohlen für schwangere Frauen, nicht geeignet für Kinder

NEBENWIRKUNGEN: keine

AUSWIRKUNGEN:
Wirkung auf die Psyche: vitalisierend
Regeneration bei Glasknochenkrankheit
hormonelles Stimulans

KRANKHEITEN UND ZUSTÄNDE:
Prostata-Adenom, sexuelle Müdigkeit, Myome, Osteoporose

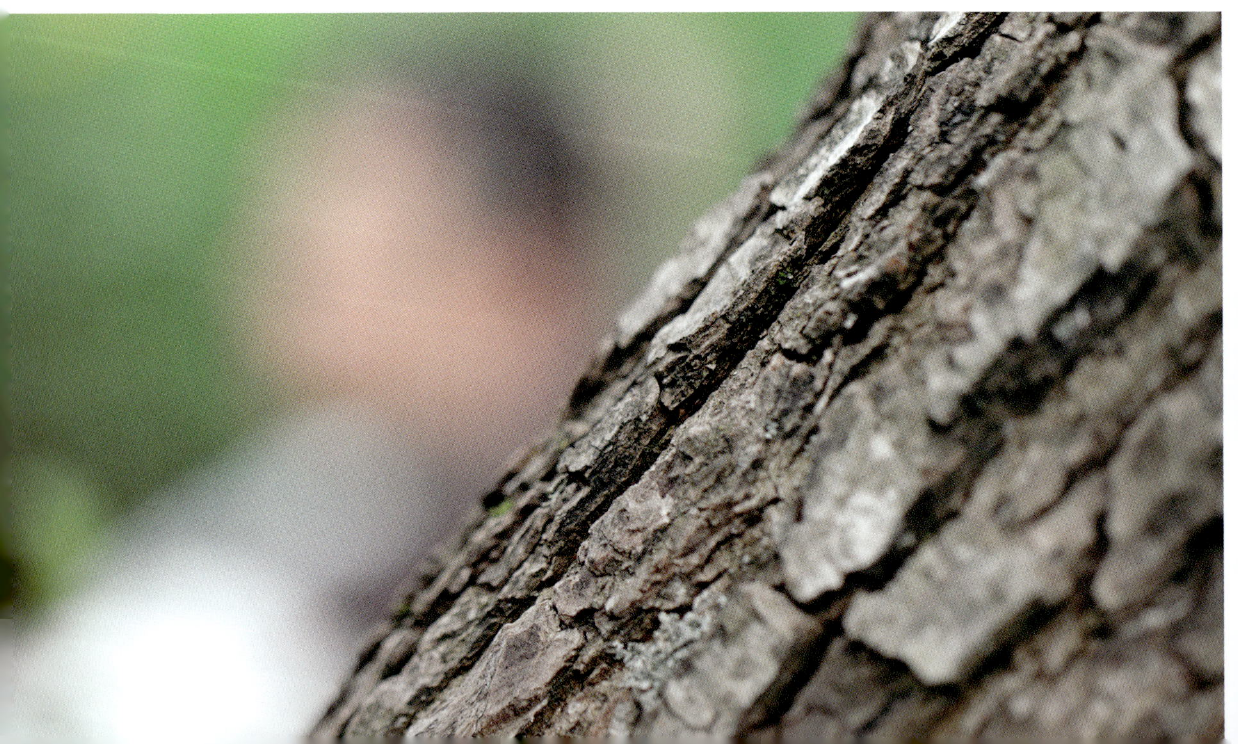

Olivenbaum

Olea europaea

junge Triebe

Mittelmeerraum in nicht bewaldeten Gebieten

- Bluthochdruck
- Cholesterin
- Diabetes
- Verjüngung

Der Olivenbaum hat zwei *Profile*, zwei Wirkungsbereiche, die den *Standort*-Qualitäten des Baumes entsprechen.

Die manchmal noch jungen Anpflanzungen schaffen eine besondere Atmosphäre in mediterranen Zonen. Die vom Wind bewegten Blätter ähneln wogendem Wasser. In den Olivenhainen wie in den Lavendelfeldern herrscht ruhige und wohltuende Sanftheit, die durch den Gesang der Zikaden unterstrichen wird. Der ganze Ort scheint zu sagen: *Genießt die Ruhe. Sie ist hier. Kannst du es fühlen? Nimm dir Zeit, entschleunige und genieße.*

Das Mazerat aus jungen Oliventrieben entspricht daher den Temperamenten mit *Feuer* (tonisch, anfällig für **Bluthochdruck** und **Herzrhythmusstörungen**), die in den orientalischen Traditionen gut bekannt sind (z. B. das Pitta-Temperament im Ayurveda).

Der Olivenbaum bringt nicht nur die Leber ins Gleichgewicht, sondern leistet auch wichtige Hilfe:

- Linderung von **Bluthochdruck**
- Ausgleich des **Cholesterinspiegels** durch Erhöhung des HDL-Cholesterins (*gutes* Cholesterin) und Senkung des LDL-Cholesterins (*schlechtes* Cholesterin)
- geistiges Gleichgewicht durch Förderung der Hirndurchblutung (heiße Temperamente haben leicht ein *überhitztes Gehirn*)

So wie junge Olivenbäume eine gewisse Grazie aufweisen, flößen die isolierte stehenden Olivenbäume einen gewissen Respekt ein, der Sanftheit und Kraft vereint.

Bei einem alten Olivenbaum nähert man sich einem ehrwürdigen, alten Monument. Es ist eine andere Zeit, ein anderer Rhythmus. Äußerlich wirkt er trocken und wächst an einem

Ort, an dem es oft sehr heiß ist, doch er zeigt eine ruhige Stärke. Dieses Mazerat ist daher auch für *Ältere* bestimmt.

Im Angesicht der **Ängste** des Alters bringt es Weichheit und Trost. Angesichts **nachlassender intellektueller Fähigkeiten** ist es eine belebende Flüssigkeit, die dem Gedächtnis und den nachlassenden geistigen Fähigkeiten einen Hauch von **Jugend** verleiht. Bei schwer zirkulierendem **Blut** unterstützt es schützend das Arteriengewebe und den Herzmuskel, den es sanft tonisiert. Bei **cholesterin- und blutzuckerbelastetem Blut** (Diabetes) steht es für Langlebigkeit.

Das Mazerat junger Olivenbaum-Knospen ist daher eine Einladung zur Ruhe in einem heißen Klima. Die Knospen alter Bäume sind ein Symbol für heitere Langlebigkeit.

VERWENDUNG

Der Olivenbaum wird normalerweise nicht als Mazerat für ein **Gemmotherapie-Programm** verwendet. Zur Bekämpfung eines hohen Cholesterinwertes wird im Allgemeinen Rosmarin oder Feldahorn verwendet, zu denen er eine Ergänzung sein kann.

Bei Diabetes in den Fünfzigern wird Walnuss genommen, mit der die Olive in Verbindung gebracht werden kann.

Der Olivenbaum ist ein *separates* Mazerat. Es handelt sich um ein ***Basis*-Mazerat**.

Die Menschen, denen es entspricht, nutzen es langfristig.

Olive ist ihr ***Begleitbaum*** und ihr *Begleitmazerat*, das das ganze Jahr über verwendet wird, wenn der Körper es zu brauchen scheint.

Ob jung oder alt, Menschen, die den Olivenbaum nutzen, zeichnen sich oft durch Langlebigkeit aus.

Kurzform

KONTRAINDIKATIONEN: keine

NEBENWIRKUNGEN: keine

AUSWIRKUNGEN:
Wirkung auf die Psyche: beruhigend, besänftigend
körperliches und geistiges Gleichgewicht

ANGEFÜHRTE KRANKHEITEN UND ZUSTÄNDE:
Herzrhythmusstörungen, Cholesterin, Diabetes, Bluthochdruck, Gedächtnisstörungen

Pappel

Populus sp.

Knospen

Ebenen und Hügel

- Immunabwehr
- Beine (Arteriitis)
- Blase (Heilung)

Die Pappelknospe ist die einzige Knospe, die eine unterschiedliche Wirkung hat, je nachdem, ob man das Muttermazerat oder die Mittel in erster Verdünnung (D1) verwendet. Die Pappelknospen werden im zeitigen Frühjahr gepflückt. Dieses Pflücken ist etwas Besonderes und wird oft von Bienen begleitet.

Wenn sich die Knospe öffnet, ist sie mit einer Art Harz bedeckt, das der Pflücker gleichzeitig mit den Bienen sammelt: **Propolis**.

Er ist auf diesen Knospen sehr reichlich vorhanden und wird dann während des Mazerationsprozesses extrahiert. Wenn dieses mit Propolis versehene Muttermazerat verdünnt wird, verliert es den größten Teil seiner Qualitäten. Es genügt, das konzentrierte und das verdünnte Mazerat zu riechen: Ersteres hat den charakteristischen Geruch von Propolis, der der verdünnten Version fehlt. Propolis ist für seine **infektionshemmenden** Eigenschaften bekannt. Das Muttermazerat profitiert von dieser energetisierenden Eigenschaft auf das Immunsystem, die zu nutzen ist, sobald sich virale Krankheiten in der Umgebung ausbreiten: Kinderkrankheiten, Epidemien ... Das ist der ***Propolis-Effekt***.

Pol Henry konzentrierte sich bei der Pappelknospe auf die **Arterienentzündung der unteren Gliedmaßen**, von der hauptsächlich Raucher um die 50 betroffen sind. Tétau und Scimeca weisen darauf hin, dass dieses Mazerat, sofern das Gerinnsel (das die Arterie blockiert) nicht zu groß ist, dazu beiträgt, einen arteriellen Kollateralkreislauf aufzubauen. Diese Ärzte weisen auch auf die heilende Wirkung der Pappel auf die **Blase** hin.

Die Verwendung von Pappelknospen ist bei **Harnwegsinfektionen, Blasenentzündungen, Infektionen, Kolibazillose** angezeigt.

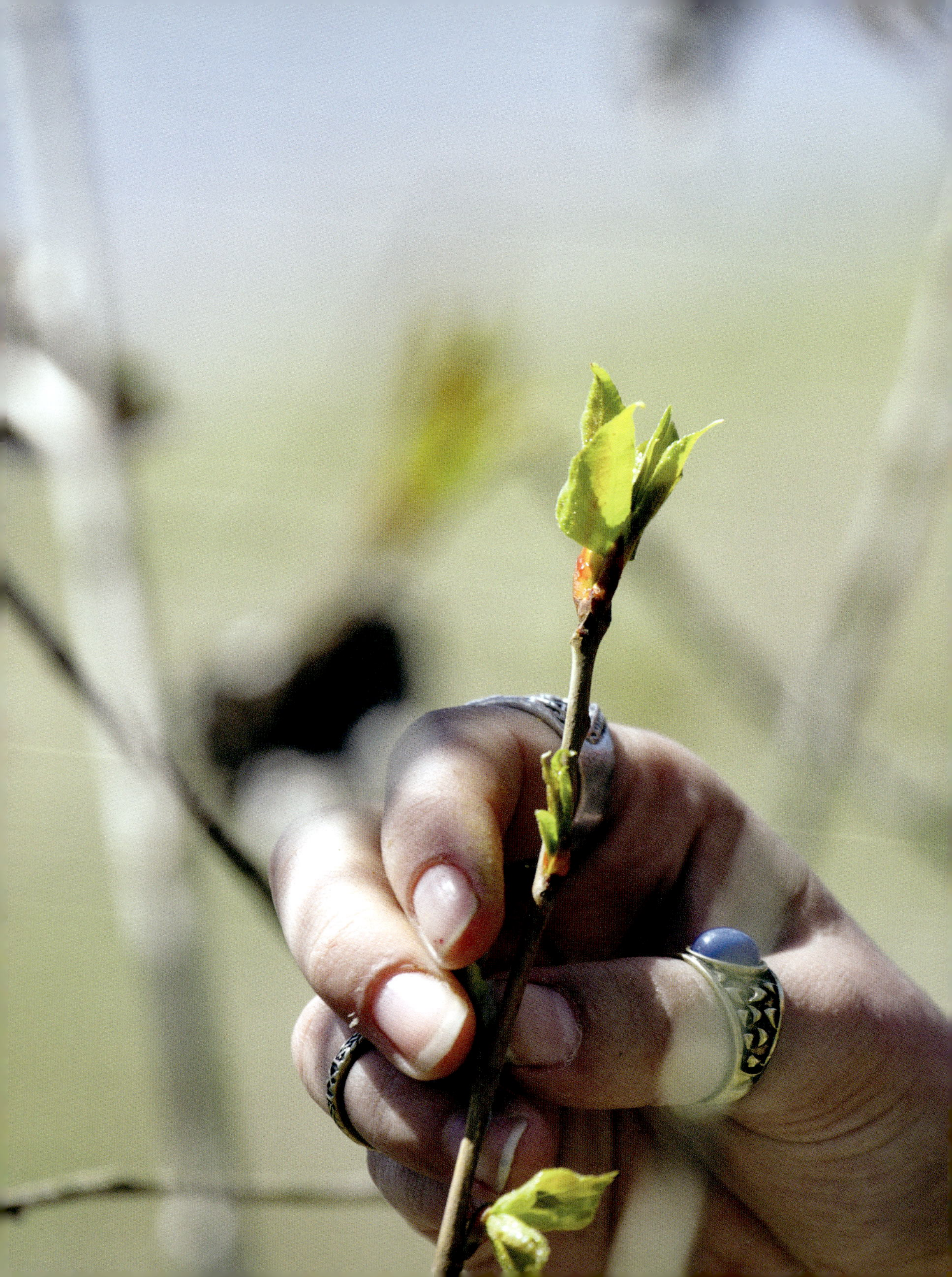

VERWENDUNG

Die Pappel wird hauptsächlich zu Heilzwecken verwendet (Blase).

Sie wird nur selten in einem Erhaltungs-Gemmotherapie-Programm genutzt.

Für das Immunsystem, als vorbeugende Maßnahme bei Epidemien, nehmen Sie morgens 1 bis 5 Tropfen ein. Mit Schwarzer Johannisbeere oder Walnuss kombinieren.

Für eine Kur-Behandlung kann die Dosierung auf 15 Tropfen morgens und abends erhöht werden.

Bei akuten Bronchialbeschwerden kann man alle 2 Stunden 5 Tropfen einnehmen.

Bei Arterienproblemen bleibt die Dosierung recht hoch, von 5 bis 10 Tropfen pro Tag für mindestens einen Monat (während des Rauchstopps), parallel zu anderen natürlichen oder chemischen Hilfsmitteln.

Für die Heilwirkung auf die Blase ist eine mehrmonatige Kur mit 1 bis 5 Tropfen pro Tag zu planen, bis die Schmerzen gelindert sind.

Kurzform

KONTRAINDIKATIONEN: keine

NEBENWIRKUNGEN: keine

AUSWIRKUNGEN:
Wirkung auf die Psyche: wird untersucht
stärkt das Immunsystem (konzentriertes Mazerat)
Heilung der Harnblase

KRANKHEITEN UND ZUSTÄNDE:
Arteriitis der unteren Gliedmaßen, Bronchitis, Kolibazillose, interstitielle Zystitis, Influenza, Harnwegsinfektionen, Blasenentzündung, Viruserkrankungen, Rhinitis, Sinusitis

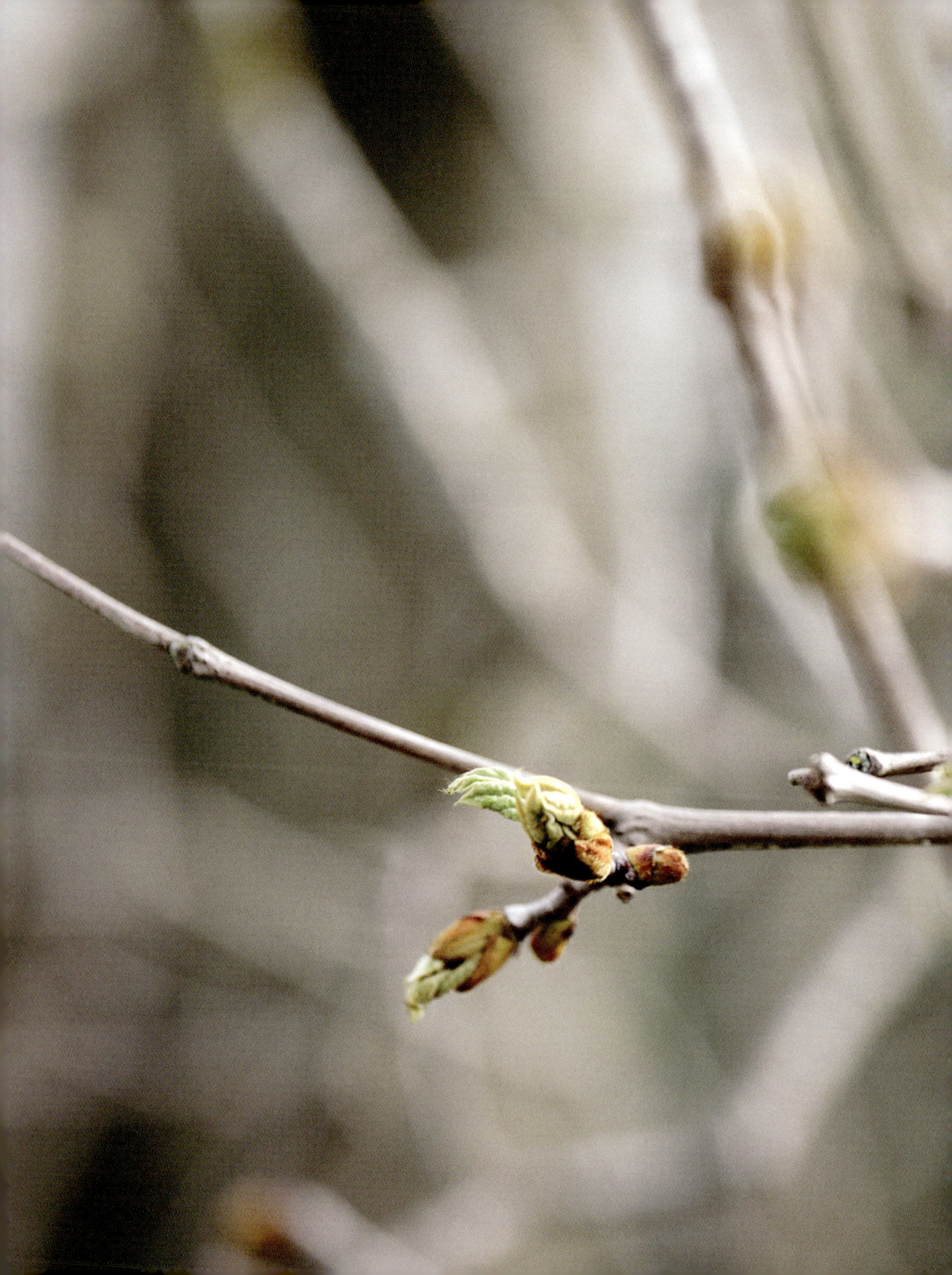

Platane

Platanus orientalis

Knospen

Ebenen und Hügel

- Haut (Akne, Herpes, Ekzeme, Vitiligo ...)
- Malaria

Die Platanenknospe zielt in erster Linie auf die **Haut** ab. Sie wirkt durch die Stimulierung des Immunsystems, insbesondere auf der Ebene der Epidermis, angesichts der verschiedenen Aggressionen (Verschmutzung, Allergene, Bakterien ...).

Sie ist besonders wirksam bei **Akne**: Sie ist die *Akne-Knospe*.

Pol Henry erwähnt die Platanenknospe zur Behandlung von **Vitiligo (Weißfleckenkrankheit)**. Die Rinde des Baumes ist wie eine *Signatur*.

Ihre antiinfektiöse und heilende Wirkung auf die Haut macht die Knospe nützlich bei **Ekzemen**, **Hautallergien** und **wiederkehrender Urtikaria** (in Kombination mit Schwarzer Johannisbeere).

In Verbindung mit Johannisbeere und Zedernholz wirkt sie auch bei Schuppenflechte.

Pol Henry berichtet von einer Wirkung dieser Knospe bei den Nachwirkungen von **Malaria.**

VERWENDUNG

Die Platane wird als **Heilmittel** für unterschiedliche Zeiträume verwendet.

Für die Behandlung von Akne wird sie für die gelegentliche Anwendung bei Erwachsenen empfohlen, während Jugendliche sie für wiederholte Kuren anwenden sollten, zusammen mit einer angepassten Diät, die möglichst wenig Zucker und *verschmutzende* Lebensmittel enthält ... Aber es ist selten, dass Jugendliche einen Abend mit Wasser und rohen Karotten verbringen, so dass die Platane auch dazu beiträgt, die Giftstoffe zu entfernen, die auf die zu Akne neigende Haut einströmen.

Bei den verschiedenen Hautproblemen hängt die Dauer der Kuren von der Fähigkeit des jeweiligen Organismus ab, sich selbst zu regulieren. Daher sind die Heilungszeiten bei Vitiligo ziemlich lang (6 Monate). Bei Schuppenflechte und Herpes wird die Platane mit Schwarzer Johannisbeere kombiniert, und die Heilungsdauer kann mittel sein, d. h. 2 bis 3 Monate. Bei *Psoriasis guttata* wird sie mit Platane und Zeder kombiniert, z. B. morgens Platane, nachmittags Schwarze Johannisbeere, abends Zeder. Wiederholen Sie die Behandlung gegebenenfalls nach einer Pause.

Kurzform

KONTRAINDIKATIONEN: keine

NEBENWIRKUNGEN: keine

AUSWIRKUNGEN:
Wirkung auf die Psyche: wird untersucht
Regenerierung der Haut
Regenerierung der Nachwirkungen von Malaria

ANGEFÜHRTE KRANKHEITEN UND ZUSTÄNDE:
Akne, Hautallergien, Ekzeme, Malaria (paludisme), psoriasis en goutte, urticaires récidivants, Vitiligo

ERFAHRUNGSBERICHT

„Eine Mutter brachte ihren kleinen Sohn zu mir. Der Junge hatte eine ziemlich ausgeprägte Vitiligo. Dies war das erste Mal, dass ich mit Vitiligo konfrontiert wurde. Als ich die weißen Flecken auf dem Körper sah, erkannte ich sofort die Zeichnung der Platanenrinde. Ich riet der Mutter, ihrem Sohn eine Kur mit Platanenmazerat zu geben. Ein paar Wochen später traf ich die Mutter wieder. Einige Flecken waren verschwunden, andere hatten sich verkleinert."

Während ich an diesem Buch schrieb, führte die Mutter die Behandlung mit positiven Resultaten weiter.

Preiselbeere

Vaccinium vitis-idaea

junge Triebe

Berg (mögliche Verwechslung mit Bärentraube) oder Garten

- Eingeweide (Dickdarm, Dünndarm)
- Durchfall, Verstopfung
- Immunabwehr
- Menopause
- Fibrome

Die Preiselbeere wird häufig empfohlen, da sie ein wichtiges Gemmotherapie-Mazerat ist.

Sie trägt zur **Darmregulierung** bei: Sie unterstützt den müden Dickdarm und hilft bei Durchfall oder Verstopfung (bipolare Wirkung). Einige Gemmotherapie-Mazerate haben diese *bipolare* Fähigkeit, als ob das Mittel eine Art Intelligenz besäße, die hilft, das Gleichgewicht wiederherzustellen, indem es in die eine oder andere Richtung wirkt, je nach Notwendigkeit. Diese Qualität ist unter den zahlreichen verfügbaren Mitteln recht selten.

Es ist auch das wichtigste Mazerat, das für die Menopause empfohlen wird (Hitzewallungen, Scheidentrockenheit ...).

Das Preiselbeermazerat hat ähnliche Eigenschaften wie das der Brombeere. Es wirkt auf die Fasern des Körpers. Nach früheren Behandlungen, die nicht richtig aufgearbeitet wurden, oder nach Schocks (physisch, seelisch), einer starken Veränderung im Körper (z. B. Menopause), entwickeln sich manchmal Fasern, diese kristallisierten Körpererinnerungen, und bilden toxische Agglomerate. Seit den Anfängen der Gemmotherapie wurde die Preiselbeere als Heilmittel für diese Erkrankungen identifiziert: Diabetes und Ablagerungen in den Arterien und Arteriolen, Tumorbildungen der Wechseljahre, Gebärmutterfibrom, Schilddrüsenadenom, Lungenembolie, Nierenglomeruli ...

Darüber hinaus trägt die Preiselbeere zum Säure-Basen-Gleichgewicht des Organismus bei und verringert so die mit der Übersäuerung des Körpers verbundenen Krankheiten. Schwarze Johannisbeere hat ebenfalls diese Wirkung, aber bisher wurde noch keine Studie über den Einfluss anderer Mazerate auf dieses Gleichgewicht durchgeführt.

Pol Henry erwähnt, dass die Preiselbeere durch die Normalisierung der sauren Phosphatasen (Enzyme) bei **Prostatakrebs** von Vorteil ist und andere spezifische Therapien unterstützt.

VERWENDUNG

Im Allgemeinen sollte dieses Mazerat für spezifische Bedürfnisse in kurzen Kuren verwendet werden.

Dank ihrer zahlreichen Vorzüge wird die Preiselbeere häufig empfohlen. Es handelt sich jedoch um eine Knospe, bei der ich mit Vorsicht vorgehe und die ich nur im Bedarfsfall verwende. Vor allem, weil die Preiselbeere relativ selten zu finden ist. Der Pflücker muss in den Bergen bleiben, nachdem der Schnee geschmolzen ist, und zur richtigen Zeit am richtigen Ort sein, um die jungen Triebe zu pflücken, die sich schnell weiterentwickeln.

Der Anbau ist bis heute recht selten. Zweitens ist die Preiselbeere eines der an Östradiol (Phytohormon) reichsten Mazerate.

Die langfristige Anwendung von Hormonbehandlungen, auch pflanzliche Hormone, ist kaum untersucht. Obwohl es kurzfristig echte Vorteile bringt, sollte man bei längerem Gebrauch vorsichtig sein. Diese Besonderheit kann für Frauen in den Wechseljahren, die auf der Suche nach einem natürlichen Hormonpräparat sind, von Vorteil sein.

Kurzform

KONTRAINDIKATIONEN: nicht empfohlen für schwangere Frauen und im Falle von hormonabhängigen Krebsarten

NEBENWIRKUNGEN: keine

AUSWIRKUNGEN:
Wirkung auf die Psyche: bislang keine bekannt
Darmregulierung (Durchfall, Verstopfung)
Regulierung des hormonellen Ungleichgewichts in den Wechseljahren
Blutentwässerungsmittel, wirkt auf die Bildung von Blutgerinnseln (Thrombose)

ANGEFÜHRTE KRANKHEITEN UND ZUSTÄNDE:
Schilddrüsenadenom, Hitzewallungen in den Wechseljahren, Verstopfung, Ungleichgewicht des Säure-Basen-Haushalts, Durchfall, alte Lungenembolie, Uterusmyom, Brustfibroadenom, Nierenglomeruli, Scheidentrockenheit

Rosmarin

Salvia rosmarinus

junge Triebe

Mittelmeerraum (verträgt kühle, geschützte Gärten mit trockenen Füßen)

- Leber
- hormonelle Funktionen (Schilddrüse)
- Verdauung
- Cholesterin
- Allergien
- Immunsystem

Seltsamerweise wurde Rosmarin vom Team von Pol Henry, dem Vordenker der Gemmotherapie, nicht untersucht, wie andere pflanzliche Heilmittel, die für ihre Vorzüge in der Phytotherapie bekannt sind (z. B. Ginkgo biloba oder Heidelbeere).

Für das Rosmarinmazerat werden die jungen Triebe verwendet, die sich im Frühjahr, gleich nach den Blüten, entfalten.

Rosmarin ist ein Sonderfall in der Gemmotherapie, da es kein Strauch im eigentlichen Sinne ist.

Es handelt sich vielmehr um eine krautige Pflanze, die dichter wächst und an der Basis verholzt, ähnlich wie Thymian oder Salbei. **Rosmarin ist die Leberpflanze.**

Studien haben gezeigt, dass die Gemmotherapie für den Leberbereich Vorteile bringt, die sich von der klassischen Phytotherapie unterscheiden.

In der Tat zitiert Philippe Andrianne die Arbeit von Fleurentin, Joyeux et al., aus der hervorgeht, dass die Mazerate junger Rosmarinsprossen eine viel höhere **hepatoprotektive** Aktivität (63 %) haben als die ganze Pflanze (6 %).

Was den **Gallenfluss** betrifft, so ist die Wirkung der jungen Triebe ebenfalls viel aktiver als die der ganzen Pflanze.

Rosmarin wirkt also auf die **Leber**, die er stärkt und regeneriert. Er entgiftet sanft die verstopfte Leber, die durch Nahrung, Blut und Alkohol geschädigt ist, Medikamente, Wut ...

Die Leber befindet sich im Zentrum des Organismus und beeinflusst den gesamten Körper: **Drüsen** (z. B. Schilddrüse), **Verdauungsbereich, Kreislaufbereich** (Blut) ...

Junge Rosmarinsprossen helfen also dem Körper, sich besser zu fühlen, indem sie auf die Leber auf mehreren Ebenen wirken. Überschüssiges **Cholesterin** und **Triglyceride** (nicht aber Zucker und somit auch nicht Diabetes) werden verbessert. Das Immunsystem wird stimuliert (positiver Einfluss auf **chronische Allergien**), die Verdauung wird erleichtert ...

Rosmarin hat eine Wirkung auf starke Emotionen, die er mildert und von den Nachwirkungen befreit.

VERWENDUNG

Rosmarin ist eines der wichtigsten Mazerate in der **Gemmotherapie**, insbesondere im Frühjahr.

Zur Entgiftung der Leber oder im Falle von Steinen (Galle, Niere) oder überschüssigem Cholesterin wird eine 2-monatige Kur empfohlen. Da Rosmarinmazerat eine stimulierende Wirkung auf die Nebennieren hat, wird empfohlen, dem Körper zusätzlich keine Mazerate zu verabreichen, die auf die Nebennieren abzielen, und eine zweimonatige Pause einzulegen, nachdem eine zweimonatige Kur durchgeführt wurde.

Im Falle einer **Drogenvergiftung** wird Wacholder als erste Behandlungsmöglichkeit bevorzugt. Dann kann der Rosmarin die Wirkung des Wacholders sanft fortsetzen und die erkrankte Leber regenerieren.

Kurzform

KONTRAINDIKATIONEN: nicht für schwangere Frauen empfohlen

NEBENWIRKUNGEN: keine

AUSWIRKUNGEN:
Wirkung auf die Psyche:
vitalisierend, euphorisierend
wichtiger Leberregenerator
stärkt das Immunsystem und die wichtigsten Funktionen des Körpers

KRANKHEITEN UND ZUSTÄNDE:
Allergien, Cholesterin, Schilddrüsenfehlfunktion, Leberversagen, Hepatitis, biliäre Lithiasis, hepatische Lithiasis, Morbus Crohn

Rosskastanie

Aesculus hippocastanum

Knospen

meist in Parks oder Gärten

- Venen: Hämorrhoiden, Krampfadern
- Lunge

Der Kastanienbaum wirkt auf zwei Sphären.

Es ist die Knospe der **Hämorrhoiden.** Sie wirkt sich auch günstig auf **Krampfadern** aus.

Wie die meisten Gemmotherapie-Mazerate wirkt es in der Tiefe, auf den chronischen Aspekt. Bei **Hämorrhoiden** wird es daher während und außerhalb von Krisen eingesetzt, um die Veränderung zu unterstützen. Seine Wirkung wird durch eine angepasste Ernährung (leberschonend) und eine therapeutische Arbeit an den Emotionen verstärkt.

Bei Hämorrhoidalleiden wirkt die Rosskastanie auf mehreren Ebenen: Sie strafft die Venenwand, erhöht den Widerstand der Blutkapillaren (und verringert ihre Durchlässigkeit), wirkt entzündungshemmend und antiödematös. Aus denselben Gründen beeinflusst sie auch kleine Krampfadern. Gleichzeitig hat die Kastanienknospe eine positive Wirkung auf die **Atmung.**

Im Zusammenhang mit Lungenproblemen wird sie im Allgemeinen der Haselnuss vorgezogen, die spezifischer ist. Aber sie kann die Wirkung dieser Knospen unterstützen.

Die doppelte regenerierende Wirkung begünstigt eine bessere allgemeine Gesundheit.

VERWENDUNG

In der **Gemmotherapie** ermöglicht die Verwendung der Kastanie eine regenerierende Wirkung auf die Venen und den Lungenbereich. Es ist ratsam, in ein Gemmotherapie-Programm ein Mazerat zu integrieren, das auf das Blut wirkt (z. B. Blut-Hartriegel) und eines, das auf die Venen wirkt (Rosskastanie oder Eberesche). Machen Sie eine oder zwei Kuren pro Jahr. Dieses Mazerat kann morgens oder abends empfohlen werden.

Bei einem **Hämorrhoidalleiden** wird eine Kur von mindestens 3 Monaten empfohlen. Der Kastanienbaum kann für eine längere Kur, über 3 Monate hinaus, verwendet werden, wenn die erste Kur positive Auswirkungen hatte (Häufigkeit, Dauer oder Ausmaß).

Sie ist daher eine wichtige Knospe bei **Hämorrhoidalleiden**. Die heimische Eberesche oder die Kastanie kann man für eine gezielte Wirkung auf die Venen und das Blut während der Krisenzeiten verbinden. Sie kann auch mit Rosmarin oder Wacholder kombiniert werden, um auf die gesamte Kette, die die Krise verursacht, einzuwirken: die Leber (Rosmarin), die Leber (Wacholder) und das Blut (Wacholder).

Kurzform

KONTRAINDIKATIONEN: keine

NEBENWIRKUNGEN: keine

AUSWIRKUNGEN:
Wirkung auf die Psyche: wird untersucht
Regenerierung der Venen
Regenerierung der Lunge

KRANKHEITEN UND ZUSTÄNDE:
Lungenemphysem, Hämorrhoiden, Krampfadern

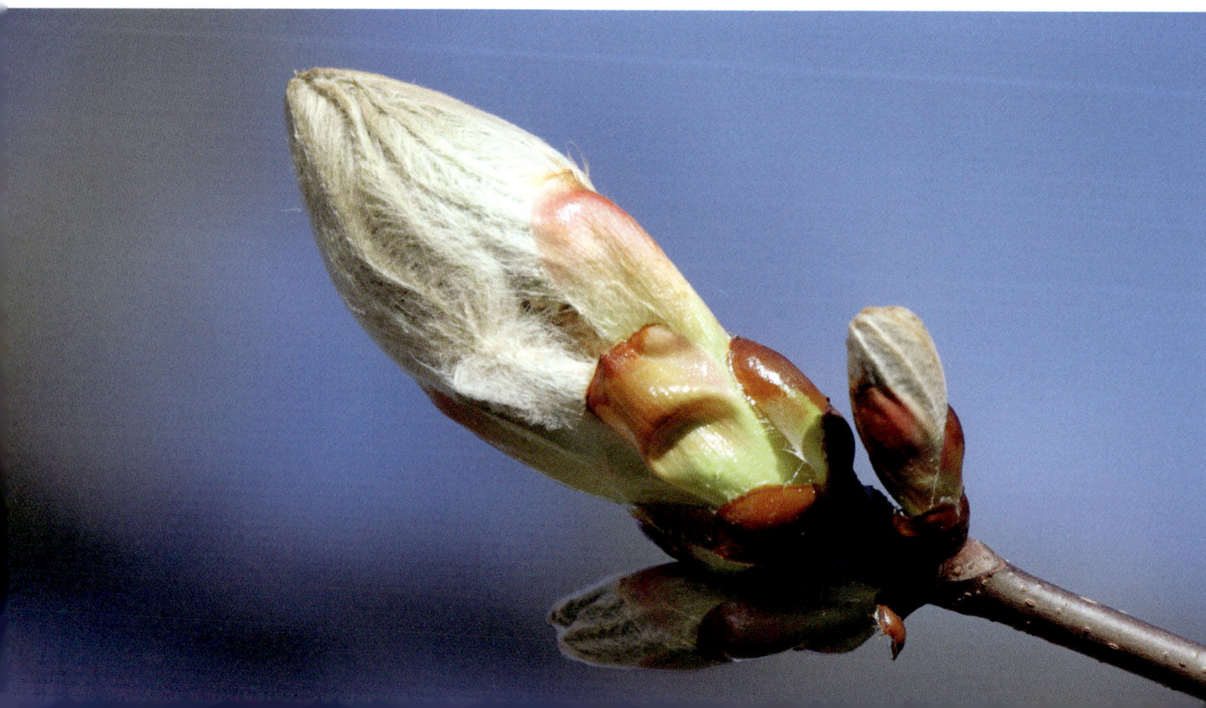

Schneeball, Wolliger

Viburnum lantana

Knospen

Ebenen und Hügel, Straßenränder (Zierpflanzen wurden nicht untersucht, wir bevorzugen die Wildform) die wilde Sorte, in ihrer Umgebung oder zurück in den Garten gebracht)

- Asthma
- Allergie

Der Wollige Schneeball ist ein sehr wirksames Mazerat bei **Asthma**, egal in welchem Alter.

Er wirkt nicht in den akuten Phasen und ist nicht als Ersatz für pharmazeutische Hilfsmittel gedacht.

Seine Wirkung liegt eher auf der Chronizität der Anfälle. Er trägt dazu bei, die Anzahl und das Ausmaß der Asthmaanfälle zu verringern, und ermöglicht es manchmal, dieses behindernde Asthma zu beseitigen.

Der Körper stellt dann vielleicht ein neues Gleichgewicht her, der Asthmaanfall, der nicht mehr aktiv ist, wird nicht in eine andere Form umgewandelt (Ekzem zum Beispiel). Der Asthma-Bereich wird regeneriert und man ist gesünder.

Wie Max Tétau über dieses Mazerat sagt, bekämpft es langfristig die drei Komponenten von Asthma: Allergie, Bronchialkrämpfe und Angstzustände.

Viburnum ist nicht nur bei chronischem, allergischem Asthma wirksam, sondern auch bei anderen chronischen allergischen Erkrankungen wie **allergischer Rhinitis** und bestimmten **Ekzemen**.

VERWENDUNG

Schneeball-Mazerate werden nicht oft in **Gemmotherapie-Programmen** verwendet, da sie sich auf allergische Probleme und Asthma konzentrieren, für die es ein Hauptbestandteil in spezifischen Behandlungen dieser Krankheiten ist. Es wird verwendet, um den asthmatischen Bereich in 21-Tage-Kuren über mehrere Monate zu verändern.

Bei nicht-allergischem Asthma kann die Wirkung dieses Mazerats durch die Kombination mit Weißdorn verstärkt werden.

Bei Allergien werden Schneeball-Knospen als Ergänzung zur Unterstützung der (natürlichen oder chemischen) Grundbehandlung verwendet. Die Nachsorge durch einen Ernährungsberater ist bei der Behandlung von Allergien hilfreich.

Es wird oft empfohlen, einen Dreiklang anzuwenden, um den allergischen Grund zu modifizieren (in Verbindung oder Mischung): Schwarze Johannisbeere (entwässernd und entzündungshemmend) + Rosmarin (hepatisch und antiallergisch) + Schneeball.

Kurzform

KONTRAINDIKATIONEN: keine

NEBENWIRKUNGEN: keine

AUSWIRKUNGEN:
Wirkung auf die Psyche: bislang keine bekannt
Regenerierung des asthmatischen und allergischen Organismus

KRANKHEITEN UND ZUSTÄNDE:
allergisches Asthma, chronisches Asthma, allergische Rhinitis, Ekzeme

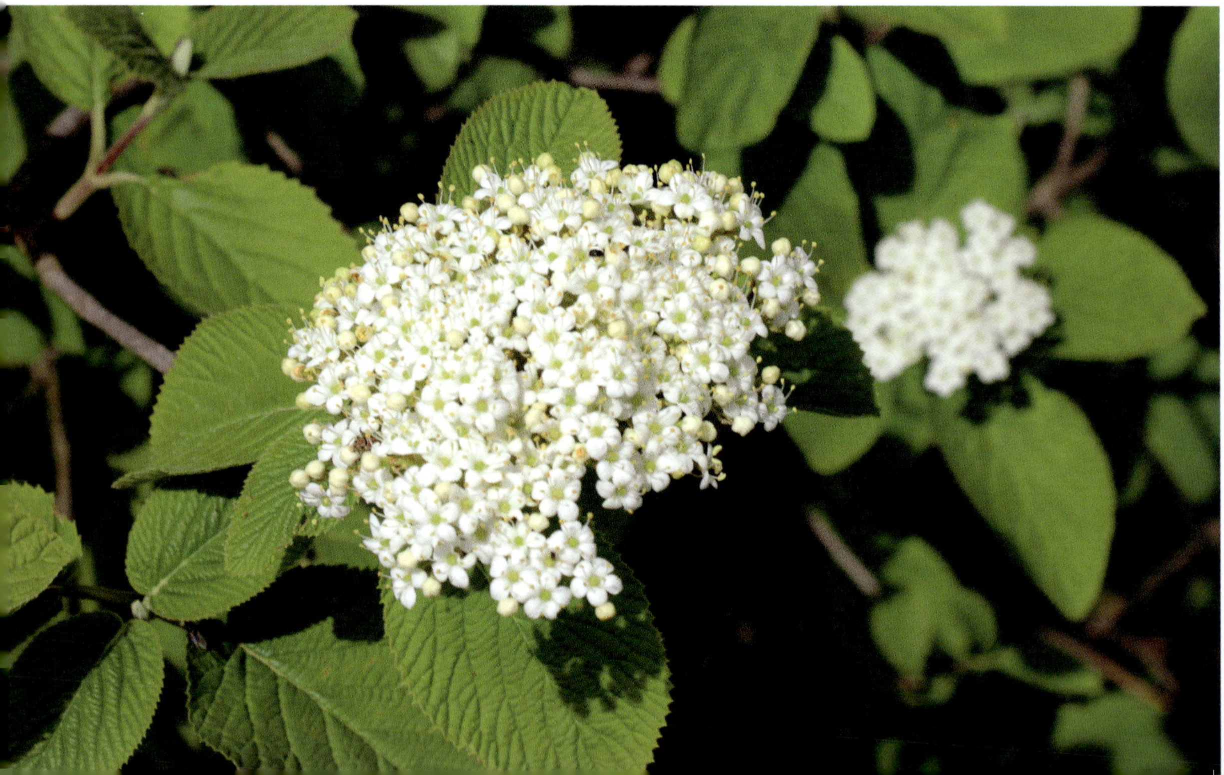

Schwarzerle

Alnus glutinosa

Knospen

Flussufer in Ebenen, Hügeln und Bergen

- Speicher
- natürliches Antibiotikum

Erle ist eine wichtige Knospe in der Gemmotherapie. Sie hat eine *Double-Speed*-Wirkung. Langfristig und präventiv eingesetzt, wirkt sie auf das **Gedächtnis**. Als ergänzende Behandlung, als Heilmittel, hat sie eine natürliche **antibiotische** Funktion.

Als Langzeitbehandlung ist sie regenerierend, sie ist die Gedächtnisknospe.

In der Tat fördert die Erlenknospe die Durchblutung des Gehirns, so dass auch eine bessere Sauerstoffversorgung gegeben ist. Die kognitiven Fähigkeiten werden verbessert.

Sie wird daher für Menschen empfohlen, die das Gefühl haben, dass ihr Gedächtnis nachlässt, sie nach Worten suchen, manchmal unkonzentriert sind oder Vergesslichkeit an sich bemerken. In unserer modernen Welt ist das Gedächtnis sehr gefragt. Der Zugang zu einer Vielzahl von Informationen, und sei es nur im Internet, führt zu Ermüdung und Sättigung im Kopf.

Die Erlenknospe wird empfohlen, wenn wir das Gefühl haben, dass unser Gedächtnis voll ist, dass es nichts mehr aufnehmen kann, und vor allem, wenn es beginnt, einige Informationen (Vornamen, Telefonnummern usw.) zu eliminieren. Wir sollten auch eine Pause einlegen und unsere Arbeitsweise ändern.

Unser Gehirn hat nicht die Kapazität, unendlich viele Informationen zu verarbeiten. Es ist wichtig, das Gehirn durch *Aussortieren* zu schonen.

Viele ältere Menschen verwenden die Erle zur Unterstützung ihres Gedächtnisses. Sie beginnen mit einer einzigen Flasche, fragen aber oft nach mehr, weil sie die Vorteile so sehr zu schätzen wissen.

Durch ihre Wirkung auf den zerebralen Blutkreislauf wirkt die Erle auch

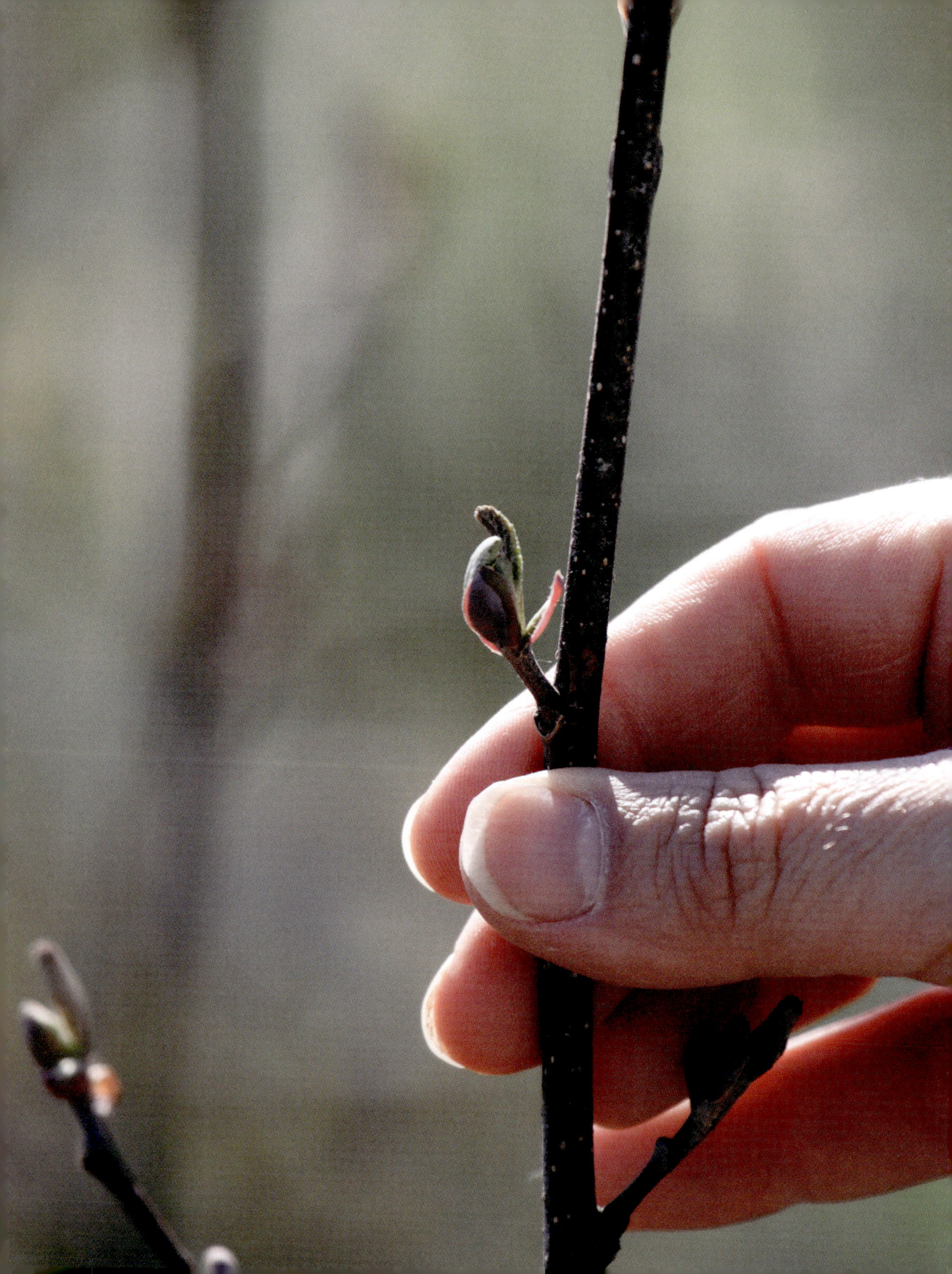

als Heilmittel bei bestimmten **Migräneformen** (geringe Wirkung bei Migräne hepatischen Ursprungs).

Das Erlenmazerat wirkt als **natürliches Antibiotikum** und als zusätzliche Behandlung.

Es wirkt wie ein chemisches Antibiotikum auf die Entzündungsprozesse, ohne dessen Nebenwirkungen.

Es hat sogar eine *eubiotische* Funktion, d. h. es stärkt das Immunsystem und hilft dem Körper, sich zu verteidigen. Wie Pol Henry erwähnt, macht es in den frühen Stadien einer Infektion den Einsatz von Antibiotika überflüssig.

Und bei schwereren Erkrankungen ergänzt es die Antibiotika, deren entzündliche Folgeerscheinungen es behandelt.

Es wird bei **allergischem Asthma** erwähnt. Es wirkt effektiv im HNO- und bronchopulmonalen Bereich: **Rhinitis, Sinusitis, Tracheitis, Bronchitis, Gastritis, Colitis, Zystitis, Lungenentzündung usw.** Sobald die Diagnose einer Entzündung gestellt wird, sollte Erle verwendet werden: **Peritonitis, Osteomyelitis, Zystitis, Rhinitis usw.**

Es wirkt bei chronischer oder spontaner **Urtikaria** (Stachel, Pflanze, medikamentöse Reaktion ...).

Es hat auch eine heilende Wirkung bei **Venenentzündungen** (akutes venöses thrombotisches Syndrom).

Sobald der Hals juckt, die Nase läuft und der Husten auftritt, können Sie Erlenzäpfchen verwenden. Erlenmazerat ist ein Mazerat, das man in der Hausapotheke haben sollte, für die Bedürfnisse aller Altersgruppen!

VERWENDUNG

Im Rahmen eines **Gemmotherapie-Programms** wird die Schwarzerle mehrere Monate im Jahr oder sogar das ganze Jahr über in monatlichen Kuren für Menschen verwendet, die ihr **Gedächtnis** stärken müssen. Zuvor kann ein einfacher Test durchgeführt oder es sogar mit anderen Mazeraten verglichen werden, die eine positive Wirkung auf das Gedächtnis haben: Weißdorn oder Ginkgo biloba. Bei schweren Erkrankungen (Alzheimer-Krankheit usw.) wird die **Bergerle** (Grauerle) bevorzugt.

Bei bestimmten Migräneanfällen kann alle zwei Stunden ein Mazerat eingenommen werden (1–3 Tropfen pro Dosis), gegebenenfalls im Wechsel mit Schwarzer Johannisbeere. Weitere Hilfsmittel bei **Migräne**: Treibbäder oder Sitzbäder sowie die *Gardelle-Methode* (heiß/kalt).

Als **Antibiotikum** wird sie allein oder in Kombination mit Schwarzer Johannisbeere empfohlen. Bei Grippe kann die Kombination von Schwarzer Johannisbeere und Erle als Heilmittel eingesetzt werden: 12 Tropfen konzentriertes Mazerat oder verdünnt in ⅛ l Wasser im Wechsel alle 2 Stunden, laut Pol Henry. In jedem Fall kann die Erlenknospe nicht schaden und bringt wohltuende Hilfe.

In Krisenzeiten ist es ratsam, morgens 5 bis 15 Tropfen und bei akuten Infektionen maximal 15 Tropfen alle zwei Stunden (kurzfristig) einzunehmen.

Für Kinder bleibt die Dosierung 1 Tropfen des konzentrierten Mazerats pro Kilo Körpergewicht pro Tag.

Komplementäre Knospe: Walnuss. Beim Einsatz von Antibiotika hilft es, die Darmflora zu regenerieren.

Kurzform

KONTRAINDIKATIONEN: nicht empfohlen für schwangere oder stillende Frauen

NEBENWIRKUNGEN: keine

AUSWIRKUNGEN:
Wirkung auf die Psyche: wird untersucht
fördert die zerebrale Durchblutung (Gedächtnis, zerebrale Wachsamkeit)
stärkt das Immunsystem (antibiotische Wirkung)

KRANKHEITEN UND ZUSTÄNDE:
Allergisches Asthma, Bronchitis, Colitis, Zystitis, Konzentrationsschwierigkeiten, Gastritis, Migräne, Phlebitis, Lungenentzündung, Rhinitis, Sinusitis, Tracheitis, Gedächtnisprobleme, Urtikaria

Tanne

Abies alba

junge Triebe

Gebirge, höhere Lagen, Wald

- Knochen, Osteoporose
- Zähne
- Remineralisierung
- Wachstum im Kindes- und Jugendalter

Bei den **Knochen** gibt es zwei Arten von aktiven Zellen: Osteoklasten zerstören das Knochengewebe, Osteoblasten sorgen für den Knochenaufbau und festigen die Knochenstruktur. Das Tannensprossen-Mazerat hemmt die Aktivität der Osteoklasten und stimuliert die Osteoblasten und trägt zur Regulierung des Phosphorkalzium-Gleichgewichts des Körpers bei.

Bei **Osteoporose** ist diese Funktion von entscheidender Bedeutung. Bei **Wachstumsverzögerungen** bei Kindern, Knochenbrüchigkeit bei Kindern und Jugendlichen und Abbau von Zahnschmelz sind junge Tannensprösslinge zu bevorzugen. Sie sind auch eine Hilfe gegen Karies. Tannenmazerat hilft nach **Knochenbrüchen**, um deren Heilung zu beschleunigen.

VERWENDUNG

Das Tannenmazerat ist ein Mittel, das im Rahmen eines spezifischen **Gemmotherapie-Programms** zur Stärkung der Knochen eingesetzt wird. Es wird das ganze Jahr über als 2-monatige Kur verwendet.

Bei Osteoporose kann es das ganze Jahr über in monatlichen 21-Tage-Kuren angewendet werden. Es kann abwechselnd oder in Verbindung mit anderen Mazeraten mit hormoneller Wirkung (Brombeere oder Wein) verwendet werden.

Bei Knochenbrüchen wird das konzentrierte Mazerat für die gesamte Reparatur des Knochengewebes herangezogen, 1 bis 5 Tropfen pro Tag. Es ist möglich, es in lange Kuren einzubauen.

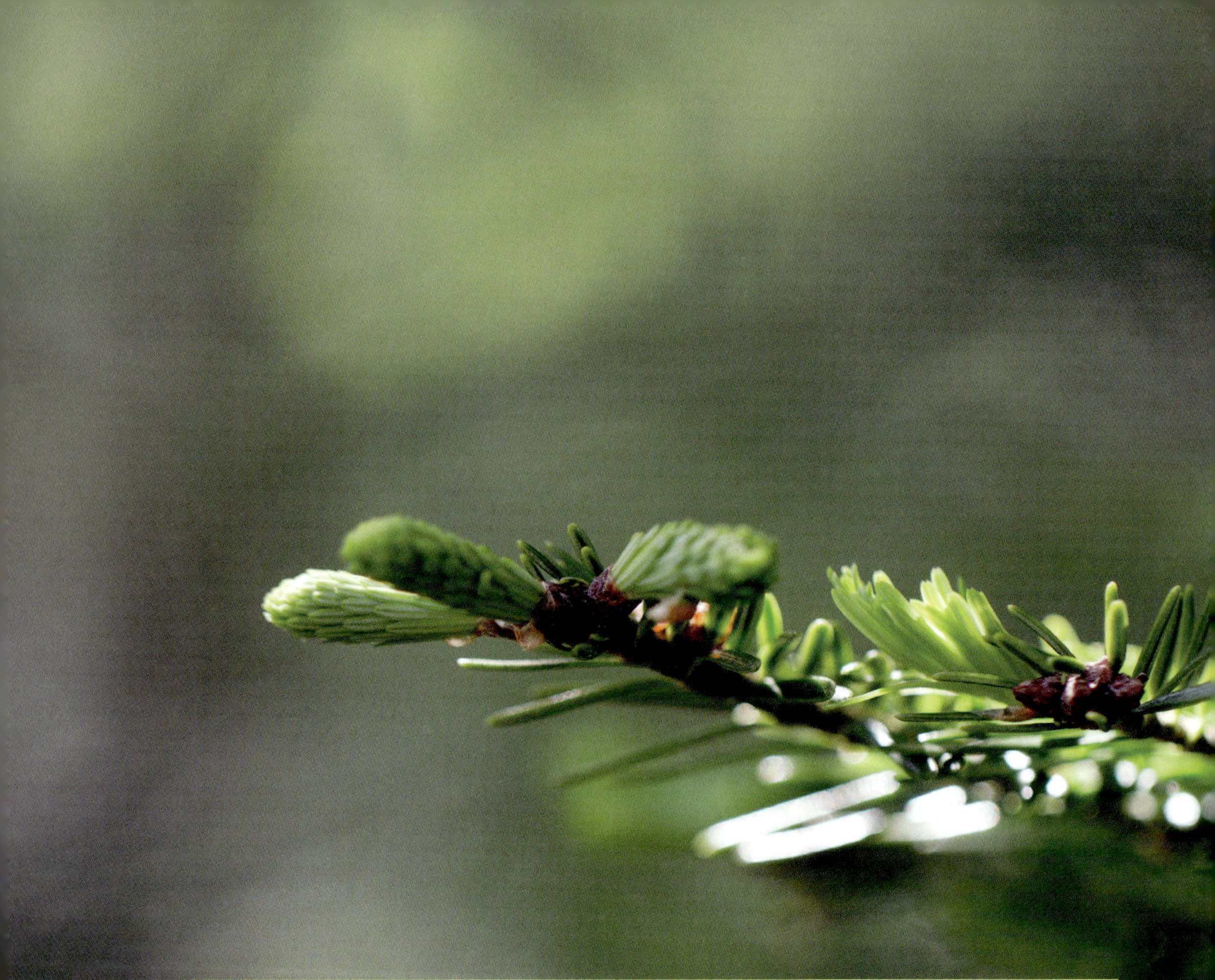

Kurzform

KONTRAINDIKATIONEN: keine

NEBENWIRKUNGEN: keine

AUSWIRKUNGEN:
Wirkung auf die Psyche: wird untersucht
Osteoartikulärer Regenerator
Regulator des phosphokalzischen Gleichgewichts

KRANKHEITEN UND ZUSTÄNDE:
Karies, Frakturen, brüchige Knochen, brüchiger Zahnschmelz, Osteoporose

Wacholder

Juniperus communis

junge Triebe

Ebenen, Hügel und Berge, an sonnigen Standorten

- Leber
- Gallenblase
- Nieren

ERFAHRUNGSBERICHT

Nachdem sie an Brustkrebs erkrankt war und die Brust entfernt werden musste, nahm Clarisse Kontakt zu mir auf. Der Stress der Krankheit, die verschiedenen chemischen Behandlungen über Jahre hinweg, der kürzliche Krankenhausaufenthalt ... sie war erschöpft und ihr Arzt hatte eine durch die verschiedenen Behandlungen geschädigte Leber diagnostiziert.

Moralische Unterstützung fand sie in dem Feigenbaum.

Auf Anraten ihres Arztes stellte sie alle chemischen Behandlungen ein. Sie stellte ihre Ernährung um und nahm 4 Monate lang regelmäßig Wacholder ein. Ihre Lebertests zeigten die Entgiftung an. Da Wacholder ein starkes Mittel ist, wird es nicht für eine langfristige Anwendung empfohlen. Die Behandlung wurde mit Rosmarinmazerat als Langzeitkur fortgesetzt, auf Wunsch mit Feigenbaum (in Stressphasen).

Die jungen Triebe des Wacholders sind **hervorragende Entwässerer** des Leber-Gallen-Bereichs. Souverän bei **Drogenintoxikationen**, wird Wacholder erfolgreich eingesetzt, sobald die Leber überlastet ist, leidet, verfettet ist ... Er ist nützlich bei **chronischer Hepatitis**, **medikamentös bedingter Hepatitis**, **Zirrhose** ... Sobald eine übermäßige, schmerzhafte Entzündung in der Leber vorliegt, wirkt Wacholder mit Kraft.

Wacholder wird nach einem **Krankenhausaufenthalt** (Anästhesie) oder einer **medikamentösen Behandlung** (Chemotherapie ...) empfohlen.

Gleichzeitig ist das Wacholdermazerat ein starkes **Entwässerungsmittel**. Es fegt mit Kraft, wie ein Kärcher, interne Krampfadern (Ösophagus und Magen), Stagnation in den Nieren (wirkt auf **Nierensteine**) weg.

Es wirkt stark auf die Nieren und den gesamten Körper.

Es soll organische Abfallstoffe wie **Harnstoff**, **Harnsäure**, **Cholesterin** und **Zucker** ausscheiden (hilft bei Diabetes).

Es handelt sich auch nicht um ein Mazerat, das langfristig verwendet wird. Es ist eher ein Super-Mazerat, das in Fällen eingesetzt wird, die Stärke und Effizienz erfordern.

VERWENDUNG

Es ist wichtig, bei Verwendung von Wacholder viel zu trinken, sowohl zur Entgiftung als auch wegen seiner Wirkung auf die Nieren.

Wacholder kann in einem Gemmotherapie-Programm über einen Zeitraum von 21 Tagen verwendet werden. Dosieren Sie entsprechend Ihrem Zustand. Eine Überdosierung führt im Allgemeinen zu einer unangenehmen Wirkung, die einem Leberanfall ähnelt, da die Entgiftung brutal ist.

Bei Wacholder ist es besser, die Dosierung recht niedrig zu halten, 1 bis 5 Tropfen des konzentrierten Mazerats pro Tag.

In *Notfällen* bei Lebervergiftungen oder verstopften Nieren wirkt Wacholder wahre Wunder. Die Dosierung kann dann über einen kurzen Zeitraum erhöht und dann wieder auf eine niedrigere Dosierung eingestellt werden.

Kurzform

KONTRAINDIKATIONEN: nicht empfohlen bei nachgewiesenen Nierenproblemen und bei schwangeren Frauen

NEBENWIRKUNGEN: *Katergefühl* bei Überdosierung

AUSWIRKUNGEN:
Wirkung auf die Psyche: wird untersucht
starke Entwässerung von Leber, Gallenblase und Nieren

KRANKHEITEN UND ZUSTÄNDE:
Nierensteine, Leberzirrhose, Cholesterin, Diabetes, Gicht, chronische Hepatitis, medikamenteninduzierte Hepatitis, Leberentzündung, Medikamentenvergiftung, Rheuma, Harnstoff, Magen- und Speiseröhrenkrampfadern

Walnuss

Juglans regia

Knospen

Ebenen und Hügel in nicht bewaldeten Gebieten, Gärten

- Darmflora
- Bauchspeicheldrüse, Diabetes
- Immunabwehr

Der Walnussbaum ist ein wichtiges Heilmittel in der Gemmotherapie. Er ist ein Regenerator.

Er besitzt die Knospe der Darmflora. Er ist auch ein Regenerator der **Bauchspeicheldrüse** und der **Milz** und die wichtigste Knospe für **Diabetes.**

Seine drei Wirkungsbereiche machen ihn unverzichtbar.

Auf die **Darmflora** hat er eine positive Wirkung, die für jeden von uns nützlich ist: Er stellt sie wieder her. Aus diesem Grund ist es ratsam, mindestens eine jährliche Behandlung mit diesem Mazerat durchzuführen.

Im Falle einer Arzneimittelvergiftung kann es zu einer postantibiotischen Diarrhö kommen. Dies ist ein Zeichen dafür, dass die Darmflora geschädigt ist. Die Walnussknospe hilft, sie wiederherzustellen. Wie Amélie Bonal erklärt, „wirkt sie also auf die ökologischen Bedingungen für die Entwicklung der normalen Flora und ermöglicht die Beseitigung der pathologischen Flora".

Ein Ungleichgewicht in der Darmflora hat Auswirkungen auf den gesamten Körper, nicht nur auf das Verdauungssystem. Die Wiederherstellung dieser Flora trägt zur Verbesserung der allgemeinen Vitalität bei.

Auf die **Bauchspeicheldrüse** hat die Walnussknospe eine regenerierende Wirkung. Die Bauchspeicheldrüse hat eine verdauungsfördernde und eine hormonelle Wirkung. Es ist die Hormondrüse, die Insulin, ein Hormon zur Regulierung des Blutzuckerspiegels, ausschüttet. Wenn der Körper zu viel Zucker zu sich nimmt, erschöpft sich die Bauchspeicheldrüse und es entsteht Diabetes.

Die Walnussknospe mit ihrer regenerierenden und energiespendenden Wirkung auf die Bauchspeicheldrüse ist die wichtigste Knospe zur Behandlung von Diabetes. Außerdem sind die Müdigkeit am frühen Morgen, der Heißhunger, das Unwohlsein, das Schwitzen oder das Zittern, vor allem auf nüchternen Magen, Anzeichen für eine Funktionsstörung der Bauchspeicheldrüse oder der Milz (Hypoglykämie). Die Walnussknospe ist dann ein Heilmittel.

Sie hilft erschöpften oder geschädigten Bauchspeicheldrüsen (chronische Pankreatitis, Nachwirkungen einer akuten hämorrhagischen Pankreatitis). Und wenn Sie keine Probleme mit Ihrer Bauchspeicheldrüse zu haben scheinen, wirkt die Walnussknospe sanft und regenerierend auf dieses Organ, so dass spätere Probleme vermieden werden können.

Schließlich wirkt die Walnussknospe auf das **Immunsystem**. Es ist eine Art natürliches Antibiotikum. Sie spielt eine *eubiotische Rolle*. Das heißt, sie wirkt nicht *gegen* Viren oder Bakterien, sondern *für* den Organismus, um die Resistenz gegen verschiedene mikrobielle und virale Keime zu fördern. Superinfizierte Ekzeme, chronische Bronchitis und wiederkehrende Harnwegsinfektionen sind ihr Gebiet.

VERWENDUNG

Wenn Sie ein **Gemmotherapie-Programm** (Erhaltungsprogramm) über das Jahr hinweg durchführen, ist es ratsam, die Walnuss in ein oder zwei Kuren pro Jahr einzubeziehen. Während der Kur nehmen Sie das Mazerat morgens oder morgens und abends für 21 Tage ein.

Sie können eine mehrmonatige Kur immer an 21 Tagen/Monat durchführen. Es sei darauf hingewiesen, dass nach einer antibiotischen Durchfallerkrankung angepasste Ernährung und eine Holzkohlekur empfohlen werden.

Kurzform

KONTRAINDIKATIONEN: keine

NEBENWIRKUNGEN: längerer Gebrauch ist nicht für jeden geeignet, es kann zu Durchfall kommen (Störung der Darmflora)

AUSWIRKUNGEN:
Wirkung auf die Psyche: wird untersucht
Regenerierung der Darmflora
Regenerierung der Bauchspeicheldrüse und der Milz
stärkt das Immunsystem

KRANKHEITEN UND ZUSTÄNDE:
chronische Bronchitis, Diabetes, Durchfall, superinfiziertes Ekzem, Harnwegsinfektionen, Arzneimittelintoxikation, chronische Otitis suppurativa, akute hämorrhagische Pankreatitis, chronische Pankreatitis

Weinrebe

Vitis vinifera

Knospen

Mediterraner Raum, Brachland, Gärten, akklimatisiert sich in kalten Gebieten (vermeiden Sie Weinbaugebiete, in denen es viele chemische Behandlungen gibt; vermeiden Sie im biologischen Anbau Kulturen, die Kupferbehandlungen erfordern - hormonelle Auswirkungen -; bevorzugen Sie biodynamische Weinberge)

- Gelenke (Rheuma, Arthritis, Arthrose ...)
- Entzündung des Darms (Kolitis, Rektokolitis)
- urogenital (Zysten, Myome, Nephritis)

Der Weinstock, diese gezähmte Liane, verzweigt sich in lange Triebe. Er ist ein **Mittel der Jugend,** denn er lindert aktuelle oder zukünftige Schmerzen. Die Rebe ist ein erstklassiges Mazerat in der Gemmotherapie, unabhängig vom Alter!

Die Weinrebe wirkt auf zwei Arten im Zusammenhang mit Entzündungsprozessen.

Bei **anhaltenden Entzündungen** lindert sie die Beschwerden, indem sie wirksam und nebenwirkungsfrei als Entzündungshemmer wirkt.

Das Rebknospen-Mazerat ist besonders bekannt bei **Gelenkentzündungen**, die alle rheumatischen Prozesse begleiten (verschiedene **Rheumatismen, Arthritis, Polyarthritis** und **Arthrose**). Seine Wirkung beschränkt sich nicht nur auf die Gelenke, sondern geht auch auf das Gewebe in der Entzündungsphase des Verdauungsapparats (**Darm**) und des Urogenitalbereichs (**schmerzhafte Periode, Hämorrhoiden** usw.) **über. Es ist ein wirksames entzündungshemmendes Mittel bei: Kolitis, granulomatöser Rektokolitis, Ovarialfibromen, Ovarialzysten, Glomerulonephritis, Nephritis ...**

Es hat auch eine weniger bekannte Wirkung. Er aktiviert den Herzmuskel.

Wiederholte Entzündungen sowie **Übersäuerung** führen zu einer Reaktion des Gewebes. Es bilden sich Gewebe-*Fasern*. Diese Fasern vermehren sich und wir entdecken dann Fibroide, Warzen, Tumore, Knochenfasern. Sie sind wie Erinnerungen, die in Fasern kristallisiert bleiben, hauptsächlich im Blut. Es bleibt die Information einer schlecht abgeklärten vergangenen Entzündung, eines Schocks. Diese Fasern sind Teil der Geschichte des

Körpers, dieses physischen Rahmens, der sich im Laufe des Lebens entwickelt. Hier kommt das Rebmazerat ins Spiel. Es wirkt auf **Warzen, Fibrome** und **Tumore** in der Entstehungsphase. So wurde die Rebe in die **Immunabwehrverstärker** aufgenommen, ihr Mazerat wirkt als Regulator bei Prozessen, die die Immunabwehr betreffen (**Autoimmunerkrankungen**).

Kurzform

KONTRAINDIKATIONEN: keine

NEBENWIRKUNGEN: keine

AUSWIRKUNGEN:
Wirkung auf die Psyche: keine bekannt
Regenerierung der Gelenke
entzündungshemmende Wirkung auf den Darm
Regenerierung der urogenitalen Sphäre
Regenerierung von kanzerösem und saurem Milieu
stärkt das Immunsystem und wirkt bei Autoimmunkrankheiten

KRANKHEITEN UND ZUSTÄNDE:
Arthritis, Arthrose, Kolitis, Glomerulonephritis, Eierstockfibrom, Hämorrhoiden, Gelenkentzündung, Eierstockzysten, Nephritis, Polyarthritis, granulomatöse Rektokolitis, schmerzhafte Menstruation, Rheumatismus, Tumore, Warzen

Es ist von Vorteil, Weinkuren zu machen, um spätere schwere Krankheiten zu verhindern.

VERWENDUNG

In einem **Gemmotherapie-Programm** kann die Rebe ab dem Ende der Adoleszenz in Erhaltungsprogramme aufgenommen werden. Sie ist Bestandteil aller Gemmotherapie-Kuren, unabhängig vom Alter der Erwachsenen.

Bei entzündlichen Problemen wird sie oft mit Schwarzen Johannisbeeren und anderen Knospen gemischt:

- Verbindungen: Sie ist vergesellschaftet mit Schwarzer Johannisbeere, Kiefer, Birke und/oder Jungfernrebe;
- Eingeweide: kann mit Walnuss oder Preiselbeere kombiniert werden.

Die Weinrebe kann langfristig bei *faserigen Problemen* als Ergänzung zu anderen Therapien eingesetzt werden.

Es ist wichtig, den Säuregehalt des Körpers durch Ernährung und Stressbewältigung zu kontrollieren.

Die Weinrebe als Heilmittel ist Teil der Elixiere der Jugend.

Weißdorn

Crataegus sp.
(Crataegus monogyna, Crataegus laevigata)

Knospen

großes Verbreitungsgebiet, bis in den Mittelmeerraum (bisher keine Informationen über die mediterrane Sorte „Azerole")

- Herz
- Gehirn

Weißdorn ist die **Pflanze des Herzens**! Max Tétau und Daniel Scimeca weisen darauf hin, „wenn unser Herz versagt. Es ist unser Phytotherapeutikum".

Es wirkt auf allen Ebenen, um das Herz zu erhalten, zu entlasten, zu unterstützen oder zu regenerieren. Das Weißdornmazerat hat eine wirklich spektakuläre Wirkung auf dieses zentrale Organ. Seine Vorteile sind zahlreich.

Der Weißdorn trägt zur **Regulierung des Herzrhythmus** bei und wirkt somit gegen Herzrhythmusstörungen wie Tachykardie oder Extrasystolen.

Zweitens ist dieses Mazerat als **Blutdruckregulator** angezeigt.

Es ist sowohl für Hypotonie als auch für Bluthochdruck geeignet. Es ist ziemlich selten, dass man ein Mittel findet, das auf fast *intelligente* Weise auf den Blutdruck wirkt. Weißdorn tut dies. Wenn der Blutdruck zu hoch ist, hilft er, ihn zu senken, und wenn er zu niedrig ist, hilft er, ihn zu erhöhen. Menschen mit hohem Blutdruck verwenden oft Weißdornmazerat, um ihr nervöses Temperament zu zügeln.

Weißdornmazerat wirkt auch auf die **Bewässerung des Herzens** (gefäßerweiternde Wirkung auf die Herzkranzgefäße).

Es unterstützt das ermüdete Organ (im Alter, nach einem Herzinfarkt) oder hilft, zukünftige Herzinfarkte zu vermeiden, wenn eine entsprechende Veranlagung vorliegt.

Sobald das Herz betroffen ist, denkt der Therapeut an Weißdornmazerat.

Seit dem Altertum ist der Weißdorn wegen seiner herzstärkenden Wirkung ein wichtiges Mittel in der Phytotherapie. Klinische Versuche zur Gemmotherapie bestätigen diese Vorzüge der Knospenmazerate. Die Gemmotherapie ist daher ein wirksamer Ersatz für Kräutertees oder

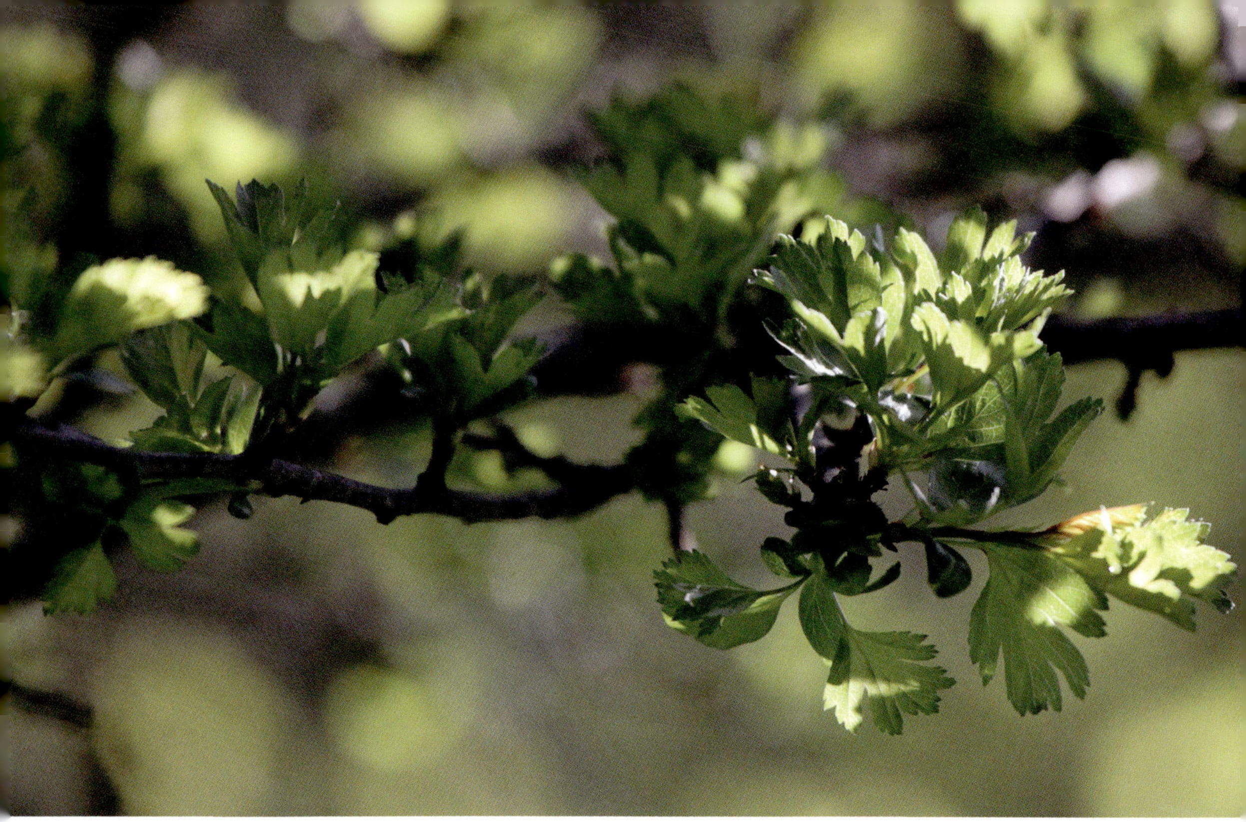

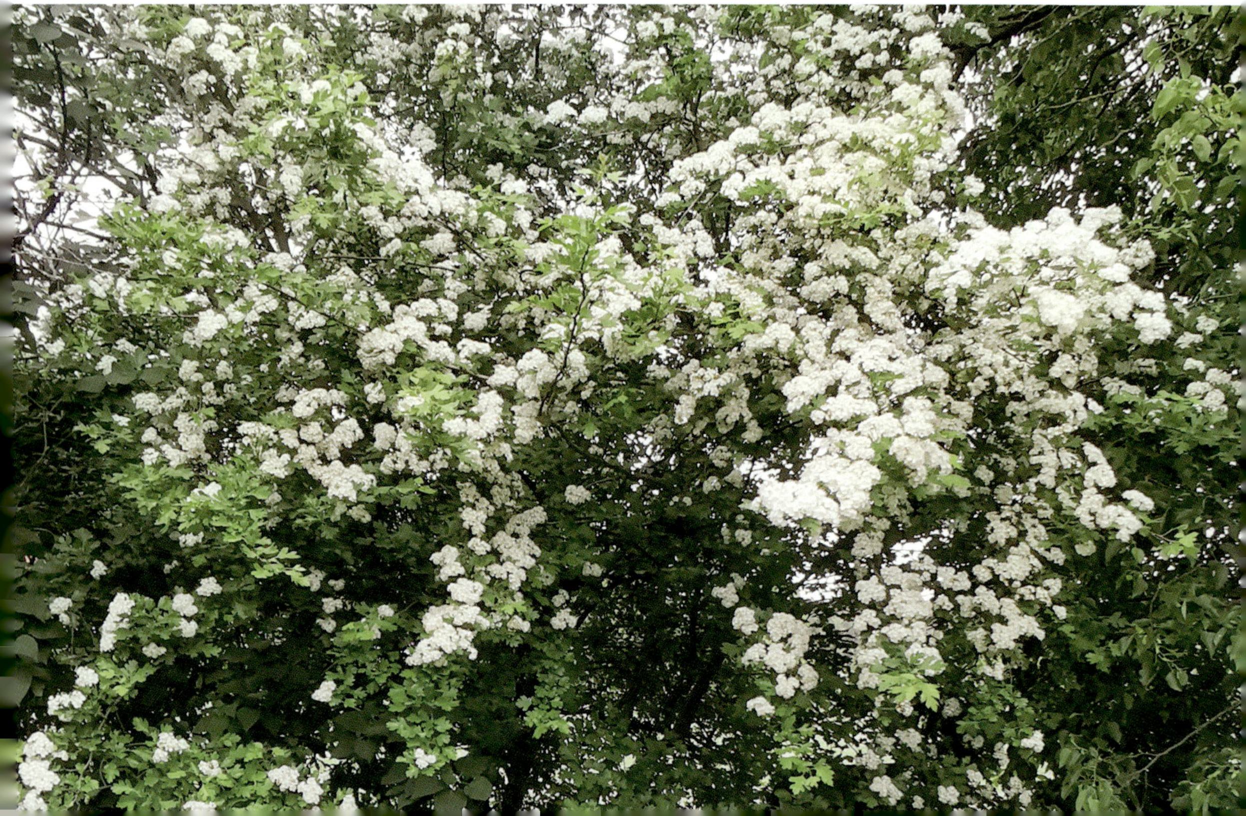

Blüten-, Frucht- oder Blatttinkturen. Das Knospenmazerat bündelt die Tugenden jedes Organs der Pflanze, wie es bei der Gemmotherapie häufig der Fall ist, und liefert so eine Art *dynamische Summe*.

Die Weißdornknospe hat noch ein weiteres Ziel: **das Gehirn**. Sie wirkt auf die **Hirndurchblutung** und ist bei leichten **Gedächtnisstörungen** angezeigt.

Sie fördert die Aufmerksamkeit, die Konzentration und das Gedächtnis.

Weißdorn wirkt sich auf die Qualität des Schlafes aus. Dieses Mazerat ist für Menschen geeignet, die nicht gut schlafen können. Normalerweise helfen uns unsere Träume, das, was uns im Alltag belastet, zu beruhigen, ihm zu entkommen oder Lösungen für aktuelle Probleme zu finden. Das Mazerat wirkt auf sensible Weise, wie eine **Traumhilfe** für positive Träume. Es trägt dazu bei, einen **erholsamen Schlaf** zu entwickeln, selbst bei einer kurzen Ruhezeit. Der Schlaf wird regenerativer.

In dieser Hinsicht ist Weißdorn gut geeignet für gestresste Studenten während der Prüfungen, die manchmal bis spät in den Abend hinein lernen. Mit Hilfe dieses Mazerats ist der Schlaf weniger unruhig.

VERWENDUNG

Weißdorn sollte mehrere Monate im Jahr in ein **Gemmotherapie-Programm** aufgenommen werden, um das Herz und das Gedächtnis zu unterstützen. Im Allgemeinen sind diese Kuren mit solchen verbunden, die auf das Blut wirken (Blut-Hartriegel) oder Cholesterin (Olivenbaum).

In der Heilbehandlung ist es ratsam, Weißdorn über einen längeren Zeitraum anzuwenden, auch wenn die Ergebnisse manchmal spektakulär sind. Nach einer anfänglichen 21-tägigen Behandlung ist es üblich, das Mazerat in der Nähe aufzubewahren und es in mehr oder weniger verlängerten Behandlungen zu verwenden, sobald die Symptome zurückkehren (Bluthochdruck, Hypotonie, Schlaflosigkeit ...).

Bei Bluthochdruck ist es auch möglich, **Weißdorn und Olivenbaum** über mehrere Monate zu kombinieren.

Doktor Tétau empfiehlt 2 bis 4 volle Monate, bei einer Einnahme von 21 Tagen/Monat. Diese Behandlung „ermöglicht es, insbesondere bei älteren Menschen, die Spannungen zu stabilisieren“, mit 50 bis 75 Tropfen Mazerat D1 (Weißdorn am Morgen und Olivenbaum am Abend), oder 5 bis 8 Tropfen konzentriertem Mazerat.

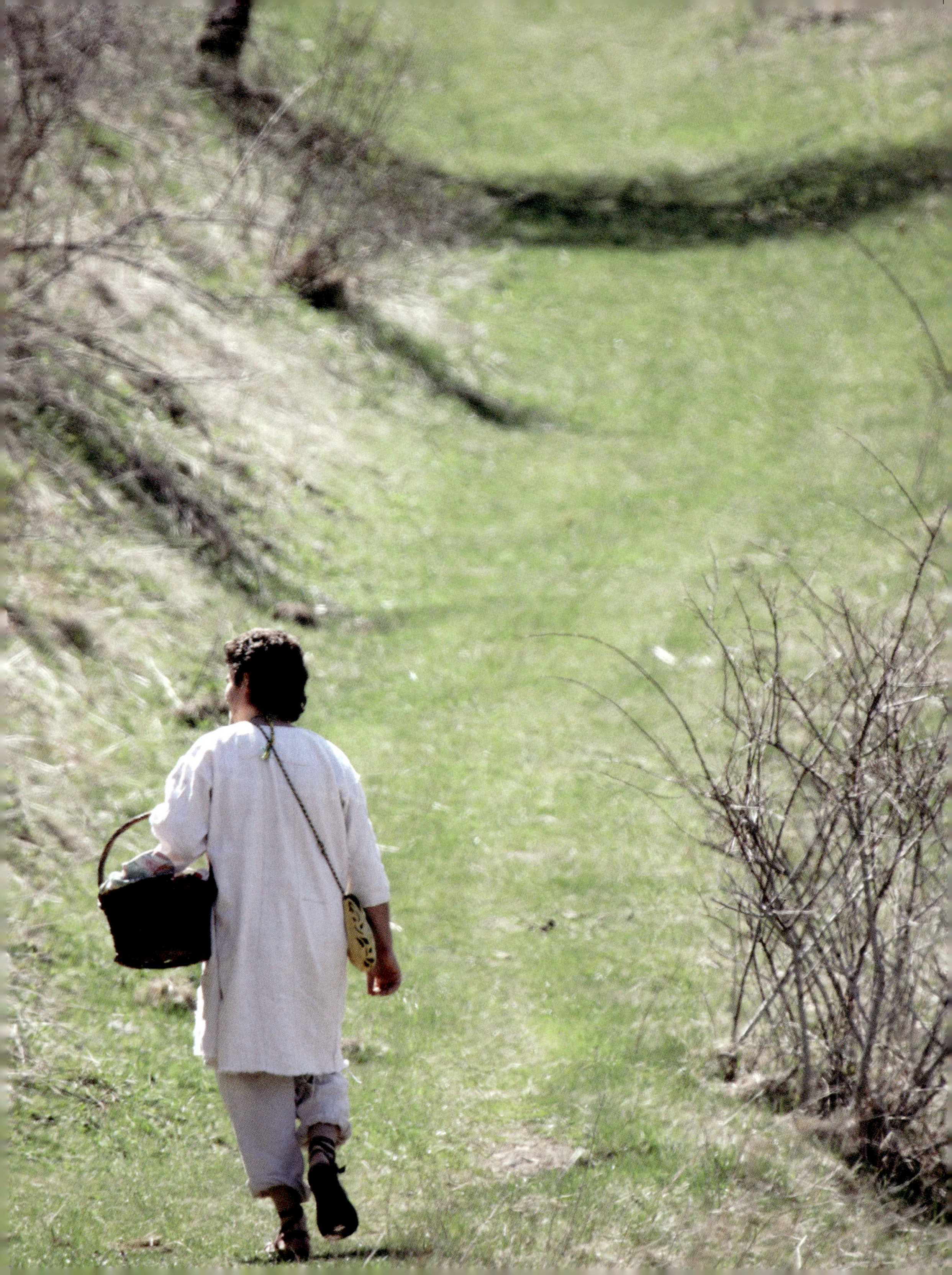

Vielen Studenten und Gymnasiasten haben wir mit gutem Erfolg eine Mischung aus gleichen Teilen von Weißdornknospen und Feigenknospen für optimierte geistige Fähigkeiten und erholsame Ruhephasen gegeben.

Kurzform

KONTRAINDIKATIONEN: keine

NEBENWIRKUNGEN: keine

AUSWIRKUNGEN:
Wirkung auf die Psyche:
beruhigend, schlaffördernd
Regulierung der Spannung
Regulierung des Herzrhythmus
fördert die zerebrale Durchblutung (Gedächtnis, zerebrale Wachsamkeit)
unterstützt erholsamen Schlaf

KRANKHEITEN UND ZUSTÄNDE:
Herzrhythmus, Konzentrationsschwierigkeiten, Extrasystolen, Herzmüdigkeit, Bluthochdruck, Hypotonie, Schlaflosigkeit, Nachwirkungen eines Herzinfarkts, Tachykardie, Gedächtnisprobleme

ERFAHRUNGSBERICHT

Sabine hatte ihr Pensum an Schlaf, aber sie konnte sich nicht wirklich ausruhen. Jeden Morgen fühlte sie sich, als sei sie immer noch müde. Sie gab an, dass sie nicht träume oder sich zumindest nicht an angenehme Träume erinnern könne.

Sie machte eine Kur mit Weißdornmazerat. Nach ein paar Tagen spürte sie einen echten Erfolg. Ihr Schlaf schien erholsamer zu sein. Sie setzte die Einnahme noch einige Wochen fort. Sie genoss ihren neuen Schlaf. Gelegentlich wurde sie von Träumen heimgesucht, aber nur selten.

Nach zweimonatiger Einnahme von Weißdornmazerat ließ sie die Flasche schließlich auf ihrem Nachttisch stehen. Allein die Tatsache, dass sie in der Nähe war, schien ihr zu helfen. Unruhige Nächte oder nächtliches Aufwachen gaben ihr die Gelegenheit, das Mazerat erneut zu nehmen, und die Wirkung war radikal: Der Schlaf kehrte zurück und damit auch die wahre Erholung.

Zeder

Cedrus sp.
(*Cedrus atlantica*, *Cedrus libani*)

junge Triebe

Trockengebiete, vom Mittelmeerraum bis zu den Bergen (wenn sie im Garten gepflanzt wird, wächst sie langsam, vor allem in den ersten Jahren).

- Haut
- trockene Syndrome

Nach Tétau und Scimeca:
Die Zedernknospe beschleunigt die Vermehrung und Heilung der Hautzellen.

Zedernholz ist ein gezieltes Mittel gegen **trockene Hautsyndrome**.

Es ist bei **trockenen Ekzemen** und **Schuppenflechte** angezeigt. Bei superinfizierten Ekzemen wird die Zeder mit Walnuss kombiniert.

Zedernmazerate können dem Körper bei Trockenheitsproblemen helfen, sowohl was die Haut als auch die Augen (**trockene Augen**) betrifft.

VERWENDUNG

Zedernmazerat besteht aus der **heilenden** Knospe. Es wird über einen variablen Zeitraum entsprechend dem Regenerationsrhythmus des Körpers angewendet.

Es wird empfohlen, es morgens und abends einzunehmen, wenn möglich außerhalb der Mahlzeiten. Jedes Mal werden 1 bis 5 Tropfen des konzentrierten Mazerats genommen (die Dosierung kann bei Bedarf erhöht werden).

Normalerweise werden Sie in den ersten Tagen eine rasche Besserung feststellen, wenn die Dosierung angepasst ist.

Wenn die Ergebnisse nach 3 Wochen nicht sichtbar sind, ist die Behandlung nicht geeignet.

TIPP: Trockene Haut kann ein Hinweis auf eine beginnende Schilddrüsenunterfunktion sein. Es sollte ein Test durchgeführt werden, um festzustellen, ob dies der Fall ist, und die Ernährung und Naturheilmittel sollten angepasst werden, um eine Schilddrüsenstörung zu regulieren.

ERFAHRUNGSBERICHT

Eines Tages stellte mich meine Freundin Christine während eines Gesprächs einer deutschen Frau vor, die bei ihr zu Besuch war. Die unglückliche Frau litt seit ihrer Kindheit an einem chronischen Ekzem. Regelmäßig, einmal im Jahr, hatte sie trockene Ekzemausbrüche. Sie war 40 Jahre alt und hatte verschiedene Behandlungen ohne Erfolg ausprobiert. Ein alter Landpfarrer hatte mir ein Rezept für einen Ekzem-Balsam gegeben, aber ich hatte nicht die Pflanzen, um den Balsam herzustellen. Also schlug ich ihr vor, ein Mazerat aus jungen Zedernsprossen zu probieren. Zwei Tage später rief sie mich an und freute sich, dass ihr Ekzem plötzlich verschwunden war. Im darauffolgenden Jahr kehrte es nicht mehr zurück.

Ich weiß nicht, wie das funktionierte. Manchmal dauert die Behandlung sehr lange, manchmal funktioniert es sehr schnell. Es gibt eine Wirkung auf das Gedächtnis des Körpers. Pol Henry weist darauf hin, dass bestimmte Medikamente (Antibiotika, Kortikoide ...) *blockierende* Eigenschaften haben, als ob die Informationen der Krankheit trotz des Verschwindens der Symptome, im Körper fortbestehen. Die Gemmotherapie hat Einfluss auf diese *Erinnerungen*. Vielleicht ist es diese doppelte Wirkung, die für diese junge deutsche Frau wie ein Wunder war.

Kurzform

KONTRAINDIKATIONEN: keine

NEBENWIRKUNGEN: keine

AUSWIRKUNGEN:
Wirkung auf die Psyche: wird untersucht
Heilung der Haut
Regenerierung von Trockensyndromen

ANGEFÜHRTE KRANKHEITEN UND ZUSTÄNDE:
Akne, trockenes Ekzem, superinfiziertes Ekzem, Psoriasis, trockene Haut, trockene Augen

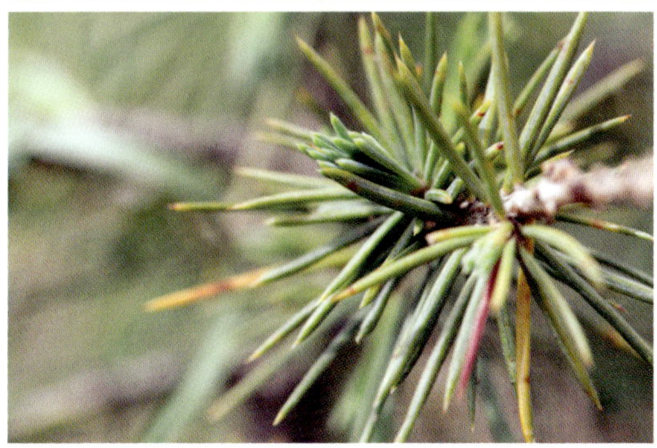

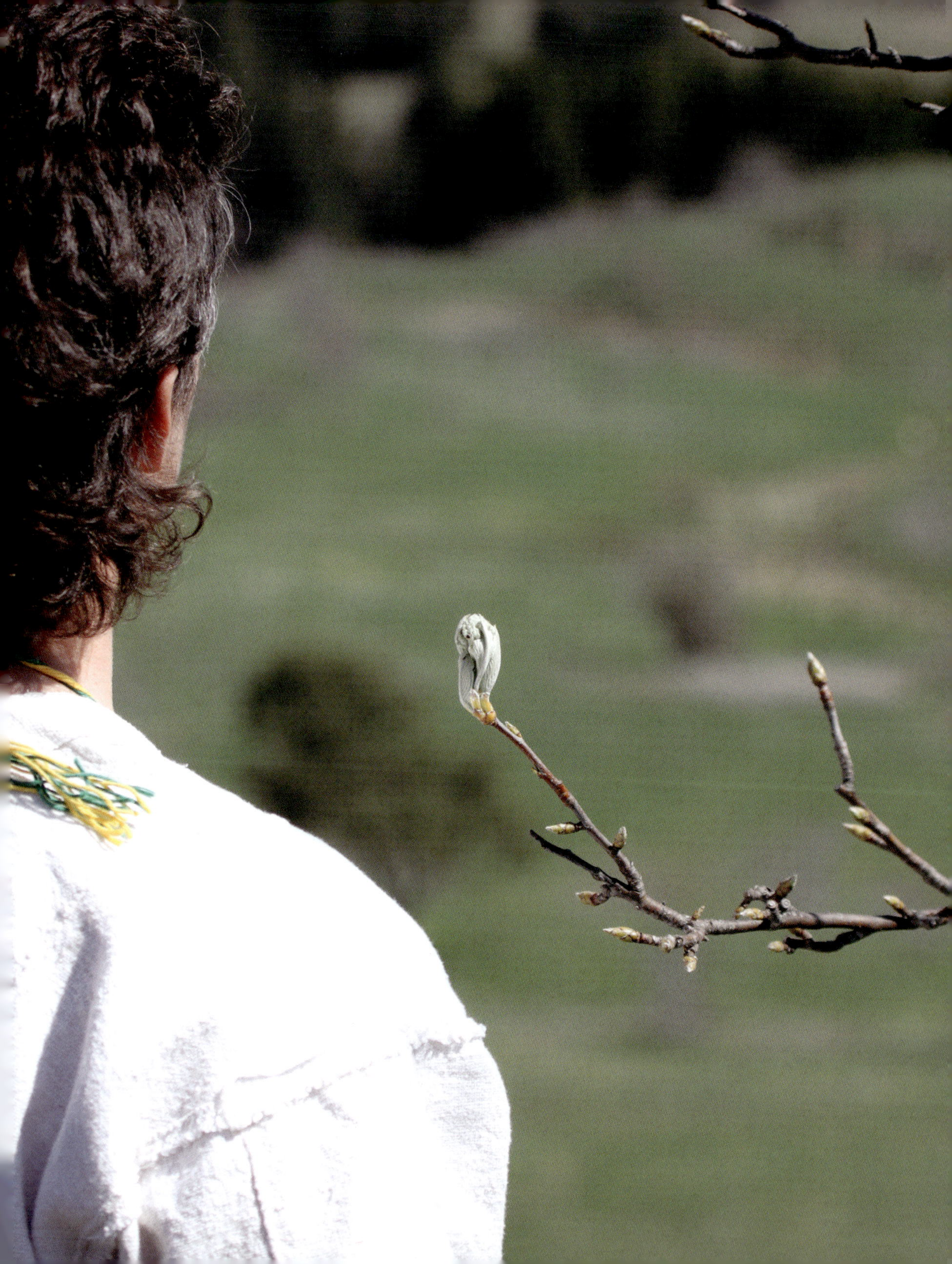

Krankheiten von A bis Z mit Zuordnung der Knospen

Einige Mazerate werden in diesem Buch bewusst nicht behandelt, entweder weil ihre Verwendung heikel ist und manchmal erhebliche Verdünnungen erfordert (Toxizität) oder weil diese Knospen noch nicht ausreichend erforscht sind und eine zusätzliche Beobachtungszeit notwendig ist. Für jeden Eintrag im Index werden mehrere Mazerate vorgeschlagen. Sie können dann aus der Liste wählen, ob Sie ein gezieltes Mazerat verwenden oder einen Komplex zusammenstellen möchten.

Weitere Einzelheiten finden Sie in den *Monografien*.

Machen Sie sich mit diesem Verzeichnis vertraut, mit einigen der Mazerate, die Sie mögen oder verwenden, und entdecken Sie einen neuen therapeutischen Horizont, der Ihnen zur Verfügung steht.

A

Akne: Schwarze Johannisbeere, Zedernholz, Feldulme, Platane

Allergien: Schwarze Johannisbeere, Hainbuche, Buche, Hasel, Platane (Hautallergien), Rosmarin, Wolliger Schneeball

Alzheimer-Krankheit: Grauerle

Anämie: Feige, Hagebutte, Haselnuss, Brennnessel-Urtinktur

Andropause: Grauerle, Eiche, Apfelbaum, Mammutbaum

Antibakteriell: Schwarze Johannisbeere

Antibiotikum (Eubiotikum): Grauerle, Schwarzerle, Walnuss

Antihämorrhagisch: Hainbuche, Blut-Hartriegel

Antioxidationsmittel: Schwarze Johannisbeere

Antiviral: Schwarze Johannisbeere

Arterien: Mandelbaum, Judasbaum, Weißdorn, Blut-Hartriegel, Flieder, Olivenbaum, Pappel

Arteriitis bei jungen Menschen: Judasbaum, Zitronenbaum, Blut-Hartriegel

Arteriitis der unteren Gliedmaßen: Mandel, Blut-Hartriegel, Haselnuss, Pappel

Arthritis (siehe auch **Rheuma**): Birke, Schwarze Johannisbeere, Esche, Feldulme, Kiefer, Birne, Apfel, Brombeere, Weinstock, Jungfernrebe

Arthritis (siehe auch Rheuma): Birke, Schwarze Johannisbeere, Esche, Feldulme, Kiefer, Birne, Apfel, Brombeere, Weinstock, Jungfernrebe

Arthritis, rheumatoide: Schwarze Johannisbeere, Hainbuche, Jungfernrebe
Asthenie: Schwarze Johannisbeere, Rosmarin
Asthma: Schwarze Johannisbeere, Erle, Haselnuss, Rosmarin, Wolliger Schneeball
Atmungsorgane: Hainbuche, Haselnuss, Rosmarin, Wolliger Schneeball
Augen, trockene: Zedernholz, Heidelbeere
Autoimmunität (Krankheiten im Zusammenhang mit): Jungfernrebe
Azidose (Säure-Basen-Gleichgewicht): Preiselbeere, Schwarze Johannisbeere, Feige, Walnuss, Birne

B

Bauchspeicheldrüse: Birke, Blut-Hartriegel, Feldahorn, schwarze Maulbeere, Heidelbeere, Walnuss, Olive
Beine, schwere: Rosskastanie
Beinödeme: Rosskastanie, Haselnuss
Bindehautentzündung: Schwarzerle, Schwarze Johannisbeere, Heidelbeere
Blasenentzündung, akute: Schwarze Johannisbeere, Schwarzerle, Heidekraut, Heidelbeere, Pappel, Birnbaum
Blasenentzündung, chronische oder wiederkehrende: Heidekraut, Schwarze Johannisbeere, Birnbaum
Blasensteine: Heidelbeere
Blut: Mandelbaum, Weißdorn, Birke, Hainbuche, Zitrone, Hartriegel, Kastanie, Olive, Rosmarin, Eberesche
Bluthochdruck: Mandelbaum, Weißdorn, Olivenbaum, Apfelbaum
Blutsauger (Mücken, Zecken): Hartriegel, Eberesche
Blutungen, posttraumatische, kraniale, thorakale oder abdominale (nicht chirurgische Resorption): Blutdorn
Borreliose: Feigenbaum (Stress und Nervosität), Walnussbaum (Darmflora), Rosmarin (Unterstützung der Leber) und Komplex aus Karde und Schwarzer Johannisbeere zur Begrenzung der Symptome

Kombiniert mit therapeutischer Nachbereitung und anderen chemischen, natürlichen oder energetischen Hilfsmitteln.

Bouchard-Knötchen (Fingerarthrosen): Jungfernrebe

Bronchitis, akute (nicht chronisch), Luftröhrenentzündung: Schwarzerle in Verbindung mit Schwarzer Johannisbeere, Pappel

Bronchitis, chronische: Schwarze Johannisbeere, Hainbuche, Hagebutte, Haselnuss, Brombeere

Brüste (siehe auch Mastitis und Fibroide): Himbeere, Stechpalme, Brombeere

Buerger-Krankheit (entzündliche Gefäßerkrankung): Judasbaum, Zitronenbaum, Blut-Hartriegel

Burnout: Schwarze Johannisbeere, Eiche, Feige, Apfel, Limette

C

Cholesterin: Birke, Hainbuche, Feldahorn, Esche, Olive, Feldulme, Apfel, Rosmarin, Linde

Colitis: Schwarze Johannisbeere, Schwarzerle, Hainbuche, Feigenbaum, Heidelbeere, Linde, Weinstock

Couperose: Judasbaum

D

Darm: Preiselbeere, Feige, Heidelbeere, Walnuss, Rosmarin, Wein

Darmflora: Walnuss

Demineralisierung: Birke, Hagebutte, Kiefer, Tanne

Depression: Schwarze Johannisbeere, Feigenbaum, Linde

Diabetes (im Zusammenhang mit einer Funktionsstörung der Bauchspeicheldrüse): Heidelbeere, Feldahorn, Esche, schwarze Maulbeere, Heidelbeere, Walnuss, Olive

Dickdarm: Preiselbeere

Drogenmissbrauch: Preiselbeere, Schwarze Johannisbeere, Hainbuche, Wacholder, Walnuss, Rosmarin, Walnuss + Preiselbeere

Dupuytren (Sehnenerkrankung): Schwarze Johannisbeere, Jungfernrebe

Durchfall aufgrund einer schlechten Verdauung (oft stress- oder altersbedingt): Feige, Wacholder, Heidelbeere, Walnuss, Limette, Wein

Tipp: Ziehen Sie natürliche Hilfsmittel wie Holzkohle, ein Tropfbad oder laktofermentierte Lebensmittel (Probiotika) in Betracht.

Durchfall, plötzlicher: Preiselbeere, Wacholder, Heidelbeere, Walnuss

Tipp: Sie können Holzkohle verwenden und vor allem gekochte Nahrung zu sich nehmen (diese Durchfälle hängen oft mit einer verstopften Leber oder einer schwachen Milz zusammen, was das *Verdauungsfeuer* verändert: kalter Magen, Durchfall oder dünner Stuhl …).

E

Ekzem der unteren Gliedmaßen: Schwarze Johannisbeere, Kastanie, Feldulme, Platane

Ekzem, allergisches: Schwarze Johannisbeere, Wolliger Schneeball

Ekzem, nässendes: Schwarze Johannisbeere, Walnuss, Feldulme, Platane

Ekzem, trockenes: Schwarze Johannisbeere, Zeder, Platane

Emphysem: Schwarze Johannisbeere, Buche, Kastanie, Hasel, Brombeere, Wolliger Schneeball

Endokrine Drüsen (Stimulierung anderer endokriner Drüsen als der Nebennieren): Heidelbeere, Walnuss (beide wirken auf die Bauchspeicheldrüse und das Hormon Insulin im Falle von Typ-2-Diabetes), Apfelbaum

Endometriose: Himbeere

Entwässerung, allgemein: Birke, Schwarze Johannisbeere, Esche, Wacholder (stark), Haselnuss (süß), Feldulme (süß)

Entzündungshemmend: Erlen-Arten, Schwarze Johannisbeere, Heidelbeere (Verdauungs- und Urogenitalbereich), Weinrebe (Verdauungs- und Knochen-Gelenkbereich), Jungfernrebe (Knochen-Gelenkbereich)

Epilepsie: Feigenbaum, Linde, Linde + Stechpalme

F

Fibroide (Brüste, Gebärmutter): Preiselbeere, Grauerle, Birke, Himbeere, Mistel (verdünnt), Stechpalme, Birne, Brombeere, Mammutbaum, Wein, Preiselbeere + Brombeere, Grauerle + Brombeere

Fibromyalgie (Schmerzen): Preiselbeere, Birke, Schwarze Johannisbeere, Feigenbaum, Weinstock, Jungfernrebe

Frakturen: Kiefer, Brombeere, Tanne

G

Gallensteine: Feldahorn, Rosmarin
Gastritis: Schwarze Johannisbeere, Schwarzerle, Feige, Heidelbeere, Linde, Weinrebe
Gedächtnis (verbessern): Weißdorn, Bergerle, Schwarzerle, Ginkgo biloba, Olivenbaum, Apfelbaum, Mammutbaum
Gehirn: Weißdorn, Grauerle, Schwarzerle, Feige, Olivenbaum, Apfelbaum
Gelenkverformungen: Schwarze Johannisbeere, Esche, Wein, Jungfernrebe
Geschwüre, nekrotische: Haselnuss, Jungfernrebe
Gicht (siehe Rheuma): Birke, Schwarze Johannisbeere, Esche, Feldulme, Kiefer, Birne, Apfel, Brombeere, Wein, Jungfernrebe
Glasknochenkrankheit: Mammutbaum
Glaukom: Heidelbeere
Grippe: Schwarzerle + Schwarze Johannisbeere

H

Hämorrhoiden: Rosskastanie, Eberesche, Weinrebe
Harnsäure: Mandel, Birke, Schwarze Johannisbeere, Esche, Buche, Feldulme, Birne, Apfel, Linde
Harntreibend: Birke, Schwarze Johannisbeere, Pappel, Birnbaum, Apfelbaum
Harnwegsinfektionen: Heidekraut, Schwarze Johannisbeere, Heidelbeere, Walnuss, Pappel
Haut, trockene: Zeder
Haut: Schwarze Johannisbeere, Zeder, Platane, Feldulme
Hautheilung: Zeder
Herpes: Schwarze Johannisbeere, Wildrose, Feldulme, Platane
Herz: Weißdorn, Blut-Hartriegel, Olive
Herzinfarkt: Weißdorn, Erlen-Arten (aufbauend), Mandel (aufbauend), Hartriegel (vorbeugend und aufbauend), Flieder (vorbeugend und aufbauend), Olive
Herz-Kreislauf-System: Weißdorn, Blutweiderich
Herzrhythmusstörungen: Weißdorn, Hartriegel, Olive, Linde
Heuschnupfen: Schwarze Johannisbeere
Hiatalhernien: Feigenbaum

Hirnschlag, Schlaganfall (Vorbeugung und Folgen): Erlen-Arten, Blut-Hartriegel

Hitzewallungen: Heidelbeere, Hartriegel, Himbeere, Apfel

Hormone (hormonelle Wirkung): Heidelbeere, Schwarze Johannisbeere, Hainbuche, Eiche, Himbeere, Stechpalme, Heidelbeere, Apfel, Rosmarin, Brombeere, Mammutbaum, Jungfernrebe
+ siehe Nebennieren, Endokrine Drüsen, Pflanzenhormone

Hormonregulator: Himbeere

Hypotonie: Weißdorn, Eiche

I

Immunabwehr: Heidelbeere, Erlen-Arten, Schwarze Johannisbeere, Hagebutte, Walnuss, Pappel, Kiefer, Platane, Rosmarin, Wein

Inkontinenz: Birnbaum

J

Jugendlichkeit: Preiselbeere, Weißdorn, Eiche, Himbeere, Olive, Apfelbaum, Mammutbaum, Rebe

Tipp: Obwohl alle Knospen regenerative Eigenschaften haben, sind die obenangeführten besonders für allgemeine Verjüngungskuren zu empfehlen.

K

Knochen: Kiefer, Brombeere, Tanne

Kolopathie: Heidelbeere, Schwarze Johannisbeere, Feige, Wacholder, Walnuss, Limette, Komplex erfolgreich getestet: Feige + Walnuss + ein wenig Wacholder + ein wenig Brombeere

Kopftrauma: Blut-Hartriegel, Feige (Resorption von intrakraniellen Hämatomen, Kopfschmerzen, Schwindel, leerer Kopf, Asthenie)

Krampfadergeschwüre: siehe Venen
Krampfadern (kleine Varizen): Kastanie, Blut-Hartriegel, Rosskastanie, Eberesche
Krebsartige Metastasen (Knochen): Schwarze Johannisbeere, Kiefer, Wein
Krebsartiges Umfeld: Schwarze Johannisbeere, Feige, Wacholder, Mistel (verdünnt), Buche, Stechpalme, Birne, Rosmarin, Wein

L

Leber: Birke, Schwarze Johannisbeere, Hainbuche, Blut-Hartriegel, Feldahorn, Wacholder, Buche, Hasel, Rosmarin
Leriche-Syndrom: Hartriegel
Lunge: Buche, Kastanie, Haselnuss, Schneeball
Lungenentzündung: Schwarzerle
Lymphatisch (Lymphkreislauf): Kastanie

M

Magengeschwüre, chronische: Weinrebe, Feige + Schwarzerle
Magenkrämpfe: Feige
Magenreflux: Feige, Linde
Malaria: Platane
Mastitis, Mastose der Brust: Himbeere, Stechpalme
Menopause (und Prämenopause): Preiselbeere, Grauerle, Bluthartriegel, Himbeere, Apfel
Metastasen: Schwarze Johannisbeere, Mistel (verdünnt), Birne, Weinrebe
Migräne: Erlen-Arten, Feige (nervöse Migräne), Wacholder (hepatische Migräne), Rosmarin (hepatische Migräne), Eberesche, Linde (nervöse Migräne)
Milz: Birke (Anregung), Blut-Hartriegel, Feldahorn, Wacholder, Walnuss, Olive
Mittelohrentzündung: Schwarze Johannisbeere, Schwarzerle, Hagebutte

Tipp: Um die abendlichen Schmerzen zu lindern, versuchen Sie es mit Aromatherapie, Urintherapie, Farbtherapie, Thermotherapie (Gardelle-Methode, warmes Olivenöl im Ohr) …

Morbus Crohn: Feige, Rosmarin
Morbus Kahler: Kiefer
Müdigkeit: Schwarze Johannisbeere, Eiche, Hagebutte, Apfel, Mammutbaum
Multiple Sklerose: Grauerle

N

Nebennieren: Schwarze Johannisbeere, Hainbuche, Eiche, Stechpalme, Heidelbeere, Rosmarin, Mammutbaum
Nervensystem: Eiche, Feige, Apfel, Rosmarin, Limette
Nervosität: Feige, Linde
Netzhaut (Retinopathien): Heidelbeere
Netzhautablösung: Heidelbeere
Netzhautblutungen: Heidelbeere
Nieren: Preiselbeere, Mandel, Birke, Esche, Wacholder, Buche, Stechpalme
Nierensteine: Heidekraut, Schwarze Johannisbeere, Wacholder, Buche, Wacholder + Heidekraut

O

OCD (psychische Störung): Feige, Limette
Ösophagusvarizen: Schwarzerle + Wacholder
Osteoartikuläres System: Schwarze Johannisbeere, Esche, Kiefer, Tanne, Wein, Jungfernrebe
Osteomyelitis: Schwarzerle
Osteophyten (Knochenanbauten): Schwarze Johannisbeere, Wein
Osteoporose: Preiselbeere, Birke, Schwarze Johannisbeere, Heidelbeere, Himbeere, Kiefer, Apfel, Brombeere, Tanne, Mammutbaum

Osteoporose betrifft mehr als 30 % der Frauen und fast 10 % der Männer. Bei Frauen nach der Menopause ist das hormonelle Ungleichgewicht eine der Hauptursachen (verminderte Knochenfestigkeit, die zu Knochenbrüchen führt). Auch ein Mangel an Kalzium und Vitamin D wird als Ursache für Osteoporose angesehen. Auch andere Faktoren können sie auslösen, wie z. B. Vererbung, die Behandlung mit Kortikoiden, eine Schilddrüsenüberfunktion usw.

Die Gemmotherapie bietet im Wesentlichen drei Möglichkeiten zur Unterstützung von Menschen, die an Osteoporose leiden:

- **Brombeere wirkt auf das Knochenproblem und hat gleichzeitig eine hormonelle Wirkung auf die Östrogene. Es ist das *All-in-One*-Mittel, das sich eher an ein weibliches Publikum richtet.**
- **Mammutbaum wirkt sowohl auf die Stimulation der Knochenproduktion als auch auf hormoneller Ebene. Die Knospe wird eher den Männern helfen.**
- **Kiefer, Tanne und Birke wirken gezielt auf den Knochen. Da sie keine hormonelle Wirkung haben, sind sie der Brombeere vorzuziehen, wenn sich die Person nicht in der Menopause befindet oder wenn sie in der Menopause ist und bereits eine Hormonbehandlung hat. Aufgrund ihrer hormonellen Wirkung können Heidelbeeren, Himbeeren, Äpfel und Mammutbäume auch auf die Osteoporose bei Frauen und Männern einwirken, indem sie dazu beitragen, den Hormonhaushalt auszugleichen und das Risiko zu verringern (präventive Wirkung). Sie können auch zur Unterstützung des Kiefermazerats empfohlen werden, das keine hormonelle Wirkung hat.**

P

Pädiatrie: Birke, Hagebutte, Feige, Tanne

Es gibt pädiatrische Präparate, die ganz oder teilweise Gemmotherapie einbeziehen und speziell für diesen Zweck hergestellt werden. Sie enthalten wenig oder gar keinen Alkohol und werden je nach Alter dosiert.

Parkinsonsche Krankheit: Grauerle
Periode, schmerzhafte oder unregelmäßige: Himbeere, Weinrebe
Peritonitis: Erlen-Arten
Pflanzenhormone (pflanzenhormonhaltige Mazerate): Heidelbeere, Himbeere, Brombeere, Jungfernrebe
Pharyngitis: Schwarzerle, Schwarze Johannisbeere, Hagebutte
Phlebitis: Schwarzerle
Photophobie: Heidelbeere

Polyarthritis bei Jugendlichen: Schwarze Johannisbeere, Feige, Kiefer, Wein
Polypen: Birnbaum, Weinstock
Prostata: Preiselbeere, Birne, Mammutbaum, Grauerle + Mammutbaum

TIPP: Einige präventive und heilende Elemente können in Verbindung mit den Mazeraten verwendet werden: Bäder über mindestens einen Monat (Möglichkeit langer Kuren), Kräutertee oder Brennnesselwurzel-Tinktur, Weidenröschen-Tinktur, Kürbiskerne, abends nicht mehr trinken (vor dem Abendessen aufhören), Bier, Soja und Alfalfa-Sprossen einschränken …

Psoriasis: Schwarze Johannisbeere, Zeder, Platane

R

Rachitis: Birke, Tanne
Raynaud-Syndrom: Judasbaum, Kastanie, Blut-Hartriegel, Eberesche
Reizbarkeit: Schwarze Johannisbeere, Feige
Rektokolitis: Feige, Weinrebe
Rheuma, Arthritis, Arthrose, Gicht: Birke, Schwarze Johannisbeere, Esche, Ulme, Kiefer, Birne, Apfel, Brombeere, Wein, Jungfernrebe

TIPP: Das Wort *Rheuma* steht für chronische Gelenkschmerzen. Es kann entzündlich (Arthritis, nicht altersbedingt) oder degenerativ (Osteoarthritis) sein. Bei Gicht hingegen handelt es sich um einen Überschuss an Harnsäure im Gewebe. Eine Diät, die das Säure-Basen-Gleichgewicht im Körpers herstellt, ist zu empfehlen.

Rhinitis: Schwarzerle, Schwarze Johannisbeere, Hainbuche, Hagebutte, Wolliger Schneeball (bei Allergie), Schwarzerle + Schwarze Johannisbeere
Rhinopharyngitis, chronische: Schwarze Johannisbeere, Hagebutte

S

Scheidentrockenheit: Grauerle (kann mit Heidelbeere kombiniert werden)
Schilddrüsenüberfunktion: Feige, Hartriegel + Wolliger Schneeball
Schlaflosigkeit/Schlafstörungen: Weißdorn, Feige, Limette
Schläfrigkeit: Schwarze Johannisbeere, Rosmarin
Schnupfen, chronischer: Schwarze Johannisbeere, Hagebutte

Weißdorn wirkt auf die Schlafqualität, der Feigenbaum vor allem bei Stress, der mit konkreten Ängsten verbunden ist, die Linde auf Stressmuster, die durch ein Trauma oder einen bestimmten Lebensstil entstanden sind.

Schock (Schwierigkeiten bei der Überwindung eines Schocks, eines Traumas, eines Unfalls): Feige, Buche
Sehnervenentzündung: Heidelbeere
Sexualität (Störungen): Schwarze Johannisbeere, Eiche, Himbeere, Apfel, Mammutbaum
Sexuelle Müdigkeit: Eiche, Apfel (geeignet für Adam und Eva), Mammutbaum
Sinusitis, chronische: Schwarze Johannisbeere, Hainbuche, Hagebutte
Sinusitis: Schwarzerle
Sodbrennen: Feige, Weinrebe
Spasmophilie: Feige (Stress), Hagebutte (mangelhafter und geschwächter Boden), Tanne (demineralisierter Boden), Linde (Stress)
Stress (Erschöpfung): Feige, Olive, Limette, Schwarze Johannisbeere, Eiche, Apfel

T

Tachykardie: Weißdorn, Hartriegel, Olive, Linde
Takayasu (Entzündung der Blutgefäße): Blut-Hartriegel
Tonsillitis: Schwarzerle, Schwarze Johannisbeere, Hagebutte
Tracheitis: Schwarzerle

U

Übersäuerung des Magens: Feigenbaum, Walnussbaum
Urtikaria: Schwarzerle, Schwarze Johannisbeere, Platane

V

Venen: Kastanie (strafft die Venenwand und begrenzt das Schweregefühl), Rosskastanie (strafft die Venenwand + leicht entzündungshemmend), Eberesche (strafft die Venenwand + leicht entzündungshemmend + blutverdünnend), Erlen-Arten (stark entzündungshemmend bei drohender Venenentzündung), Hartriegel oder Zitrone (blutverdünnend), Hasel
Verdauungssystem (regulierend): Preiselbeere, Feige, Wacholder, Walnuss, Limette, Wein
Verstopfung: Heidelbeere, Eiche, Walnuss
Vitiligo: Platane

W

Wachstumsschmerzen: Birke, Tanne
Wassereinlagerungen: Birke, Kastanie, Esche

Z

Zähne: Birke, Kiefer, Tanne
Zahnkaries: Birke, Kiefer, Tanne
Zahnlockerung: Birke, Tanne
Zellulitis: Birke, Kastanie, Esche
Zysten: Preiselbeere, Himbeere, Jungfernrebe

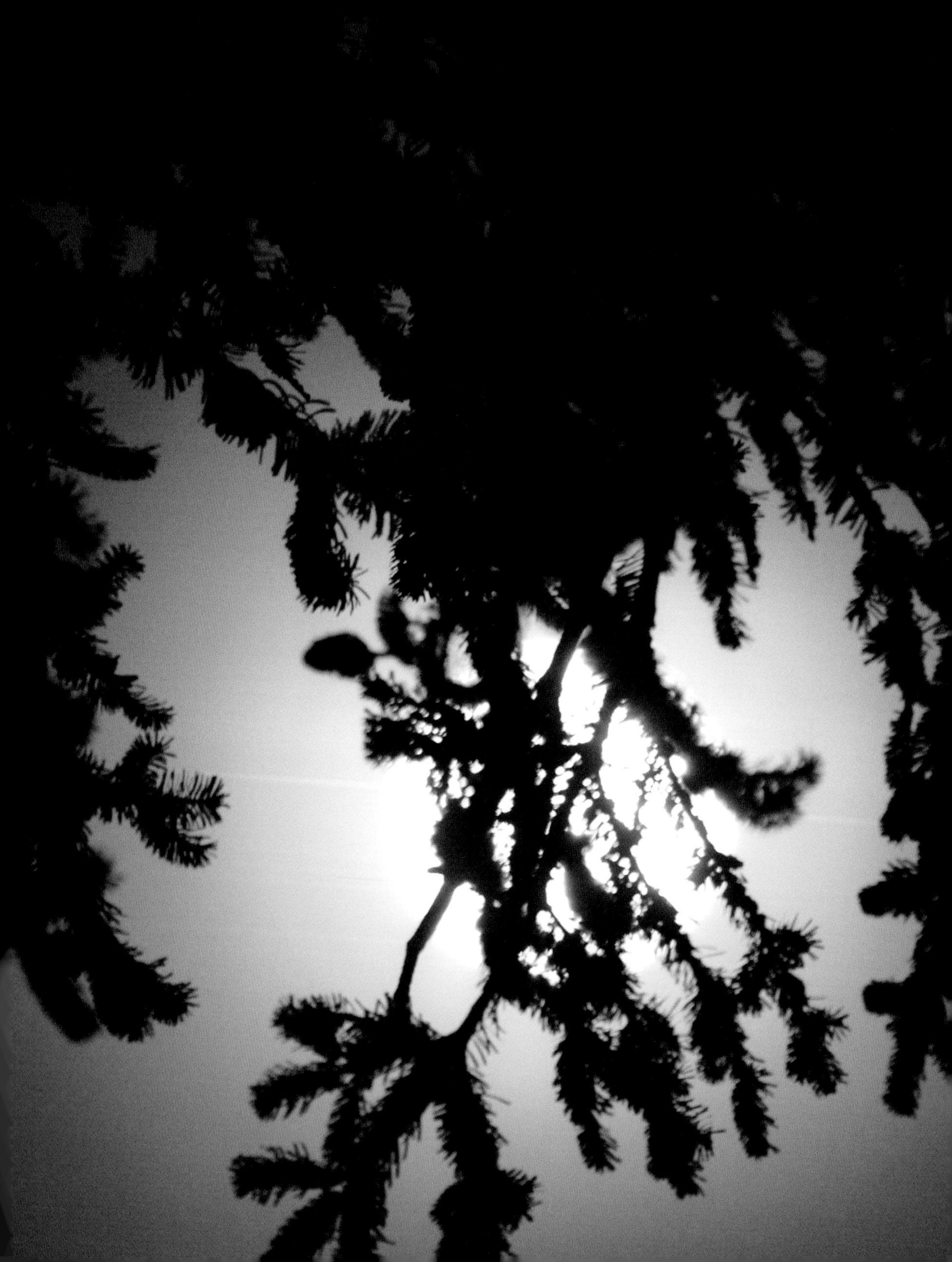

Index Pflanzennamen

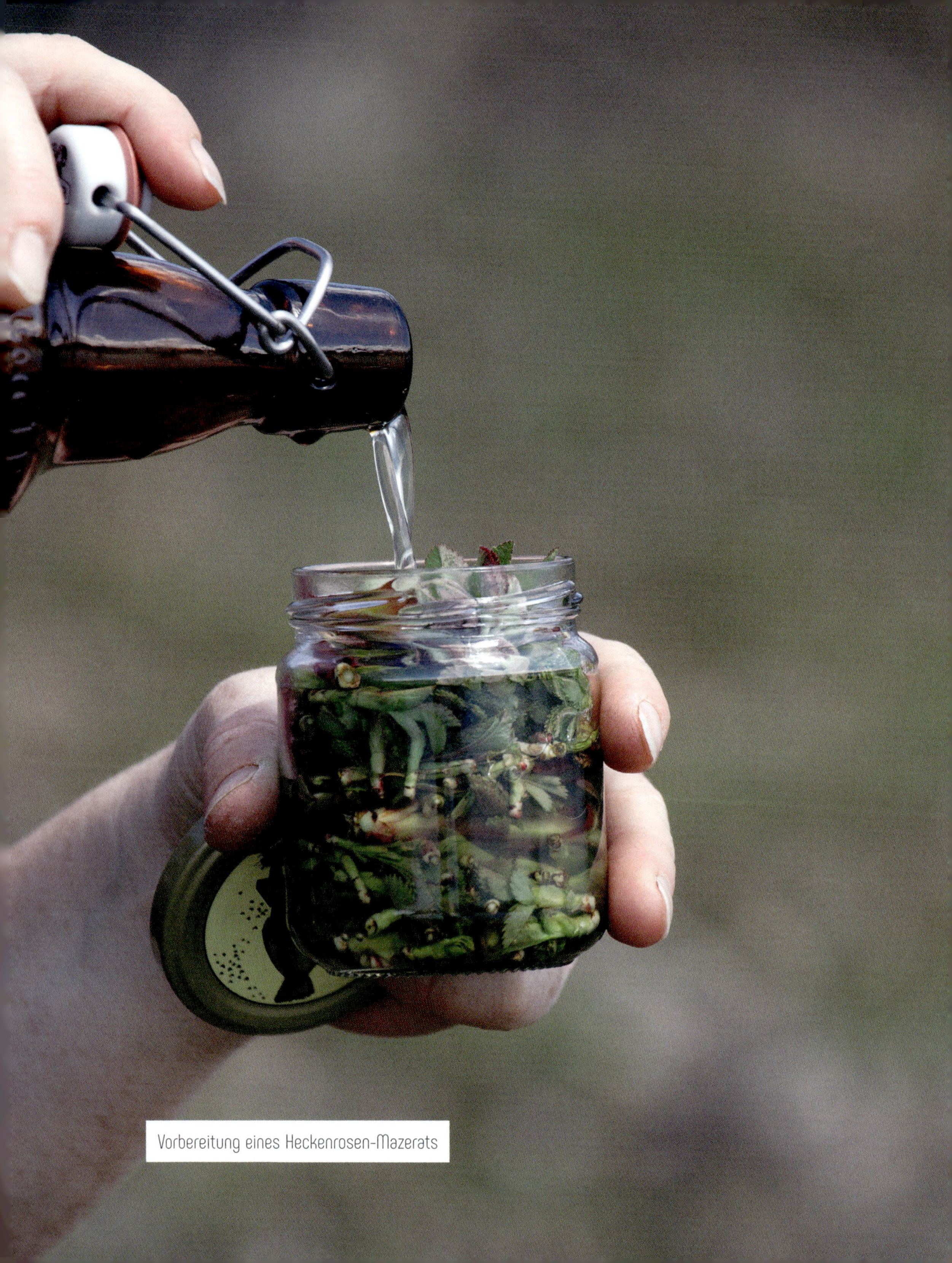

Vorbereitung eines Heckenrosen-Mazerats

S

T

W

Z

Bibliografie

ANDRIANNE Philippe, *La Gemmothérapie, Médecine des bourgeons*, Biarritz, Atlantica, 2000.

BACH Edward, *La Guérison par les fleurs*, Paris, Courrier du Livre, 1985.

BARDEAU Fabrice, *La Pharmacie du bon dieu*, Paris, France Loisirs, 1974.

BAUDOUX Dominique, *Huiles essentielles, 2000ans de découvertes aromathérapiques pour une médecine d'avenir*, autoédité.

BAUDOUX Dominique, *L'Aromathérapie, se soigner par les huiles essentielles*, Biarritz, Atlantica, 2001.

BONAL Amélie, *La Gemmothérapie à l'officine*, thèse de pharmacie, université MontpellierI, 2014.

COULONGE A., *La Belle Flore de Vichy*, autoédité, 1935.

COUPLAN François, *Guide nutritionnel des plantes sauvages et cultivées*, Paris, Delachaux et Niestlé, 1998.

DELMAS Marie, Tisanes, *Remèdes et Recettes d'autrefois*, Grenoble, le Mercure dauphinois, 2005.

DUCERF Gérard, *Guide ethnobotanique de phytothérapie*, Briant, Promonature, 2006.

ESCRIVA Christian, *Précis de Phytothérapie. Extraits de gemmothérapie et teintures mères*, Briant, Promonature, 2008.

GAY Séverine, *La Gemmothérapie: principes et applications en médecine vétérinaire, thèse de médecine vétérinaire*, université LyonI, 2003.

HALFON Roger, *La Gemmothérapie. La santé par les bourgeons*, Escalquens, Dangles, 2011.

HALLÉ Francis, *Plaidoyer pour l'arbre*, Arles, Actes Sud, 2005.

HENRY Pol, *Gemmothérapie. Thérapeutique par les extraits embryonnaires végétaux*, 1982.

JACAMON Marcel, *Guide de dendrologie*, Paris, Engref, 1992.

LELOUP Jean-Yves, *Prendre soin de l'Être. Philon et les thérapeutes d'Alexandrie*, Paris, Albin Michel, 1995.

LEUNIS J.-C., *De l'utilisation médicale des simples, analyse phytosociologique*, Liège, Marco Pietteur, 1990.

LIEUTAGHI Pierre, *Le Livre des arbres, arbustes et arbrisseaux*, Arles, Actes Sud, 2005.

MULOT Marie-Antoinette, *Secrets d'une herboriste*, Paris, éd.du Dauphin, 1984.

PAPIN Liliane, Wen Ke, *Les Trésors de la médecine chinoise pour le monde d'aujourd'hui*, Paris, le Courrier du livre, 2015.

PITERÀ Fernando, *Gemmoterapia e meteopatie*, Italie, Societa Medica Bioterapica, 2004.

PITERÀ Fernando, *Merismoterapia.*

RAMEAU J.-C., MANSION D., DUME G., *Flore forestière française, guide écologique illustré*, Paris, IDF, 2005.

SIJELMASSI Abdelhaï, *Les Plantes médicinales du Maroc*, Casablanca, le Fennec, 1993.

TÉTAU Max et SCIMECA Daniel, *Rajeunir nos tissus avec les bourgeons. Guide pratique de gemmothérapie familiale*, Paris, Guy Trédaniel, 2011 (1re éd. 2005).

TÉTAU Max, articles des *Cahiers de biothérapie.*

TÉTAU Max, *Nouvelles Cliniques de gemmothérapie*, Sainte-Foy-lès-Lyon, Similia, 1999.

VERBOIS Sylvie, *Ces arbres qui nous guérissent*, Escalquens, Trajectoire, 2003.

VIRIOT Anne-Claire, *Un point sur la gemmothérapie en2012*, thèse de pharmacie, université ToulouseIII, 2015.

VITHOULKAS George, Guinebert Colette, *L'Homéopathie*, Paris, Payot, 1981.

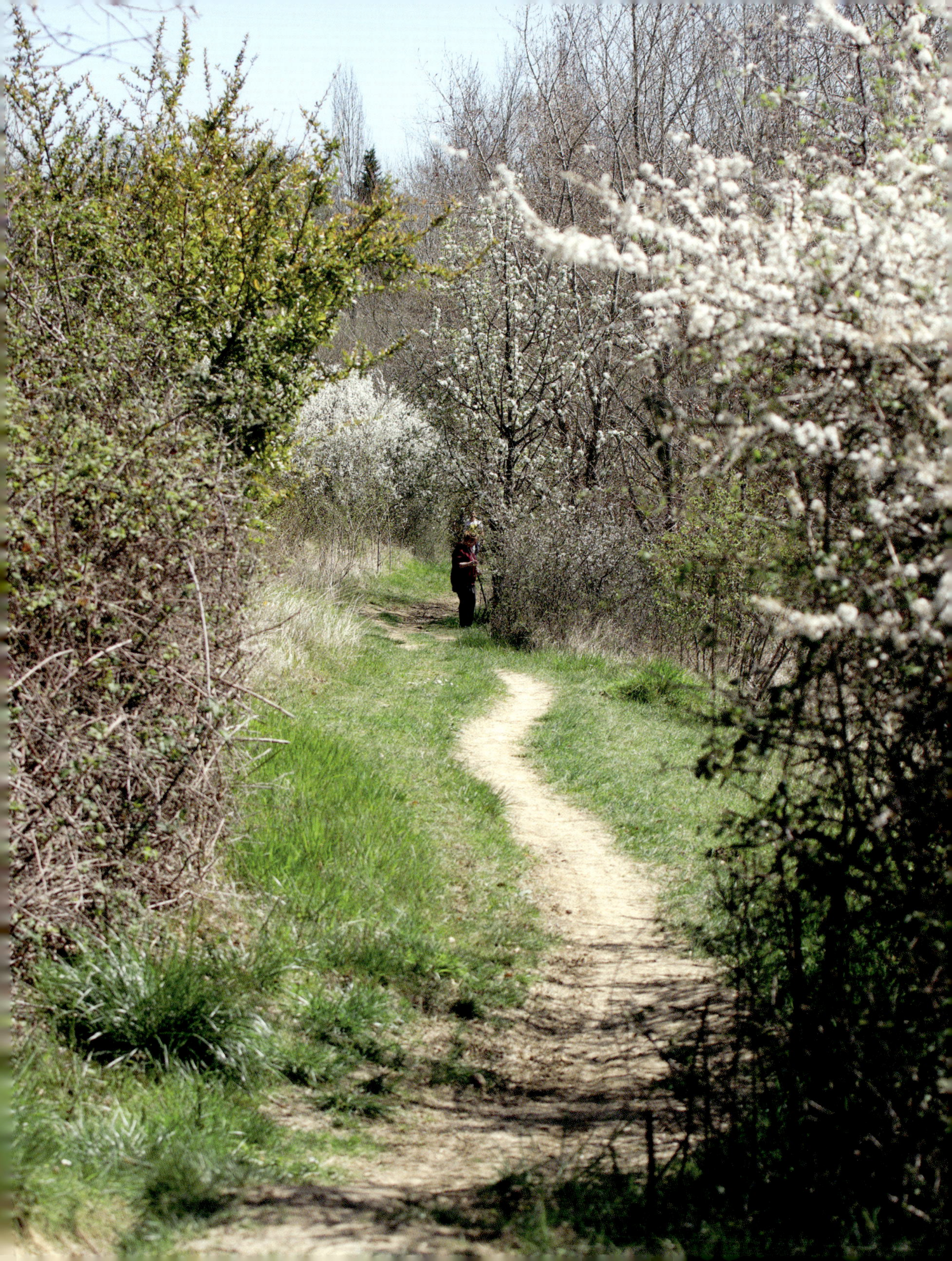

Danksagung

Ich bin den Bäumen zutiefst dankbar für die Hilfe, die sie uns einfachen Menschen zukommen lassen: Sie sind die Hüter der Erde. Als solche kümmern sie sich um uns. Dieses Buch ist ihnen gewidmet.

Ich danke von ganzem Herzen den Menschen, die das Wissen über die Gemmotherapie zusammengefasst haben und die in ihren Familien, in ihren Pflegepraxen und in Forschungslabors die Einsatzgebiete der Knospenmazerate erforschen.

Dieses Buchprojekt wurde dank der Unterstützung meiner Familie möglich, die mich ermutigte und mir in verschiedenen Phasen des Schreibens und der Korrektur geholfen hat. Mein besonderer Dank gilt meiner Frau Sabine für ihre Geduld und ihre wohltuende Anwesenheit, meinen Kindern Nolann, Didier und Marie-Judith, die einen Teil der Texte abgetippt haben. Ich danke meiner Cousine Céline, dass sie uns bei dieser Arbeit unterstützt.

Mein Freund Yannick Alram bringt in dieses Buch seine Sensibilität und seine Liebe zur Natur durch seine Fotos ein. Ich danke Ihnen, mein Freund.

Ich hatte das Glück, von einem außergewöhnlichen Redaktionsteam begleitet zu werden, das ermutigend und kompetent war. Die Zusammenarbeit mit ihnen war ein Vergnügen. Ich danke Philippe Lahille von der Piktos-Redaktion, dass er dieses Projekt in die Hand genommen hat, Coline Pons, dass sie jede Phase mit Sanftmut und Freundlichkeit begleitete, Bernard Bertrand für seine professionelle Unterstützung und dem gesamten Team. Dank an Aurélie Pello und Sabine Facchin für die grafische Gestaltung und Anne Desmier für die Korrekturen.

Ich hoffe, dass menschliche Werte viele Projekte und Unternehmen begleiten und zu einem humanistischeren Unternehmertum beitragen.

Dieses Buch ist vor allem die Frucht der gemeinsamen Arbeit, einer kontinuierlichen Arbeit. Möge es denjenigen, die es brauchen, Klarheit und Hilfe bringen.

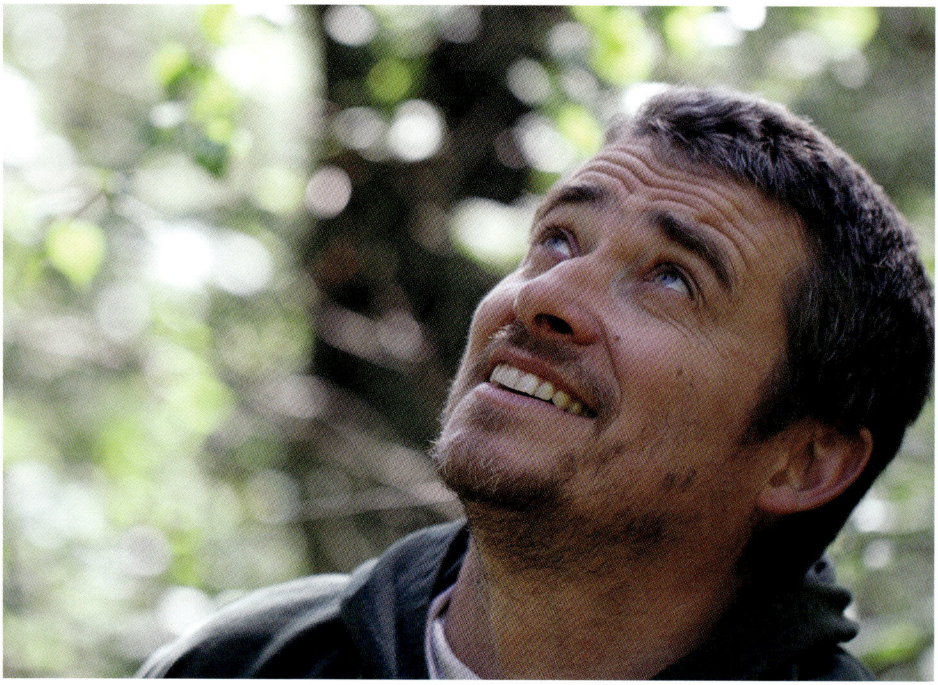

Stéphane Boistard

weitere Veröffentlichungen

Rencontres féeriques, autoédité, 2013
La Part de l'ange, autoédité, 2014
Paroles de cueilleurs, autoédité, 2014
Textes du fond des bois, autoédité, 2015
L'Aube des dragonniers, éditions Astobelarra-le Grand Chardon, 2015
Sylvothérapie, éditions de Terran, 2018
Gemmothérapie et affections aiguës, avec Lauren Hubele, Dangles, 2019
www.stephaneboistard.com

Fotograf

Yannick Alram

Der in der Ariège ansässige Naturfotograf und Filmemacher teilt seine Liebe zur Natur mit dem Autor.

Entdecken Sie seinen Film über die Wasseramsel *Suis ton chemin*, der in Ariège gedreht, inszeniert und produziert wurde: www.films-nature.com

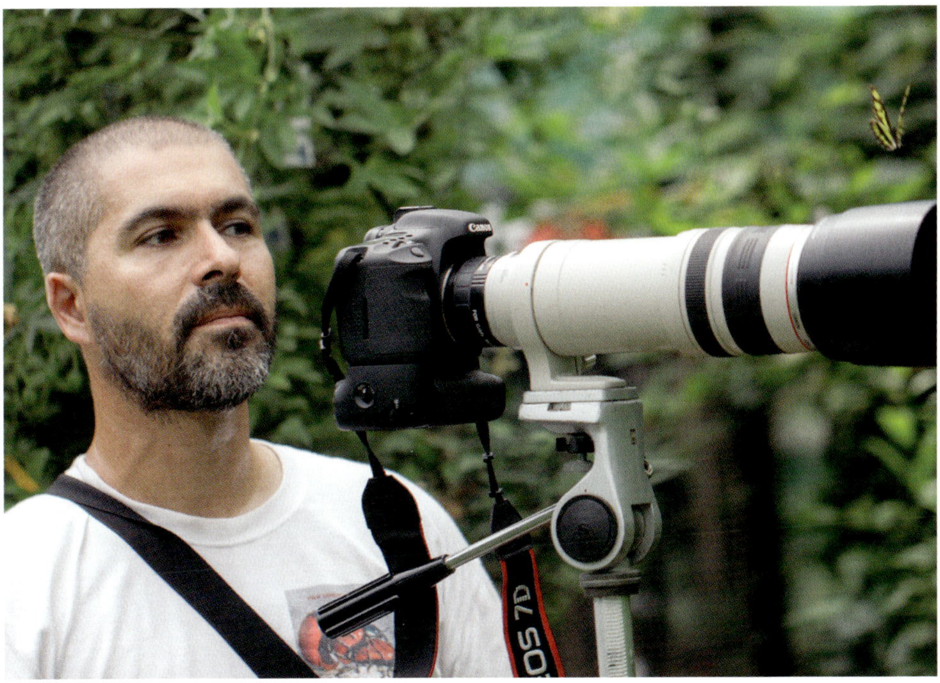

freya BUCHTIPP

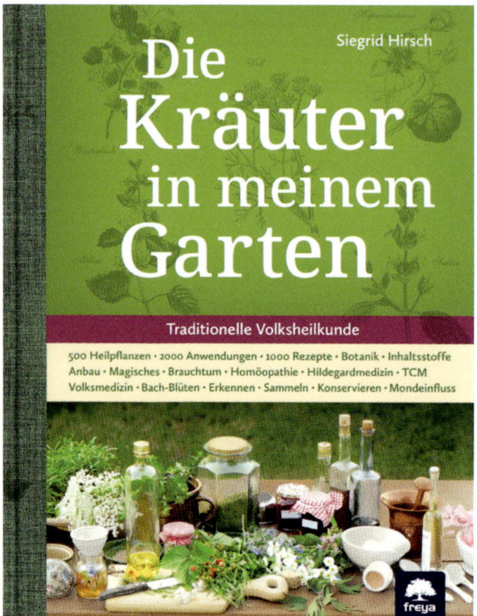

Das große Kräuterhausbuch

Seit 1996 wird es immer wieder neu aufgelegt, mit den neuesten Informationen versehen, durch Trend-Pflanzen, Gewürze und Kräuter, die für die Gesundheit neu entdeckt werden, ergänzt und grafisch überarbeitet. Pflanzen von A–Z.

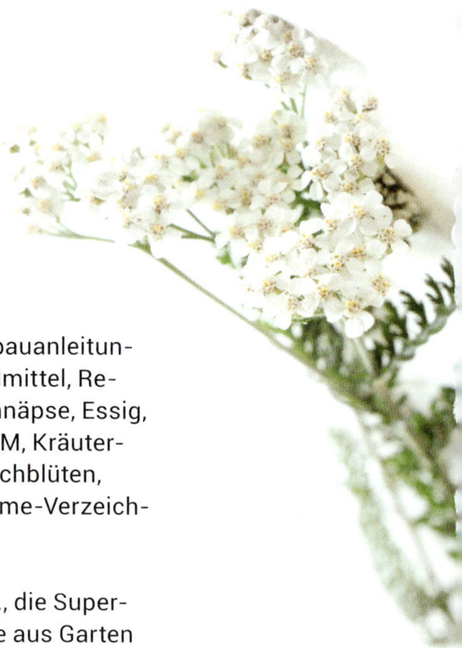

Siegrid Hirsch, Felix Grünberger

Die Kräuter in meinem Garten

Übersichtlich alle Informationen mit über 800 Farbfotos, Anbauanleitungen, Blüte- und Sammelzeit, Trocknung, Anwendung als Heilmittel, Rezepte mit Zubereitung für Tees, Tinkturen, Weine, Liköre, Schnäpse, Essig, Säfte, Salben und Bäder. Zugeordnete Edelsteinenergien, TCM, Kräutermagie, Planetenzuordnung, Mondeinfluss, Homöopathie, Bachblüten, Schüßler Salze und viele Tabellen zur Mittelfindung, Symptome-Verzeichnis, Sachregister.

Der Benützer findet jetzt auch alles über Goji, Aronia und Co., die Superbeeren, aber auch über alle anderen Heilpflanzen, egal ob sie aus Garten und freier Natur stammen oder über die Apotheke bezogen werden.

ISBN: 978-3-902134-79-0

READ GLOBAL BUY LOCAL

Erhältlich im gut sortierten Buchhandel.

www.freya.at www.freya-verlag.de